Riikka Pulkkinen
Die Ruhelose

Riikka Pulkkinen

DIE RUHELOSE

Roman

Aus dem Finnischen
von Elina Kritzokat

List

Die Originalausgabe erschien 2006
unter dem Titel *Raja*
beim Verlag Gummerus, Helsinki.

Die Übersetzung wurde gefördert von

FILI
FINNISH LITERATURE EXCHANGE

Das Gedichtzitat aus Maries Bibliotheksbuch stammt aus Tomas Tranströmers Gedichtband *Für Lebende und Tote*. Aus dem Schwedischen von Hanns Grössel. Hanser Verlag, München 1993.

Das Zitat Julians über die Schönheit der Frau ist aus J. M. Coetzees Roman *Schande*. Aus dem Englischen von Reinhild Böhnke.
S. Fischer Verlag, Frankfurt am Main 2000.

Die Übersetzung von Sophokles' *Antigone* ist von Friedrich Hölderlin, 1804. Urheberrechtsfreie Online-Ausgabe.

FSC
www.fsc.org
MIX
Papier aus verantwortungsvollen Quellen
FSC® C083411

List ist ein Verlag
der Ullstein Buchverlage GmbH

ISBN: 978-3-471-35072-0

Gesetzt aus der Berling
Satz: Pinkuin Satz und Datentechnik, Berlin
Druck und Bindearbeiten: GGP Media GmbH, Pößneck
Printed in Germany

Meiner Mutter und meinem Vater, die mir
lesen und schreiben beibrachten.

Meinen Schwestern Johanna und Marita.
Danke, dass gerade ihr es wart, mit denen ich
aufwachsen durfte.

Meiner Freundin Ilona, meiner kritischsten Leserin,
die dieses Leben so mild und wild lebt
wie sonst niemand.

Anja

Die Luft an dem Tag, an dem Anja Aropalo zu sterben beschloss, war süßlich und dicht wie Zuckerwatte. Es war August und noch heiß, auch die Nächte waren heiß, dunkel wie im Süden. Am Morgen war Anja mit dem klaren Gedanken aufgewacht, dass der Plan heute wahr werden sollte. Schluss mit Zauderei und Charakterschwäche. Heute war der richtige Tag.

Anja Aropalos Einsamkeit dauerte schon zwei Jahre. Sie spürte sie seit dem Weggehen ihres Mannes als schneidenden Schmerz in der Brust. Ihr ganzer Körper war verunreinigt von diesem Gefühl; die Sehnsucht äußerte sich als physischer Schmerz, als nicht genau lokalisierbares Reißen und fortwährendes Pochen. Weinen musste sie kaum, nur manchmal nachts, wenn sie sich auf die andere Seite drehte und in den leeren Raum neben sich griff. Das Schlimmste was das Pochen.

Anja kam vom Einkaufen zurück. Der morgendliche Gedanke war im Lauf des Nachmittags zum festen Beschluss gereift. Sie hatte in der Stadt die üblichen Dinge erledigt und war auf dem Heimweg noch im Supermarkt und in der Apotheke gewesen. Brot, Käse, Kaffeesahne,

Fleisch fürs Abendessen. Und Aponal. Die Tabletten lagen ganz unten in der Tasche, neunzig Stück, säuberlich in Durchdrückstreifen. »Gegen Depressionen« stand auf dem Rezept.

An das Medikament zu kommen war überraschend einfach gewesen. Anja war in die Sprechstunde eines großen Gesundheitszentrums gegangen und hatte einem der Ärzte von ihrem Leben erzählt. Der hatte Antidepressiva vorgeschlagen, woraufhin sie leichthin bemerkte, ihr wäre ein Mittel der älteren Generation lieber, Aponal oder Saroten. »Von den neuen Medikamenten wird mir übel. Sie wissen schon, die Nebenwirkungen«, hatte sie hinzugefügt, noch immer leichthin. Ein kurzer, verständnisvoller Blickwechsel. Der Arzt verschrieb ihr eine Dreimonatspackung Aponal. »Schön, wenn Patienten so gut über sich selbst Bescheid wissen und verantwortlich handeln wie Sie«, sagte er, als sie sich bei der Verabschiedung die Hand gaben. Anja hatte seinen Blick gemieden und war sofort aus dem Zimmer gegangen, hinaus aus dem Gebäude, mit immer schnelleren Schritten, bis das Schamgefühl auf der von blühenden Kastanien gesäumten Straße nachließ.

Das war Anfang Juni gewesen; inzwischen war August. Irgendetwas hatte Anja abgehalten. Erst hatte der Flieder geblüht. Das musste sie erleben. Und in zwei Wochen gibt es einheimische Erdbeeren, hatte sie gedacht. Und dann: Wer will schon zur Erdbeerzeit sterben. Jetzt war die Luft schwerer geworden; der Herbst näherte sich mit Macht. Auf den Grünstreifen verschwendeten sich die Dahlien, deren leuchtende Köpfe fast zu schwer waren für die dünnen Stängel. Am Rande des Bewusstseins schwelte der Gedanke, dass alles nichtig war, in der glühenden Hitze aber wurde er auf eine flüchtige Anwandlung reduziert. Dies ist meine Wirklichkeit, dachte Anja. Dies werde ich zurücklassen: ein ganzes Leben lang einkaufen gehen und dann wieder zurück nach Hause. Es wird Herbst und Winter und Frühling und wieder Sommer, und der Alltag bleibt der gleiche, immer der gleiche.

Aber die Bäume. Die Birken mit ihren anmutigen weißen Stämmen und die Apfelbäume, die im Mai schmerzhaft schön geblüht hatten. Irgendwann hatte genau hier dichter Wald gestanden, nur ein Trampelpfad führte durchs Moos, später ein breiterer für Leiterwagen. Jetzt stand sie auf einer Schotterstraße, und von den alten Tannen waren nur noch wenige da, deren Wipfel jedoch ragten weit hinauf ins tiefblaue Gewölbe. Was ergab es für einen Sinn, dass der Mensch sich seinen Weg ebnete? Noch immer stand er inmitten von Bäumen! Doch er musste sich zwanghaft einen Weg erschaffen, obendrein Bedeutung, er musste umso mehr Sinn finden, je schneller das Leben ihm durch die Finger rann, und wenn er dann gerade bei sich angekommen war, wenn er gerade erfahren hatte, was das Leben ausmachte, musste er loslassen und erneut aufbrechen. Anja seufzte, blieb stehen und suchte in ihrer Einkaufstasche nach der Wasserflasche. Zu Hause muss ich endlich die Rosen gießen, dachte sie und hatte ein schlechtes Gewissen; die Blumen ließen in der Glut der Veranda schon die Köpfe sinken.

Anjas Nacken war heiß von der Sonne, in ihren Ohren sirrte es, sie fühlte sich unendlich erschöpft. Das Leben war voll von diesen beschwerlichen Momenten, in denen man sich wünschte, endlich zu Hause anzukommen, die Jalousien zu schließen und das geplante Essen zuzubereiten, es zu verzehren und dann auf die Nacht zu warten. Heute jedoch würde es keine Nacht mehr geben, nicht für Anja. Erst noch die Rosen gießen, dann kochen, dachte sie. Und dann die Medikamente.

An der Wohnungstür schlug ihr eine staubig-stickige Luft entgegen. Die Zimmerpflanzen darbten in der Sonne. Anja öffnete schnell die Tür vom Wohnzimmer zur Veranda. Draußen stand die Hitze als schwüle Mauer hinter den leuchtenden Geranien. Es war vollkommen still. Die Wanduhr tickte kaum hörbar, jede Sekunde dehnte sich kreisförmig aus. Anja wischte sich den Schweiß von der Stirn. Die Rosen. Sie holte die Gießkanne aus dem Schrank und ging zurück auf die Veranda. Drehte den Bewässerungshahn auf. Nur langsam arbeitete sich das Wasser durch den Schlauch, floss schließlich wie eine kleine Dusche in die Kanne und glitzerte dabei in der Sonne. Die Rosen schienen vor Erleichterung aufzuatmen, das Wasser tröpfelte in kleinen Tränen von ihren samtigen Blütenblättern. In einer Blüte summte eine vom Nektar des Sommers dick und tollpatschig gewordene Biene, wie in Trance.

Die Gummistiefel ihres Mannes standen noch an ihrem alten Platz in der Ecke der Veranda. Anja stieg hinein. Die grauen, vom vielen Feuchtwerden leicht verfilzten Wollsocken darin hatten die Form seiner Füße bewahrt. Im Winter hatte er sie jeden Morgen angezogen und in Gummistiefeln, auf dem Weg zum Zeitungholen, den Schnee vom Gartenweg gefegt.

Anja trat auf den Rasen, die Halme bogen sich unter den Stiefeln. Auf diese Weise nehme ich Raum ein und hinterlasse Spuren. Dies ist mein Körper, dies sind seine

Grenzen und sein Maß. Anja ging zum Gemüsebeet hinüber und begutachtete die Kohlköpfe. Die Erde war von der Sonne ausgeblichen und rissig.

Sie holte den Sprenger und stellte ihn im Beet neben den Mohrrüben auf. Auch der Salat und die Zuckerschoten brauchten dringend Wasser. Anja spritzte einen Eimer sauber, der am Beetrand lag, und legte ein paar Zucchini und Mohrrüben hinein; aus den Zuckerschoten und den Radieschen würde sie Salat machen. Die Rucolablätter sahen schlaff aus, aber sie nahm trotzdem ein paar mit. Und natürlich Zwiebeln.

Im ersten Stock, vor dem Schlafzimmerspiegel, zog sie sich aus. Für eine Dreiundfünfzigjährige war sie noch immer schlank. Ihre Beine waren straff und glatt, der Bauch fest. Die Brüste saßen tiefer als früher, hingen ein wenig, aber sie waren auch heute noch schön. Am liebsten mochte Anja ihren Hals und die Schlüsselbeine. Deren gerade Kantigkeit hatten ihr früher etwas Jungenhaftes, Starkes verliehen. Das Jungenhafte war verschwunden, aber das Starke war auch jetzt noch da, die geöffnete Stellung der Schultern. Die Falten in ihrem Gesicht pflegte sie wie geliebte Wesen. Sie bildeten ein zweites Gesicht, geformt von der Erfahrung, und Anja empfand tiefe Zärtlichkeit für ihre Falten.

Sie betrachtete ihre gebräunten Arme und die blassen Streifen auf den Schultern, da, wo das Top die Haut vor der Sonne geschützt hatte. Die Arme und der Hals hatten einen kupfernen Braunton, ihre Brust dagegen war weiß. Der Spiegel gab noch eine andere Linie wieder, ließ im Bild der Frau im mittleren Alter ein anderes aufscheinen, eine von den Jahren vergessene Gestalt, die sich dennoch klar hinter dem heutigen Bild abzeichnete. Die Rundung ihrer Hüfte war heute weniger ausgeprägt als damals, die feine Behaarung auf ihrer Haut war nicht mehr ganz so flaumig. Ihr Gesicht besaß einen tieferen Ausdruck, in ihrer Haut war das Wissen über die Beschaffenheit der Wirklichkeit gespeichert. Aber diese Frau war noch immer dieselbe, in die ihr Mann sich vor vielen Jahren verliebt hatte, der Knochenbau trug nach wie vor die Konturen des jungen Mädchens in sich, an die sich ihr Mann tatsächlich noch erinnerte. Auch, als er alles andere bereits vergessen hatte.

Wie hatte es angefangen? Das Vergessen. Wann hatte sie die Veränderung zum ersten Mal bemerkt? Es hatte so viele Sommer wie diesen gegeben, so viele gemeinsame Herbstabende und winterliche Frosttage, Frühlingsanfänge mit rosa Sonnenaufgängen, so viele Schneeschmelzen und gemeinsame Spaziergänge im erwachenden Wald. Und dann eine Ahnung, irgendetwas stimmte nicht. Hatte ihr Mann sich anders benommen oder anders gesprochen als sonst, oder hatte sich einfach seine Ausstrahlung verändert? Schon bald war die Vorahnung zur Gewissheit, zur banalen Unausweichlichkeit geworden: Es gab keine Rückkehr mehr zu dem, was so vertraut und lieb gewesen war.

Anja wusch sich die Füße und zog das weiße Hochsommerkleid über. Sie band sich die Haare mit einem Gummi zusammen und ging nach unten in die Küche. Der erste Luftzug des Tages blähte die dünnen Gardinen, die Sekunden dehnten sich nach innen aus, tickten dennoch unaufhaltsam voran. Sie öffnete die Aponal-Schachtel und legte die Streifen mit den Tabletten nebeneinander auf den Tisch. Ging zur Spüle hinüber und betrachtete die Tabletten von dort aus. Die Tabletten sahen zurück, mit nacktem, gleichgültigem Blick.

Anja schnitt Zwiebeln klein, während das Öl in der Pfanne heiß wurde. Im Geruch anbratender Zwiebeln lag ein tiefer Frieden. Sie musste an einen Zustand aus der Kindheit denken, eine ruhige Wonne, die sich in ihrem Körper ausgebreitet hatte, als das ewige Warten endlich zu Ende ging: Ihre Mutter war von der Arbeit nach Hause gekommen und sie machten zusammen Abendessen; ihr Vater käme auch bald, und der Zwiebelgeruch aus der Bratpfanne erfüllte die Küche. Anja erinnerte sich an den groben Rockstoff ihrer Mutter und die schwarze Gusseisenpfanne, an die Rufe spielender Kinder von draußen. Auch ihre Schwester war unten im Garten dabei; Anja hatte diesen feierlichen Moment mit ihrer Mutter ganz für sich allein.

Sie gab kleingeschnittene Paprika und Tomate zu den Zwiebeln und eine große Zucchini. Das Fleisch teilte sie in mundgerechte Stücke und bräunte es in einer zweiten Pfanne in Butter an. Zusammen mit jungen Mohrrüben, ganzen Zwiebeln und frischen Kräutern von der Fensterbank legte sie es in eine Ofenform. Die Kartoffeln kochten bereits leise vor sich hin.

Anja ging in den Keller und holte eine Flasche Weißwein. Zum Fleisch hätte roter besser gepasst, aber bei dieser Wärme machte allein der Gedanke an Rotwein müde. Sie goss sich ein Glas ein. Die Flasche lag kühl in der Hand, der Wein perlte zart an der Glaswand und schmeckte eine Idee säuerlich. Der Geschmack erinnerte sie an den ersten gemeinsamen Mai mit ihrem Mann. Sie studierte im ersten Semester an der Universität. Er dagegen war schon im dritten Jahr, war älter, und Anja empfand eine merkwürdige Dankbarkeit für sein Interesse. Der Monat war, seit den Feiern zum ersten Mai, unwirklich warm gewesen. Und dann vertiefte sich der Frühling in der Monatsmitte während einer einzigen Nacht zum Sommer. Sie waren bis in die Morgenstunden unterwegs gewesen, warteten in der Frühe auf den Sonnenaufgang, als plötzlich ein warmer Regen niederging und er sie unter einen Apfelbaum zog und küsste. Der Kuss schmeckte nach Wein, etwas herb, leicht zitronig und ein bisschen wie Tannennadeln – und nach einem Glücksversprechen, dem schon da, unter den Apfelblüten, eine leise, aber klare Note von Trauer beigemengt war. Damals hatte Anja diese Ahnung als Angst ausgelegt; heute wusste sie, was es war: ein stilles Wissen, dass das Glück am intensivsten in seiner Möglichkeitsform blüht, dann, wenn alles zum Greifen nahe ist und es noch keine Versprechen gibt. Denn wenn man die Hand nach dem Glück ausstreckt und es zu greifen wagt, kommt unausweichlich auch das Bewusstsein seiner Vergänglichkeit auf.

Anja holte Stift und Papier aus der Schublade und setzte sich an den Tisch. Ohne Abschiedsbrief, das ginge nicht. Zumindest für ihre Schwester Marita. Und noch einen, für deren Tochter. Anja schrieb probeweise drauflos. Gründe zu nennen fand sie überflüssig. »Im Kühlschrank ist Rindertopf mit Rosmarin. Bitte esst ihn, nicht wegwerfen. Tut mir leid, dass ich nicht alles geschafft habe. Nimm von meinen Sachen und Möbeln, was Du magst. Der Rest geht an die Heilsarmee. Das Geld von meinem Konto bitte auf das Pflege-Konto meines Mannes überweisen.« Anja las sich die Nachricht durch. Sie klang herzlos. Aber anders ausdrücken konnte sie es nicht.

Ihrer Nichte Marie wollte sie gern etwas Richtiges mit auf den Weg geben. Ein Lebensmotto. Sie blätterte in ihrem zerfledderten Notizbuch. Nichts Passendes. »Verzeih mir«, schrieb sie einfach, nach einem Moment des Nachdenkens.

Als sie gegessen und zwei Gläser Wein getrunken hatte, drückte Anja die Tabletten aus der Packung. Sie beschloss, noch ein drittes Glas zu trinken. Dann legte sie die Tabletten zu Buchstaben: APONAL. ELEND. Wenn man in der Mitte des D noch quer eine Trennlinie einfügte und die Buchstaben in eine andere Reihenfolge legte, wurde daraus LEBEN. Das nächste Wort war LAST.

Als Erstes aß sie den Querbalken im A. Sie drehte den restlichen Buchstaben um. Jetzt stand dort LUST. O nein. Eine Lust war diese Angelegenheit ganz gewiss nicht. Anja aß das Wort auf. Danach konnte sie genauso gut die restlichen Tabletten einnehmen. Sie wischte sie vom Tisch in die hohle Hand und stopfte sie alle auf einmal in den Mund. Spülte sie mit Weißwein hinunter.

Wer würde sie überhaupt vermissen? Wenn ihrer Schwester nichts auffiele, würde man ihr Fehlen erst in ein paar Wochen an der Universität bemerken, wenn sie nicht kam, um ihre Sprechstunde abzuhalten.

Anja überlegte, wie man sie finden sollte. Oben im Bett vielleicht? Angekleidet oder im Nachthemd? Unter der Bettdecke oder auf der Tagesdecke? Wenn sie sich jedoch oben im ersten Stock hinlegte, könnte es sein, dass man sie nicht so schnell entdeckte. Ist für ein paar Tage weggefahren, könnte man denken, wenn man unten zum Fenster hineinschaute. Womöglich fände man sie erst, wenn sie bereits anfing zu müffeln. Anja malte sich die Schlagzeile im Abendblatt aus: Mumie lag wochenlang im Schlafzimmer. Nein. Also nicht im Bett. Ihr kam kurz der Gedanke, dass sie die Abschiedsbriefe am Fenster aufhängen und mit einem Pfeil versehen könnte, der nach oben zeigte. Die Vorstellung von einer Schnitzeljagd zu ihrer Leiche amüsierte sie. Dann könnte sie über ihrem Kopfende noch einen weiteren Zettel aufhängen, mit einem Pfeil nach oben: In den Himmel aufgestiegen.

Anja musste lachen, erschrak aber gleich darüber, wie grotesk dieser Laut im leeren, stillen Haus klang. An diesem Moment war nichts Komisches. Es ging schließlich ans Sterben.

Sie stellte fest, dass sie ein wenig angetrunken war. Das fühlte sich unpassend an. Anscheinend war dies gar kein so pietätvoller Moment, wie sie es sich ausgemalt hatte. Doch warum den Tod nicht mit einem kleinen Schwips empfangen? Schaden konnte das nicht.

Anja legte sich auf den Küchenfußboden. Sie schmiegte ihre Wange auf den gelben Streifen des Flickenteppichs und spürte leichten Schwindel. Vom Magen her stieg Übelkeit auf. Anja schloss die Augen und ließ sich davondriften, immer weiter fort aus der Zone des Bewusstseins, bis an dessen Grenze und darüber hinaus, in die Wiege eines dichten Waldes.

Um sie herum wuchs üppiger Farn. Die Grüntöne leuchteten, waren unwirklich durchdringend. Anja ging tiefer ins kühle Waldgewölbe. Einzelne Sonnenstrahlen wurden durch das löchrige Dach verschränkter Zweige gesiebt. Unter dem Farn verströmte die Erde eine dichte, süßliche Feuchtigkeit.

Zauberwald.

Anja sah sich und ihre Schwester, sie waren klein, hatten geflochtene Zöpfe, liefen, ohne sich umzudrehen, den Waldweg entlang. Um sie strahlte die Weite des Juni, über den Tannenspitzen flog ein Vogel. Dann verengte sich der Wald, und unversehens glitt Anja aus dessen Wiege zurück in die Übelkeit, auf den Küchenfußboden, den gelben Teppichstreifen, auf dem ihr Kopf lag. Sie riss die Augen auf und spürte den waffelartigen Abdruck des Teppichs auf ihrer Wange. Unter ihr lag Speichel. Die Übelkeit wogte fordernd, schon dicht hinter ihrem Kehlkopf.

Anja atmete tief ein.

Es half nichts.

Sie stand auf.

Das Gefühl im Magen war jetzt wirklich schlimm. Ein Brodeln wie kurz vor dem Übergeben. Und im nächsten Moment stürmte sie schon auf die Toilette und erreichte die Schüssel gerade noch rechtzeitig. Sie würgte alles raus: das Rosmarinfleisch, den Weißwein und die Aponal-Tabletten, die sich noch nicht aufgelöst hatten. Zwischen den Schüben schöpfte sie Atem. In ihre Nase stieg Erbrochenes. Ihre Augen tränten. Heulend stand sie wieder auf und drückte die Spülung. Von den Kacheln hallte ihr Schluchzen als derbes Röcheln wider. Anja ließ sich auf den Boden neben die Klobürste sinken. Die Tränen liefen ungebremst, ihr Mund schmeckte nach nassem Salz und Kotze.

Irgendwann stand sie auf und spülte sich den Mund aus. Ich habe mich ewig nicht mehr übergeben, dachte sie. Das letzte Mal vor achtzehn Jahren. Damals hatte sie gedacht, sie wäre schwanger. Aber dann war es nur eine Lebensmittelvergiftung gewesen; sie hatten nie Kinder bekommen.

Anja ging wieder in die Küche. Der Essensgeruch ekelte sie. Schwindel. Sie setzte sich auf den Boden. Nur kurz den Kopf ablegen, dachte sie, sank neben den Speichelfleck und schloss die Augen.

Sie erwachte vom Rasenmähen des Nachbarn. Ihr Kopf war schwer. Der Mund klebrig. Anja setzte sich erst vorsichtig hin, stand dann auf, mit wackligen Beinen. Sie ließ den Wasserhahn laufen, bis das Wasser kalt war, und trank vier Gläser. In den Schläfen pochte es, noch immer war ihr flau. Anja horchte in sich hinein: Ihr Befinden war unter Kontrolle.

Auf dem Tisch lagen die Tablettenstreifen. Sie räumte sie nicht weg. Es wäre eine Vernichtung von Beweismitteln gewesen. Aus irgendeinem Grund schien es wichtig, sie aufzubewahren, als Beleg dafür, dass sie versucht hatte zu sterben. Wenn auch nur als Beleg für sie selbst. Doch heute würde sie nicht mehr sterben. Auf einmal durchströmte sie eine leise Zärtlichkeit für ihren zappelnden Lebenswillen. Heute würde sie es nicht noch einmal versuchen. Der Tod musste in die Zukunft verschoben werden. Und statt ihn neu zu planen, musste Anja erst einmal ihren Mann besuchen.

Der Nachmittag ging in den Abend über, und Wolken brauten sich am Himmel zusammen, wie oft bei Hitze. Warme Luft stieg auf und machte Raum für heftige Windstöße. Als Anja die Haustür schloss, schien eine schrägstehende Sonne noch immer warm, doch als sie an der Bushaltestelle ankam, war der Himmel bereits von einem bedrohlichen Graphitgrau. Nur ein kleiner Leuchtkegel drang noch durch die Wolkendecke, entfernte sich aber immer weiter. Auch die Wärme entfernte sich, wurde von Regentropfen vertrieben. Ein einzelner Laubsänger zwitscherte irgendwo. Angesichts der Färbung des Himmels hatte sein helles Lied etwas Warnendes.

Auf der Busfahrt regnete es schon in Strömen. Immer war es dieselbe Fahrt: raus aus dem Wohngebiet mit den Einfamilienhäusern, Beschleunigung auf der Autobahn. Nach der Hälfte der Wegstrecke der übliche Widerwille, beinahe Angst. Ich will nicht. Sie musste sich gut zureden und die schlechten Gedanken verscheuchen. Musste sich sagen: Du brauchst einfach nur hinzugehen. An der Haltestelle, von der aus es am kürzesten war zur Innenstadt, überkam sie wie immer der Drang auszusteigen, mit der Straßenbahn in den Park Kaivopuisto zu fahren, am Kiosk ein Eis zu kaufen und spazieren zu gehen, alles zu vergessen.

Das erste klare Anzeichen der Krankheit kam unerwartet – an dem Tag, als ihr Mann mitten in seiner Arbeitszeit aus dem Büro nach Hause fuhr. Anja hatte in ihrem Zimmer gearbeitet, als er reinkam und zehn Packungen Erdbeereis vom Supermarkt mitbrachte. Sie erinnerte sich an seinen Blick, eine irritierte Achtsamkeit, hinter der Angst aufschien. Mit den Packungen im Arm stand er auf dem Flur, schmelzendes Eis tropfte auf seine Schuhe. Sie erinnerte sich, wie sie zuerst gedacht hatte, dass er sich einen Scherz erlaubte. Doch dann fragte sie »Warum?«,

warum hatte er so viele Packungen gekauft, und er antwortete, dass er sich nicht entsinnen könne, beim besten Willen nicht.

»Was passiert nur mit mir?«, hatte er gefragt, und Anja hatte nichts erwidern können, war nur zu ihm hingegangen und hatte ihn umarmt. Den anderen berühren, der einzige Weg, Anteil an seinen Schmerzen und Ängsten zu nehmen, der einzige, wenn auch ein ungenügender.

Der Bus bog in die schmale Straße ein, und Anja stieg aus. Der Schauer war vorüber, die Sonne schob ihre hellen Strahlen wieder zwischen den Wolken hervor. Der niedrige weiße Ziegelbau sah stets gleich aus. Und auch drinnen schauten die Menschen sie auf die immer gleiche Weise an, mit dem immer gleichen Gesichtsausdruck. Verlorene Erinnerungen, vergessenes Leben. Der unausweichliche Asphaltweg, gerade noch heiß und sonnenbeschienen, jetzt dampfend vom Regenguss. Pfützen, ein paar Regenwürmer und Rosensträucher links und rechts. Der betäubende Schwall dichter, feuchter Luft nach dem Regen. Im Herbst dann leuchtende Blätter auf dem Asphalt, später die krisselige Eisschicht des Frostes und endlich der weiche Sündenerlass des Schnees. Und drinnen im Pflegeheim immer dieselben Gesichter, das Vergessen und der säuerliche Geruch nach Fleischbrühe, Aprikosenkaltschale und donnerstags nach Erbsensuppe.

Anja öffnete die Tür. Ihre Schritte auf dem Boden des Foyers hallten von den weißen Wänden wider. Und erneut die nickenden Farnpflanzen, gegenüber an der Wand vor den Fenstern.

Irgendwann musste sie sich den Ernst der Lage eingestehen. Ihr Mann erinnerte sich nicht mehr. Einmal wurde er auf einer Feier gefragt, wie lange sie verheiratet seien; er wusste es nicht. Wenig später konnte er keinen Kaffee mehr kochen. Ein angehaltenes Filmbild: Ihr Mann faltet hilflos den Filter klein, während sie an der Küchentür steht, ihn am Eingang zum Tunnel des Vergessens beobachtet.

Und da brach gewaltsam die Erkenntnis durch.

Nach und nach benötigten Alltagsdinge wie Zähneputzen, Zeitunglesen und Schuheschnüren viel mehr Zeit, alles wurde schwieriger. Ihre Zeit verlangsamte sich, und er wurde krankheitsbedingt vom Architekturbüro beurlaubt. Ihre gemeinsamen Erinnerungen, die, die auch er noch teilte, wurden immer wichtiger und bedeutsamer. Sie erzählten sie einander; Anja sagte ihm ihre Erinnerungen, und er steuerte seine dazu bei: Gerüche, ihre lockigen Haare aus den jungen Jahren, die Rundungen ihrer Hüften. Welche Bedeutung hatte es schon, dass ihr Mann sich nicht mehr an seine Arbeit erinnerte, an das, was einmal seine Berufung gewesen war, wenn er sich wenigstens noch an ihre Hüften und bestimmte Gerüche erinnerte. Und als ihr Mann schon seinen eigenen Körper vergessen hatte, erinnerte er sich immerhin noch an die Farbe des Himmels in einer Jahre zurückliegenden Sommernacht, und den hauchfeinen Flaum auf der Wange seiner Liebsten. Unser Selbst basiert auf Erinnerung. Für die Identität ist sie wichtiger als der Körper.

Mein Körper kann siechen und verfallen, dachte Anja, er kann sich gegen sich selbst richten und vergehen, doch die Erinnerung lebt noch, sie lebt, selbst wenn der Körper nicht mehr dem Willen gehorcht. Und irgendwann verschwindet auch die Erinnerung oder geht über auf die Menschen, die noch da sind.

Anja schritt den mit Linoleum ausgelegten Flur entlang zum Aufenthaltsraum, grüßte im Vorbeigehen den Pfleger. Im Zimmer fiel das Licht grell durch die Jalousien, bildete ein deutliches Streifenmuster an der Wand. Ihr Mann saß am Fenster und öffnete gerade den Mund, die Pflegerin fütterte ihn.

»Hallo«, sagte diese freundlich.

Hieß sie Annika oder Annina? Anja wusste es jedes Mal aufs Neue nicht.

»Möchten Sie ihn weiterfüttern? Er hat heute einen guten Tag, es schmeckt ihm«, sagte Annika oder Annina.

Anja nickte und trat näher. Zärtlichkeit durchflutete ihren Körper und ließ ihre Schultern erbeben. Sie legte ihre Finger auf die warme Hand ihres Mannes und drückte sie sanft. Seine Hand war weiß und zittrig.

»Ich bin's nur, Anja. Ich bin's.«

»Jaja, Anja. Nur Anja«, sagte er mit rauer Stimme.

Sein Blick geisterte umher, suchte den ihren, irrte daran vorbei. Schließlich sah er ihr doch in die Augen, und Anja nahm diesen quälenden, ihr wohlbekannten Ausdruck wahr; als befände ihr Mann sich in einem Traum, aus dem er gleich erwachen würde, wenn sie nur die richtigen Worte fände. Die richtige Pforte zurück in die Erinnerung, schon würde alles sich wieder öffnen. Doch nein. Ihr Mann sperrte den Mund auf wie ein Vogeljunges und starrte auf den Teller, auf dem noch ein Rest Frikassee lag. Anja nahm den Löffel und fütterte ihn. Er kaute und schluckte, atmete dabei schwer durch die Nase. Anja reichte ihm Saft aus der Schnabeltasse.

»Guck mal, ein Eichhörnchen«, sagte er und zeigte auf den Baum hinter der Jalousie.

Das Eichhörnchen saß auf einem Tannenzweig, hielt wie in Gebetsposition einen Zapfen und nagte daran.

»Tatsächlich«, sagte Anja, »ein Eichhörnchen.«

»Und ein Pferd. Hopst in den Baumwipfeln«, sagte er und schaute hoch.

»Soso, ein Pferd, na gut«, sagte Anja und wischte Saft von seinen Lippen.

»Danke«, sagte er und sah ihr in die Augen, durch sie hindurch, vorbei. Sein Gesicht war wie eine Maske, die über die eigentlichen, vertrauten Züge gestülpt war. Kein Anzeichen von Leid mehr, kein Schatten mehr, der Anja vor zwei Jahren noch zum Weinen gebracht hatte, als er nur tagsüber im Heim war und nachts neben ihr schlief. Keine um sich greifende Panik mehr, die in seinem Blick glomm, als er sich auf ihre Betthälfte rüberbeugte und ihr eine Verantwortung auftrug, zu groß, als dass jemand sie für seine Liebsten schultern kann.

Das glasklare Wissen, die Hellsichtigkeit des nächtlichen Augenblicks und die unmissverständlichen Worte: »Ich halte das nicht bis zum Ende durch. Hilf mir.« Diese Bitte meinte nicht irgendeine Form von Hilfe, sondern die allerschwerste. Die, die verboten war.

Heute sah sie den Abgrund der Panik in seinem Blick nicht mehr. Da war nur noch der andere Blick: freundlich, leicht zögerlich, ratlos. Mit zitternder Hand tätschelte er Anjas Arm.

»Wen haben wir denn da? Du bist ja ein nettes Mädel«, sagte er.

Anja strich über sein schütteres Haar.

»Ich bin's doch, Anja«, sagte sie, »Anja.«

»Jaja, Anja. Anja, ja«, wiederholte er.

Auf dem Heimweg lehnte sie sich an das kühle Busfenster, gegen das der Regen fiel. Die Tropfen verwehten im Fahrtwind zu feuchten Pfaden, wechselten die Richtung und verbanden sich zu zufälligen Rinnsalen. Eine willkürliche Kunstform – das Fließen von Wasser, seine offensichtliche Zweckfreiheit, die einer nebulösen Logik zu folgen schien.

Wen haben wir denn da? Du bist ja ein nettes Mädel. Seine Worte hallten in ihrem Kopf wider, diese heisere Schüchternheit in der Stimme, Kind und Greis zugleich. Das also hatte ihr Mann zu ihr gesagt. Du bist ja ein nettes Mädel. Ein nettes Mädel.

Zu Hause lagen die Aponal-Streifen nach wie vor auf dem Tisch. Anja blieb an der Küchentür stehen, sah zu, wie die sinkende Sonne hinter den Gartenbäumen verschwand. Erst war der Gedanke brüchig, lag noch einen Moment im Schatten anderer Gedanken, wurde dann aber stärker: Sie kam um seinen Wunsch nicht herum. Es gab keine leichten Worte, keine halben Begegnungen. Die Bedeutung war umfassend und die Verantwortung unumstößlich. Es gibt keinen Weg, die Verantwortung und das gegenseitige Vertrauen in etwas Leichtes und Sorgloses zu verwandeln, etwas Müheloses.

Anja musste es sich eingestehen: Sie konnte noch nicht sterben. Nicht jetzt. Erst musste ein anderer sterben, einer, der sie um etwas gebeten hatte. Unter dem Gewicht dieser Bitte wurde ihr eigenes Schicksal so leicht wie ein Lachen.

Marie Manchmal, eigentlich sogar ziemlich oft, denkt Marie an den Tod. An den Tod zu denken ist ein Spiel. Marie spielt das Todesspiel an allen möglichen Orten; meist, wenn ihr langweilig ist, im Bus, in der Straßenbahn, im Geschichtsunterricht, in der Kassenschlange, wenn sie Lipgloss und Erdbeerjoghurt kauft. Das Spiel verläuft in der immer gleichen Abfolge.

Als Erstes stellt Marie sich die Art und Weise vor. Es gibt mehrere Varianten.

Vielleicht wird sie überfahren. Ganz plötzlich, an einem beliebigen Dienstag, kommt ein Autofahrer auf sie zu, beschleunigt wie aus einer Geistesverwirrung heraus und fährt sie an. Marie fliegt. Ihr Weg durch die Luft ist ein schöner Bogen, in Zeitlupe fast ein Tanz: Ihre Füße bewegen sich wie die einer Ballerina, fließend und doch kontrolliert, ihre Hände malen dazu seltsam schmückende Figuren. Dann der dröhnende Aufprall; Marie wird zu einem formlosen Haufen, Menschenmatsch. Passanten bleiben stehen, schockiert, rufen den Krankenwagen, obwohl sie wissen, dass es zu spät ist. »So jung«, ruft jemand, »Und so schön«, jemand anders. »Wie tragisch«, vervollständigt eine dritte Stimme den Chor. Marie hört diese Worte nicht mehr. Ihre Augen stehen zwar offen, sehen jedoch nichts mehr, werden nie wieder die Welt schauen. In ihnen spiegeln sich nur noch die ziehenden Wolken am blauen Himmel.

Vielleicht legt sie den Tag aber auch selber fest, stirbt durch eigene Hand, bringt sich um, macht ihrem Leben ein Ende. Vielleicht schneidet sie sich die Pulsadern auf und sieht das Blut in süßen Rinnsalen in den Badezimmerabfluss strömen. Oder sie springt irgendwo hinunter, öffnet dabei die Arme wie Flügel und fliegt. Von einem Dach? Von einem Baum? Einem Felsen? Egal. Wichtig ist nur das Resultat: Marie gibt es nicht mehr.

Der erregendste Gedanke ist natürlich der an eine heimtückische Krankheit. Sonderbare Symptome, Schwindelanfälle, Atemnot und schließlich die verhängnisvolle Diagnose. Marie siecht dahin, leidet, kann nicht mehr gehen, liegt im Kreis ihrer Familie und Freunde auf einem weißen Laken, umgeben von ohnmächtigen Schluchzern, bis sie zum letzten Mal ein- und ausatmet und mit zittriger Stimme ihren letzten Satz sagt. Marie übt diesen Satz ab und zu vor dem Spiegel. *Das Leben ist schön,* sagt sie vielleicht. *Ich habe das Leben sehr geliebt. Ich habe euch alle geliebt. Ich trage euch alle in meinem Herzen, bis in die Ewigkeit.* Solche Sätze übt Marie. Sie steht vor dem Spiegel und atmet stockend, bringt ihre Augen zum Tränen, ihre Finger zum Zittern. Sie denkt an ihre Mutter und ihren Vater, an ihre ganze Familie. Alle weinen. Marie atmet mühsam, bekommt gerade noch ihren letzten Satz hervor, ehe ihre Lunge aufgibt und sie eine heilige, ewige Jugendliche wird, unberührt und schöner als das Leben.

Dann folgt natürlich die Beerdigung. Marie stellt sich vor, wie sie in einem weißen Sarg liegt, erstarrt in zarter Schönheit. Die Gäste sagen Gedichte auf und können vor Trauer nichts von den Sahne-Zitronentörtchen essen, die zum Kaffee serviert werden. Vielleicht spricht der Pastor, der Marie konfirmiert hat, ein Gebet, und die älteren Jugendlichen aus der Gemeinde singen zur Gitarre ein Lied. Marie selbst schweigt, liegt mit einem ewigen Lächeln auf den Lippen in ihrem Sarg.

Der Gedanke an die Beerdigung befriedigt Marie nicht

so sehr wie der an den Tod. Trotzdem spielt sie auch damit herum, stellt sich vor, wie der Sarg in die Erde gelassen wird, denkt an die Reden, die Blumen – einzelne rote Rosen, die noch vor der Erde auf den Sarg geworfen werden – und die verweinten Gesichter. Dann ist der Reiz erschöpft. Manchmal fängt sie an dieser Stelle wieder von vorn an – der Autounfall, der Sprung, die Krankheit –, manchmal geht sie aber auch zur Todesanzeige und den Reaktionen der Leute über.

An den Tod zu denken ist ein Spiel. Natürlich will Marie nicht *wirklich* sterben. Oder nicht *nur*, denn noch mehr als sterben will sie leben. Trotzdem will sie die irritierende Idee des Todes nicht aus ihrem Denken ausschließen, die Vorstellung der eigenen Nicht-Existenz, die unbegreiflich bleibt. Es ist möglich, dass es Marie bald nicht mehr gibt. In einem Monat, in einem Jahr, nächste Woche. Möglich ist es. Das ist Maries heimlicher Gedanke, ihr ureigenster Gedanke. Er bereitet ihr Freude.

Ihr Alter: sechzehn, ihr Name: alltäglich, ein schlichtes, zweisilbiges Marie. Der Name eines braven Mädchens. Eine Marie wird kaum etwas Besonderes oder Großartiges mit ihrem Leben anstellen, wird nicht von zu Hause abhauen, keine Straßenkünstlerin werden, keine Kinder aus einem brennenden Haus retten und auch keine Heilmethode für eine bedrohliche Krankheit finden. Nein. Eine Marie malt in der Vorschule den Anweisungen gemäß Blumen in ihr Heft, genau in die Mitte der Seite und so, dass die Blütenblätter symmetrisch vom Zentrum abstrahlen. Eine Marie isst ihr Hühnerfrikassee auf, auch wenn ihr übel wird. Eine Marie macht alles so, wie es sich gehört: Sie geht zur Grundschule, zum Gymnasium, auf die Oberstufe, macht Abitur, wird Zahnärztin oder Erzieherin oder Optikerin, heiratet, kümmert sich um ihre Kinder, kommt von der Arbeit nach Hause, kocht Essen und schläft nach den Abendnachrichten im Schummerlicht des Schlafzimmers mit ihrem Ehemann.

Aber noch ist das Mädchen mit diesem Namen, ist diese Marie, dieses Ich erst sechzehn Jahre alt.

Marie geht seit ein paar Wochen auf die Oberstufe. Marie hat kleine Knospenbrüste und einen Hintern, der möglicherweise die Tendenz zum Breiterwerden hat. Das muss sie im Auge behalten. Auch alles andere muss sie im Auge behalten, muss jeden Moment wachsam bleiben, ihre Gedanken und Gefühle kontrollieren. Marie hat Zweien in Mathe und Biologie und auch überall sonst, nur in Literatur hat sie eine glatte Eins.

Marie hat Angst zu stinken. Marie ist sich sogar absolut sicher, dass sie stinkt, und leider lässt der Gestank sich nicht wegwaschen. Marie schrubbt ihre Haut unter der Dusche ab, reibt mit dem groben Schwamm, sogar mit einer Wurzelbürste, als würde sie einen Teppich scheuern. Aber der Geruch bleibt. Um ihn zu überdecken, cremt Marie sich mit Aloe-vera-Milch ein. Hilft es vielleicht, wenn sie sich ein Hemd aus dickem Stoff drüberzieht? Nein, die Milch klebt auf der Haut und das Hemd an der Milch, und der Geruch ist überall.

Marie lebt mit ihrem Vater und ihrer Mutter in einem großen Haus am westlichen Stadtrand. In jedem Frühling, Sommer, Herbst, Winter dieselben schmalen Birken mit ihren zierlichen Armen, die den gepflasterten Weg ins öde Innenleben der steinernen Wände säumen, ins Wohnzimmer mit den schweren, Sicherheit ausstrahlenden Gardinen vor bogenförmigen Sprossenfenstern, in die Küche, wo alles ist, wie es sein soll, Leberwurst im Kühlschrank und Butter und Milch, Frühstücksflocken im Regal und ein Roggenlaib in der Brotkiste. Morgens um halb sieben steht Marie auf, lernt noch für den Vokabeltest, isst dabei ein Käsebrot und trinkt Kakao, zieht sich an, kämmt sich die Haare, schließt die schwere Haustür hinter sich, die immer mit dem gleichen Geräusch ins Schloss fällt, geht zweihundertdreiundsechzig Schritte zur Straßenbahnhaltestelle und fährt ins Zentrum. Sie steigt aus, wartet, bis es Grün wird, geht in der herben Morgenluft auf das hellbraune Schulgebäude zu, der Weg führt sanft abwärts, und in ihren Ohren rauscht es, Marie hört die alltäglichen morgendlichen Gesprächsfetzen der entgegenkommenden Leute.

Marie überquert die Straße, ohne nach links zu schauen, sie schaut immer nur nach rechts. Der Blick nach links, die sich nach links erstreckende Straßenhälfte soll eine Möglichkeit bleiben, eine Pforte in die Nicht-Existenz, ins Leere. Nur noch ein kleines Stück beschatteter Weg – die Kälte des Morgens greift mit starren Fingern nach Maries Nacken –, dann öffnet sie die Tür. In der Aula der Geruch, der ihr zwar heute noch etwas fremd erscheint, ihr, wie sie weiß, aber vertraut werden wird in den Jahren, die jetzt vor ihr liegen. Der Geruch nach Alltag und archivierten Hörverstehen-Tests.

Marie denkt, dass noch nichts in ihrem Leben volles Gewicht hat. Noch ist alles leer. Noch ist alles offen. Noch ist alles möglich. Einzig wichtig ist jetzt, dass etwas noch Unbekanntes auf sie zukommen wird.

Während die Nachmittagssonne des September die Klassenwände gelb färbt, macht Tinka ihren Zopf auf und schüttelt ihre rotgoldenen Haare, wirft sie nach hinten, so dass es für einen Moment aussieht, als würde ihr Kopf in Flammen aufgehen. Tinka und Tinkas Haare. Und ihr Lächeln. Tinkas Lächeln lässt alle Männer zur Salzsäule erstarren, junge wie alte. Tinka weiß um ihre Zauberkraft und lächelt oft, lächelt immer, auch jetzt, im Literaturunterricht.

Marie kennt Tinka seit zwei Wochen. Tinka hat sie gleich am zweiten Schultag auf dem Flur angesprochen und sofort verkündet, dass Marie jetzt ihre beste Freundin ist. Sie will in jedem Kurs neben ihr sitzen, und Marie will das auch, denn für die Gunst eines Mädchens wie Tinka muss man dankbar sein. Das Einzige, was ihr Sorgen macht, ist ihr Geruch. Immer, wenn Tinka näher kommt, weicht sie instinktiv zurück, aus Angst, Tinka könnte ihren Geruch bemerken. Tinka selbst stinkt selbstverständlich nicht. Ihr feiner Duft ist eine Mischung aus Rosenmilch und Lavendel, ihre Haare riechen nach Apfelaroma und noch etwas anderem, das mit Worten nicht zu beschreiben ist.

Tinka, ein spannender, neckischer Name, ein Name, mit dem man die Welt erobert. Eine Tinka macht die Jungs schon im Kindergarten in sich verliebt, geht in der letzten Grundschulklasse mit dem hübschesten aller Jungen, raucht auf dem Gymnasium in engen Jeans auf dem Hinterhof Zigaretten, verliert ihre Jungfräulichkeit mit dreizehn an den begehrtesten Fußballspieler der Schule, geht auf die Oberstufe, lächelt während der Abiprüfungen und auch während der Aufnahmeprüfung an der Theaterhochschule oder bei den Politikwissenschaftlern, wird aufgenommen, wo auch immer sie hinwill, heiratet den reichsten und attraktivsten und klügsten Mann überhaupt und gebärt ihm zwei wunderschöne gesunde Kinder. Und stinkt garantiert nicht.

Aber jetzt ist Tinka sechzehn, und sie haben Literaturunterricht und gehen die Hausaufgaben durch. Tinka beugt sich mit ihrem Rosenduft näher zu Marie und flüstert: »Guck dir den mal an, nicht übel, oder?«

»Hä?«, flüstert Marie dümmlich.

»Na, der Lehrer! Ziemlich heiß, würde ich sagen.«

Marie schaut nach vorn. Der Lehrer sieht jung aus, irgendwie noch wie ein Junge. Seine blonden Haare ringeln sich im Nacken und über den Ohren. Aufrechte Haltung, der Blick wach wie bei einem intelligenten Tier, Räuber und Retter zugleich. Gerade dreht er sich zur Tafel und schreibt etwas an. Marie betrachtet seinen Hals, seinen Rücken, seinen Po.

»Du starrst ihn an!«, flüstert Tinka.

Marie wird rot und sieht nach unten auf die Tischplatte.

»Wir haben hier einen Aufsatz, den ich gern hervorheben möchte, weil er so gut ist«, sagt der Lehrer. »Wer von euch ist Marie? Entschuldigt, ich kenne eure Namen noch nicht richtig.«

Marie zuckt zusammen. Tinka lächelt. Zögernd meldet Marie sich.

»Ah, du bist das. Dein Text ist wirklich ungewöhnlich interessant! Wie bist du denn auf diese Gedanken gekommen?«

Marie wird rot, weiß nichts zu sagen.

Der Lehrer sieht sie freundlich an.

Marie lächelt, setzt ihr süßestes Mandelaugen-Gesicht auf.

»Wir haben in unserem Kurs anscheinend eine richtige Philosophin«, sagt der Lehrer und zwinkert ihr zu.

Seine Aussage bleibt laut und deutlich im Raum hängen. Keine unsichere Silbe ist dabei. »Marie«, fügt er noch hinzu. Laut ausgesprochen ist das wie eine Definition. Indem er ihren Namen sagt, positioniert er das Mädchen mit diesem Namen auf der Raum-Zeit-Achse an einem festen Platz, dort, wo dieses Mädchen hingehört. Irgendetwas füllt sich mit Bedeutung. Der Lehrer lächelt, und Marie auch. Sie lächeln beide.

»Wie läuft's in der Schule? Wie sind die Kurse? Hast du schon neue Freundinnen?«

Marie sitzt am Küchentisch und liest Zeitung, während ihre Mutter sich die Muttermaske überstülpt, sich ins Gewand der Fürsorgenden kleidet, so wie jede Woche, meist freitags wie heute, wenn sie den Praxisstress zusammen mit ihrer teuren, glänzenden Handtasche mal kurz im Flur ablegt und sich die Zeit nimmt, sich für ihre Tochter zu interessieren. Marie zuckt mit den Schultern, spielt die Gleichgültige, verspürt aber zugleich einen Anflug von Zärtlichkeit. Ihr fällt ein, wie ihre Mutter ihr nach dem ersten Grundschultag fast dieselbe Frage gestellt hat, schnell gesellen sich noch weitere Erinnerungen dazu: die Ringelstrümpfe, der Faltenrock, das Schulgebäude und der Geruch von Hackfleischeintopf und Knäckebrot, der immer in den Fluren hing, auch wenn gar keine Essenspause war. Die Sicherheit spendende Wärme der Hand ihrer Mutter, endlich fanden sie Maries Sitzplatz, ihren ganz eigenen

Tisch mit dem Namensschild und einem Eis. Ein Vanilleeis im Becher mit einem Klacks Fruchtgelee in der Mitte. Gegessen hat sie mit einem abgerundeten Holzspan; ab und zu überdeckte der Holzgeschmack den von Vanille.

»Erzähl doch mal, wie geht's dir?«, wiederholt ihre Mutter und stellt die Teekanne auf den Tisch, damit der Tee ziehen kann.

»Ähm, gut. Ich hab auch schon ein anderes Mädchen kennengelernt, Tinka.«

»Und welche Kurse hast du?«

»Literatur. Und Geschichte. Na ja, Sprachen halt, und noch so ein paar.«

»Und wie sind die Lehrer?«

Marie spürt eine heiße Woge über ihre Wangen wandern und ihr Herz pochen. Sie greift nach dem Croissant, das ihre Mutter ihr hinhält, reißt ein Stückchen ab und steckt es sich schnell in den Mund, tut dabei desinteressiert. Sie hat häufiger an ihren Literaturlehrer gedacht. Und sie hat sich informiert. Er ist neunundzwanzig und heißt Julian Kanerva. Julian. Nailuj. Ein Name wie von einer Romanfigur. Marie möchte den Namen am liebsten ständig wiederholen, jede Silbe schmecken. Aber die Schüler nennen ihn nicht Julian, sondern Herr Kanerva. Laut Tinka lecken sich die älteren Mädchen alle die Finger nach ihm, aber er ist verheiratet und hat zwei Kinder. Marie hat beschlossen, ihn nach der nächsten Stunde um Lektüretipps zu bitten. Vielleicht merkt er dann, dass sie kein unwissendes kleines Mädchen mehr ist.

»Ach, Mama. Die sind alle in Ordnung, ganz normale Lehrer eben«, sagt Marie und blättert weiter in der Zeitung.

Später geht sie in ihr Zimmer und schließt die Tür. Sie sieht sich im Spiegel an. Kriegt Lust auf das Todesspiel und ruft die Gedanken zu sich, lässt dem Spiel freien Lauf. Ihre Hände suchen zärtlich die Grenzen ihres Körpers, und sie gibt sich ganz dem Gedanken hin, wie erstaunlich, wie unbegreiflich es ist, dass es dieses Ich gibt.

Marie zieht das hellblaue Nachthemd an, das ihre Mutter ihr zum sechzehnten Geburtstag geschenkt hat. Ihre Brustwarzen schimmern knospig durch den hauchdünnen Stoff. Ihre langen dunklen Haare reichen hinten bis unter die Schulterblätter und umrahmen vorn in kürzeren Wellen die helle Haut ihres Gesichts.

Marie tritt ganz nah an den Spiegel. Dies ist das Mädchen, das sterben wird, vielleicht schon sehr bald. Dies ist das Mädchen, das jederzeit sterben kann. Eine Träne läuft ihr über die Wange, dann noch eine. Marie nimmt sie mit der Zunge auf und schluckt sie runter. Der Gedanke an den Tod kommt mühelos. Wieder fliegt sie durch die Luft, vom Auto angefahren oder durch den selbstgewählten Sprung.

Eines Tages werden wir uns von allem lösen.
Wir werden den Wind des Todes unter den Flügeln spüren
und milder und wilder werden als hier.

Und Marie breitet die Arme aus, vor ihrem Spiegel, während ihr Wecker mit dem Pu-der-Bär-Motiv vorantickt und die Vogelbeerzweige an der Fensterscheibe rascheln. Eines Tages wird sie sich von allem lösen. Eines Tages, vielleicht schon sehr bald.

»Und milder und wilder werden als hier«, liest sie laut aus dem Gedichtband aus der Bibliothek vor.

Marie seufzt, wirft sich noch einen letzten Blick im Spiegel zu, ehe sie zum Zähneputzen ins Badezimmer geht. Die Kinderzahnpasta schmeckt lecker nach Gummibärchen, wie parfümierte Erdbeeren, bloß dauert es immer eine Weile, bis sie schäumt.

Anja

»Darf ich fragen, was das hier soll?«

Marita wedelte mit zwei Papierbögen. Es brauchte einen Moment, bis Anja begriff, um was es sich handelte. Die Abschiedsbriefe. Unbegreiflicherweise hatte sie sie auf dem Küchentisch liegenlassen. Schon eine Woche lang, darüber lagen inzwischen Zeitungen und Werbesendungen. Anja hatte ihre Existenz vollkommen vergessen. Jetzt hatte Marita sie gefunden.

Maritas Ton klang vorwurfsvoll. Anja sah ihre Schwester an, mit Stöckelschuhen und Blazer in ihrer Küche. Drückende Stille. Maritas Blick war anklagend, dahinter glomm Hilflosigkeit. Ihre Hände zitterten. Marita zitterte sonst nicht, nie. Sie war immer beherrscht, ihre Gesichtsfarbe ebenmäßig weiß, ihre Stimme klangvoll. Aber jetzt hatte ihre Stimme vor Anspannung gebebt.

Anja sagte nichts. Ausflüchte oder der Verweis auf ihre Intimsphäre wären zwecklos, denn was im unmittelbaren Umfeld ihrer Schwester geschah, machte diese sich automatisch zu eigen.

Marita hatte sie mit ihrem Besuch überrascht. Die Ruhe des Nachmittags war dahin. Schweigend, wartend stand ihre Schwester in der Küche, ihr ganzes Wesen drückte einen immensen Kontrollwunsch aus, der sich in die störanfällige Ruhe von Anjas kleiner Welt gedrängt hatte. Sie blickte auf Maritas Schuhe. Teuer, bewusst gewählt. Ihre Schwester gehörte zu der Gruppe von Menschen, die in teuren Schuhen eine bestimmte Haltung zum Leben sahen, eine Ernsthaftigkeit den eigenen Plänen und Verpflichtungen gegenüber. Schuhe und Inneneinrichtung.

Manchmal dachte Anja, wie wacklig die Basis von Maritas Leben doch war, die Praxisroutine, danach der Lebensmitteleinkauf, Abendbrot allein, Fernsehen und Warten auf die Tochter, warten darauf, dass man ins Bett gehen kann. Ein paarmal hatte Anja sie an solchen Abenden besucht, hatte Tee aus einer teuren Kanne serviert bekommen, schweigend die Nachrichten oder eine Quizshow mit angesehen, ihre Schwester hatte dabei in Einrichtungszeitschriften geblättert, nur ab und zu den Kopf gehoben, und Anja meinte zu sehen, wie ihr Blick sich an einen fernen Wunschtraum krallte. Sehnsucht, Trauer, die Hoffnung, einmal woanders zu sein, weit entfernt von diesem Leben, das nach und nach immer monotoner geworden war.

Natürlich, das verstand Anja: Maritas Einmischung war nur gut gemeint. Ihre Schwester wollte ihr helfen, ihre Not erkennen und Beistand leisten. So war es schon immer gewesen. Marita kam und brachte die Dinge wieder in Ordnung.

Aus Sicht ihrer Schwester war die Sache furchtbar einfach: Menschen musste man retten. Vor sich selbst, vor der Welt, vor den Verhältnissen.

Anja zögerte ihre Erklärung mit Absicht hinaus. Am liebsten hätte sie gar nichts gesagt. Ihre Schwester hatte sich inzwischen an den Tisch gesetzt und gewann allmählich ihre Beherrschung zurück.

»So weit unten bist du?«, fragte sie mit erstickter Stimme.

Anja schnaubte. Sie spürte Scham in der Magengegend rumoren und versuchte, ihn mit Stolz zu übertönen: »Was heißt *unten*? Definierst du hier einfach meine Lebenssituation? Du hast doch gar keine Ahnung.«

»Diese Zettel verraten einiges von deiner Not.«

Anja stieß einen unwilligen Laut aus, zu mehr war sie nicht in der Lage. Das Schamgefühl hatte gewonnen. Ihre Schwester hatte sich berappelt, hatte die ewig gleiche Konstellation wiederhergestellt, die sie seit ihrer Kindheit kannten, zeichnete mit ihren Worten erneut die unsichtbare Grenze in die Luft, die sie von Anfang an getrennt hatte: Allein ihre Schwester konnte in schwierigen Situationen die Führung übernehmen, allein sie wusste, wie man Probleme löste.

»Das kann ich so nicht stehenlassen«, sagte Marita zackig. »Ich werde mich darum kümmern, dass du professionelle Hilfe bekommst, ein Therapieplatz, und –«

»Hör mir auf mit Therapie, mein Leben ist doch schon voll davon, mein Mann wird rund um die Uhr therapiert!«

»Ich werde definitiv einen Termin für dich vereinbaren«, zischte Marita.

»Und ich werde nicht hingehen«, sagte Anja, wie ein Kind in der Trotzphase.

»Oh, doch.«

* * *

Ende September fiel das Licht schräg, schien träge, reif wie die Weisheit einer alten Frau. Der Bus verlangsamte vor der Kreuzung. Das hier sind meine Grenzen, dachte Anja. Die Angst muss ich ausgrenzen, nur Hoffnung soll meinen Körper erfüllen. Alles andere ist Schmutz, Schlacke, die nicht zu mir gehört.

Anja stieg am Rand der Innenstadt aus. Sie sah auf ihre Füße hinunter, die die Bewegung weiterführten, den feuchten Asphalt entlang zur anderen Straßenseite, auf das Krankenhausgebäude zu.

Durch eine Automatiktür betrat sie das Foyer, vor ihr öffnete sich die übliche Linoleum-Weite von Pflegeanstalten. Die Frau am Empfang tippte mit unbeirrbarer Miene etwas in den Computer. Anja ging zu ihr.

»Entschuldigen Sie, ich habe einen Termin.«

»Bitte ziehen Sie eine Wartenummer.«

Die Frau hob nicht einmal den Kopf. Anja sah sich verwundert um. Niemand anders schien hier zu warten.

»Aber«, setzte sie verunsichert an, »es gibt doch gar keine Schlange.«

Jetzt blickte die Frau von ihrem Computer auf, hob den Kopf übertrieben langsam, damit ihre Verstimmtheit auch ganz sicher deutlich wurde. Sie spitzte die Lippen und sah Anja aus großen Augen an. Gleichzeitig setzte sie ein gekünsteltes Lächeln auf, das von äußerster Herablassung zeugte.

»Es geht nicht darum, ob es gerade eine Schlange gibt oder nicht, es geht um das System«, versetzte sie.

Ihr Lächeln fror dabei kein bisschen ein, blieb breit wie das einer Plastikpuppe.

Es wurde ungemütlich. Anja lachte auf, wollte die

Spannung lindern, begriff aber im gleichen Moment, dass das ein Fehler war.

»Da gibt es nichts zu lachen. Bitte ziehen Sie eine Wartenummer.« Die Stimme klang wie von einem Ansageband.

»Natürlich. Entschuldigung.«

Anja durchquerte das Foyer und drückte auf die Ausgabetaste des Geräts. Sechsundzwanzig. Die Frau hatte sich wieder über ihren Computer gebeugt, und Anja blieb ratlos mit ihrem Zettelchen stehen. Die digitale Anzeige an der Wand stand auf Dreiundzwanzig. Die Frau am Empfang drückte auf einen Knopf. Bing! Anja ging mit bedachten Schritten auf sie zu, doch die Frau hob abwehrend die Hand und schüttelte schmallippig den Kopf. Anja trat wieder zurück. Der Sekundenzeiger der Wanduhr tickte fünf Sekunden weiter. Alle Stühle waren unbesetzt. Das einzige Geräusch im Raum war das Summen des Aquariumfilters. Die Empfangsfrau öffnete den Mund und hielt einen bedeutungsvollen Moment lang inne. Anja warf einen hektischen Blick auf ihre Nummer – war es auch wirklich die Sechsundzwanzig? Die Frau drückte ein weiteres Mal auf den Knopf. Bing. Jetzt zeigte die Tafel die Fünfundzwanzig.

Aus der Ecke mit dem Aquarium summte es beharrlich. Anja spürte Schweißtropfen ihren Rücken hinabrinnen. Ihre Jacke war viel zu warm, der Zettel in ihrer Hand zitterte. Noch ein zweiter absichernder Blick auf die Nummer. Bing, jetzt leuchtete die Sechsundzwanzig auf. Zögernd ging Anja zu der Frau hinüber. Die lächelte ihr Plastiklächeln.

»Sehen Sie, wir haben unsere Regeln. Nach jedem Aufruf muss ich fünf Sekunden warten.«

»Regeln, ja«, wiederholte Anja ergeben.

»Was führt Sie denn her?«

»Ähm, ein Termin beim Psychiater. Eigentlich um zwei Uhr.«

»Wie lautet der Name des Arztes?«

»Das weiß ich gerade nicht«, stammelte Anja.

Panik überfiel sie. Wieso wusste sie den Namen nicht mehr? War es Valtimo oder Laskimo? Irgendeine Eselsbrücke hatte sie sich doch gebaut, vorhin wusste sie es noch. Die Frau dachte jetzt bestimmt, dass sie ihre Geduld absichtlich strapazierte.

»Wie denn nun?«

»Er fällt mir gerade nicht ein«, sagte Anja zerknirscht. »Aber mein Name lautet Aropalo, Anja Anneli.«

»So funktioniert das hier nicht«, belehrte die Frau sie siegesgewiss. Anja saß in der Klemme, gefangen von ihrer eigenen Einfältigkeit.

Diese Leute!, dachte sie. All diese Empfangsleute, die die Welt beherrschten. Schon als Kinder zogen sie andere zur Rechenschaft, und als Erwachsene wurden sie Lehrer oder Finanzbeamte oder eben Empfangskraft und mussten die Leute demütigen, brachten die Aufmüpfigen dazu, nervös von einem Fuß auf den anderen zu treten und um ihr Existenzrecht zu bangen. Woher kamen diese Weltkontrolleure bloß? Vielleicht waren sie als kleine Kinder so sehr von ihren Eltern gedrillt worden, dass sie überall bestimmen mussten und andere für das erlittene Unrecht büßen ließen. Vielleicht war ihnen die Boshaftigkeit aber auch angeboren, ein Persönlichkeitsbestandteil, der sich durch keinen Exorzismus und keine Beschwörung der Welt austreiben ließ. In diesen Menschen waltete der

Teufel persönlich und verbreitete die Früchte seiner Verschlagenheit.

Die Empfangsdame kam gerade erst in Fahrt.

»Was meinen Sie, wie das hier funktionieren würde, wenn alle Aropalos dieser Stadt heute einen Termin haben? Das ist ein Riesenkrankenhaus! Hier sind bestimmt zweihundert Aropalos in Behandlung, aber alle wegen etwas anderem! Und dann kriegen Sie gegen Ihre psychischen Beschwerden womöglich eine Chemotherapie, und irgendeine arme Krebskranke kriegt Antidepressiva gegen ihre Zellwucherungen! Was glauben Sie, was dann hier los ist? Dann ist hier die Hölle los!«

»Die Hölle, ja«, wiederholte Anja aus dem Erdspalt heraus, in dem sie versunken war.

»Nun geben Sie mir schon Ihre Versichertennummer.«

Anja nannte die Zahlenfolge.

»Schau mal einer an«, sagte die Frau oberlehrerhaft, als sie sie in den Computer eingegeben hatte, »endlich kommen wir voran. Sie sind also Anja Anneli Aropalo, haben suizidale Tendenzen, und den Arzttermin hat Ihre Schwester für Sie vereinbart. Und hier steht auch, bei wem: Anna-Liisa Valtimo. Tja, diese kleine Versichertennummer offenbart Ihre gesamte Lage.«

»Ja«, brachte Anja hervor.

»Also gut. Sie gehen dort drüben durch die Tür in den Flur und warten, bis Sie aufgerufen werden.«

»Danke.«

Anja schleppte sich zur Tür. Sie fühlte sich, als würde sie außerhalb ihres Körpers agieren. Im Flur befand sich eine weitere Warteecke. Auf die Wände fiel das gleiche jalousiegesiebte Licht wie im Pflegeheim. Es war ruhig.

Die Tür zu einem der Arztzimmer war angelehnt. Nervös stand Anja da und behielt die Tür im Auge. Sollte sie einfach warten, bis sie hereingerufen wurde? Von irgendwoher drangen Wortfetzen, dazu das Blubbern einer Kaffeemaschine. Die Leuchtröhren an der Decke waren mit Stoffen in warmen Farben abgedeckt, was an eine Verkleidung erinnerte, eine Filmkulisse. Anja spürte Beklemmung aufsteigen. Wieder sah sie zur Tür. Ihr Termin war um zwei, jetzt war es bereits fünf Minuten nach.

Leise ging sie näher. Der Hall ihrer Schritte ließ sie beinahe aufschrecken. Sie schob die Tür ein Stückchen weiter auf: Das Zimmer schien leer zu sein. Sie öffnete die Tür ganz und stand auf der Schwelle. Da zuckte sie zusammen: In der Ecke, in die das Flurlicht nicht fiel, stand ein Sessel, und darin saß eine Frau. Die Frau sah Anja interessiert an, als hätte sie sie bei einer kindlichen Missetat ertappt. Das Triumphgefühl strahlte ihr wie ein Ausrufezeichen vom Gesicht. Die Nachwehe des Erschreckens wanderte durch Anjas Glieder, die Peinlichkeit, ertappt worden zu sein, malte sich in roten Flecken auf ihre Wangen.

»Ähm«, brachte Anja hervor, »ich wusste nicht, dass es schon losgehen kann. Ich war draußen und habe gewartet.«

Die Frau sagte noch immer nichts. Um ihre Lippen spielte die Andeutung eines etwas angespannten Lächelns, was Anja angesichts der Szene eben wie Hohn vorkam.

»Das ist hier doch … Sie sind doch Psychiaterin?«

»Was denken Sie denn?«, fragte die Frau freundlich.

»Na ja, meinte ich jedenfalls …«

Anja verstummte, ihre Worte erstarben an ihrer eigenen Bedeutungslosigkeit. Sie wollte nichts Unüberlegtes mehr von sich geben, damit die Ärztin keine Schlüsse daraus ziehen konnte.

»Wäre es für Sie einfacher, wenn ich mich Coach oder Beraterin nennen würde?«, fragte die Frau, noch immer verdächtig freundlich.

Anja setzte sich in den Sessel ihr gegenüber.

»Also?«, fragte die Psychiaterin.

»Also«, sagte Anja.

»Soweit ich weiß, ist Ihr Leben gerade ziemlich im Umbruch.«

»Ja.«

Die Frau schwieg.

Auch Anja sagte nichts. Was hätte sie sagen sollen? Ihr fiel nichts ein, was bedeutungsvoll genug gewesen wäre. Tatsächlich, dasselbe Licht hier, dachte sie und überlegte, was als Nächstes zu tun sei. *Presence is never mute* stand auf einer gerahmten Postkarte auf einem kleinen Tisch. Daneben lagen Taschentücher. Die Leute kamen hierher, weinten bitterlich über ihr Leben und putzten sich dann die Nase mit den bereitstehenden Taschentüchern, schlossen die Tür hinter sich, gingen einkaufen, entschieden sich für Hühnerschenkel oder Hackfleisch, gingen nach Hause und sahen die Abendnachrichten. *Presence is never mute.* Dieses Gefühl in ihr, war es ein leeres oder ein überquellendes, war es stumm oder laut? Diese mit allen Sinnen empfundene Sehnsucht, die sie Tag und Nacht quälte. Stumm war dieses Gefühl, vor allem stumm.

»Wie ist das für Sie, dass Ihre Schwester Ihnen diesen Termin gemacht hat? Was weckt das für Gefühle?«

Anjas Lippen pressten sich zu einem Strich zusammen. »Meine Schwester hat ihre eigene Sicht der Dinge.«

»Und jetzt sieht sie die Dinge offenbar so, dass Sie Hilfe benötigen.«

Anja schwieg. Ihr war das einerlei.

Die Psychiaterin schwieg eine ganze Weile, ehe sie – wie zum Neustart – sagte: »Was in Ihrem Leben ist sinnvoll? Was hat für Sie Bedeutung?«

»Nichts«, antwortete Anja prompt.

Sie fühlte sich wie ein widerborstiges Kind, das nie seinen Willen bekam. Die Frau schwieg. *Nichts*. Das Wort gellte als heller Laut von den Wänden, prallte von dort gegen Anjas Hinterkopf. Und es war nicht einmal eine Lüge. Es verhielt sich zwar nicht unbedingt so, dass wirklich nichts mehr von Bedeutung für sie war. Aber die größte Bedeutung, die größte Auswirkung in ihrem Leben hatte eben diese gähnende Leere, dieser beständig hallende Hohlraum. Oder handelte es sich dabei um das Gewicht aller vergangenen Momente? Alles, was schon gewesen war, machte die Gegenwart schwer, nahm ihr die Luft zum Atmen, störte alltägliche Augenblicke, zufällige und unwesentliche.

Im ersten Jahr der Krankheit, als es bereits Symptome, aber noch keine Diagnose gab und keiner von beiden genug Wissen oder den Mut hatte, der Lage ins Auge zu blicken, hatte Anja gedacht, ihr Mann habe eine andere. Er kam immer später nach Hause, jede Woche musste sie länger auf ihn warten.

An einem Donnerstag kommt er sogar erst nachts zurück. Anja wartet in der dunklen Küche und versucht, die Gleichgültige zu mimen.

»Hallihallo«, sagt er wie zu einer Arbeitskollegin.

Anja macht eine gewichtige Pause, ehe sie antwortet: »*Hallihallo.*«

Ihr Mann schaltet das Licht an und legt eine Tüte mit Zimtschnecken auf den Tisch. An der Papiertüte erkennt sie, dass er sie an der Autobahnraststätte gekauft haben muss. Anja zieht ihre Schlussfolgerungen, lässt sich zu keinem Kommentar herab.

Ihr Mann öffnet den Geschirrschrank und kramt einen großen Topfdeckel hervor. Was will der bloß damit, denkt Anja. Ein Topfdeckel Donnerstagnacht um halb eins. Er legt die Zimtschnecken nacheinander auf den Deckel. Es sind sieben Stück.

»Du willst also Kaffeekränzchen halten.«

»Ja.«

»Mitten in der Nacht.«

»Ja.«

»Und kommst von der Arbeit?«

»Von der Arbeit.«

»So viele Überstunden?«

»Ja.«

Er nimmt die Käseglocke aus dem Schrank und setzt sie auf den Topfdeckel. Anja sieht ihm verwundert zu. Er nimmt die Kaffeekanne, füllt sie mit Wasser und setzt zehn Tassen auf.

»Verdammt noch mal«, sagt Anja, »erst bist du bis nach Mitternacht unterwegs, und dann veranstaltest du hier ein Riesen-Kaffeekränzchen und willst mit deiner Frau mir nichts, dir nichts vor dem Schlafengehen noch nett beisammensitzen. Glaub ja nicht, dass du mich für dumm verkaufen kannst!«

»Jetzt hör aber mal auf!«, brüllt ihr Mann. »Was ist denn

mit dir? Ich stehe in meiner eigenen Küche und koche mir einen Kaffee!«

Anja weint los. Die Frage entwischt ihr zusammen mit dem ersten unbezwingbaren Schluchzer und klingt verzweifelter, als ihr lieb ist: »Wo bist du gewesen?«

Plötzlich ist ihr Mann ganz weich, stellt sich neben sie. Erst jetzt sieht sie in seinem Blick die Ratlosigkeit, die sie zuvor aus Wut nicht wahrgenommen hat. Mit fünf Fingern kämmt er Anjas Haare. Seine Hand zittert.

Er versucht zu lachen, doch seine Stimme schrumpft zu einem gepressten Angstlaut.

»Ich habe mich verfahren.«

»Wie bitte? Wo denn?«

»Ich weiß nicht.«

»Wie, du weißt nicht?«

»Ich weiß es nicht, ich weiß es einfach nicht. Ich war völlig verloren.«

Er lächelt gequält, ein leidendes Grinsen, von Sorge und Gewissheit durchdrungen, so dass Anja schnell irgendetwas sagen möchte, damit es aufhört.

Was sagt Anja? Was tut sie? Vielleicht sagt sie, was ihr Mann hören will, was sie beide hören wollen. Vielleicht küsst sie ihn und lacht auf, neckt ihn wegen seiner Zerstreutheit und zerschlägt damit den Kokon aus Angst, der sie beide umgibt. »Du Dussel«, sagt sie vielleicht und kneift ihn zärtlich.

Da sitzen sie, Mann und Frau, trinken Kaffee um ein Uhr nachts, und keiner von beiden kommentiert, dass es sieben Zimtschnecken gibt und dass sie auf einem Topfdeckel unter einer Käseglocke liegen.

Keiner kommentiert das.

Die Psychiaterin sah Anja auf schlichte, mitfühlende Weise an. »Ich denke, wir sollten ruhig einen zweiten Termin machen«, sagte sie sanft. »Wie wäre es mit nächster Woche Dienstag, wieder um zwei?«

Anja stimmte zu, indem sie schwieg. Sie reichten einander die Hand, dann schloss sie die Tür hinter sich. Am Ende des Flurs ließ die Niedergedrücktheit nach und schlug um in schamdurchmischte Empörung: Hier würde sie nie wieder herkommen.

Den restlichen Tag verbrachte sie in der Bibliothek. Zuerst wirbelten ihr die Ereignisse der letzten Stunden noch durch den Kopf und ließen ihr Herz rastlos pochen. Doch nach und nach brachte die stickige Stille zwischen den Regalreihen sie zur Ruhe.

Auf dem Heimweg sah sie im Baum einen Sperling. Er saß stumm auf dem Ast, seine Melodie würde er erst wieder im Frühling singen. Es dämmerte bereits, das letzte Sonnenlicht sickerte als roter Dunst die kahlen Baumkronen herab, an den Stämmen entlang bis in die Erde. Immer wieder färbte der Herbst vor Anbruch der Dunkelheit alles rosarot. Noch lag kein Schnee, der das letzte klare, kühle Licht reflektierte. Und wenn sich hier und da irgendwo eine Eisschicht bildete, so gab sie die frostige Dunkelheit des Bodens als weichen Farbschimmer nach oben ab, und dieser vermischte sich mit dem letzten Sonnenlicht zu einem sanften Purpurton. Himmel und Erde, und dazwischen der atmende Mensch. Und auf dem Ast der Eberesche neben der Bushaltestelle der Sperling, als würde er die Einkehr der Dunkelheit bewachen, den Himmel und die Erde.

Zu Hause stellte Anja ihre Einkäufe auf den Tisch und schaltete das Fernsehen ein. Die Anfangsmelodie der Abendnachrichten beruhigte sie. Anja holte ein Hemd ihres Mannes aus dem Kleiderschrank und setzte sich aufs Sofa. Sie schloss die Augen und entschlüsselte seinen Geruch; er hielt sich zäh im Flaum des Flanells, verbarg sich in den Säumen. Es schien, als würde ihr Ich wieder an seinen Platz zurückgleiten, sich ihr Selbst auf diese Weise wieder um die eigene Achse drehen. In der Sicherheit des vertrauten Geruchs ließ Anja die Sehnsucht aus den Falten ihrer pochenden Stirn herabgleiten in ihre Schultern, weiter in ihre Arme und Beine, wo sie schwer zurückblieb.

Marie Samstagabend, vor der Schulparty, bei Tinka. Tinka umrandet sich vor dem Spiegel die Augen. Marie sitzt auf dem Bett und liest die *Cosmopolitan*. Tinka trägt einen Jeansminirock und Netzstrumpfhosen. Durch das leicht durchsichtige Netzhemd sieht man die Träger ihres Push-up-BHs, wie bei Unterwäsche-Models.

Marie überfliegt nervös die Tipps für den Nahkontakt: Zungenküsse, Sexstellungen. Tinka scheint viel zu wissen. Marie hat das Gefühl, noch einiges lernen zu müssen.

»Sind meine Titten gut?«, fragt Tinka, dreht sich jammerig vor dem Spiegel. »Oder irgendwie wabbelig oder so?«

»Jetzt hör schon auf, alle starren dir doch genau dahin«, sagt Marie. »Die sind genau richtig.«

»Hey, ich hab eine Idee«, sagt Tinka. »Ich kann dir für

heut Abend meinen BH von Gossard leihen. Wir stylen dich so hübsch, dass du heute garantiert einen Mann aufreißt.«

»Ähm, also, ich weiß nicht.«

»Doch, doch«, juchzt Tinka und wühlt aus ihrem Kleiderschrank den BH hervor.

Schockiert starrt Marie auf die Körbchen.

»Komm, zieh ihn einfach an, und deine Augen umranden wir mit Kajal. Du siehst toll aus, wenn du dich ein bisschen schminkst«, redet Tinka auf sie ein.

»Okay.«

Scheu zieht Marie sich aus, in der kühlen Luft schrumpfen ihre Brustwarzen zu kleinen dunklen Blumen. Tinka wendet sich ab, doch Marie merkt, dass ihre Freundin sie im Spiegel weiter beobachtet. Der BH ist zu groß, die Körbchen sehen aus wie Teemützen, zwischen ihrer weißen Haut und dem steifen Spitzenstoff bleiben mehrere Zentimeter Luft.

»Das stopfen wir mit Klopapier aus«, ermutigt Tinka sie.

Schon formt Tinka aus weichem Toilettenpapier zwei Einlagen. Marie positioniert sie an den richtigen Stellen und betrachtet sich im Spiegel. Ihre Brüste stehen künstlich und grotesk hervor.

Marie zweifelt. »Ich weiß nicht.«

»Doch, lass den unbedingt an! Und jetzt noch die Augen.« Tinka ist in Fahrt.

Sie malt Marie funkelnde Mandelaugen und toupiert ihr die Haare. Marie sieht anders aus als vorher, der Spiegel bringt eine unbekannte junge Frau zum Vorschein. Tinka schaut Marie im Spiegel zärtlich an.

»Jetzt guck doch mal. Schön bist du.«

»Ja?«

Ein wonniges Gefühl tröpfelt, an den Schultern beginnend, ihren Körper hinunter, verweilt auf Rippenhöhe, rollt sich dann als schläfriger Beat im unteren Bauch zusammen.

Tinka hat plötzlich eine Flasche Wein in der Hand und öffnet sie routiniert wie eine Erwachsene.

»Wo hast du die denn her?«, fragt Marie.

»Meine Eltern halten sich für Weinexperten, jedenfalls haben die haufenweise Flaschen rumstehen. Die merken das nicht, wenn eine fehlt«, sagt Tinka unbekümmert.

»War die denn teuer?«

»Keine Ahnung, los, wir trinken einen«, entgegnet Tinka, hebt ihre zierlichen Schultern und nimmt einen Schluck aus der Flasche.

Marie trinkt auch. Der Wein schmeckt verboten und bitter. Der Nebel des gemeinsamen Geheimnisses umschließt Marie und Tinka.

Die Party findet in den von der Schülerverwaltung gemieteten Räumen statt. Eigentlich hätten nur Schüler aus Maries und Tinkas Oberstufe da sein sollen, aber Marie sieht sofort, dass viel mehr Leute gekommen sind, auch von anderen Schulen. Aufpasser sind nirgends zu sehen. Am Eingang kotzt ein Junge mit Rastalocken hellgrüne Galle neben eine Fackel. Marie kriegt Angst. Ihre Klopapier-Brüste stehen sogar unter der Jacke zweifelhaft straff von ihrem Körper ab.

Tinka fühlt sich sofort wie zu Hause und flirtet schon im Flur mit einer ganzen Jungsgruppe. Irgendwer bietet ihr aus einer großen Sprite-Flasche ein nach Schnaps riechendes Mixgetränk an, das dieselbe Farbe hat wie der Mageninhalt, den der Rastajunge gerade in hohem Bogen in den Schnee geleert hat. Tinka nimmt Marie nicht mehr wahr.

Marie geht ziellos durch die betrunkene Menge und hält Ausschau nach bekannten Gesichtern. Ein Junge aus ihrem Chemiekurs kommt rüber und sagt hallo, schwankt, grient betrunken.

Marie weiß nichts zu sagen.

»Äh, wie heißt du noch mal?«, fragt er.

»Marie. Einfach Marie.«

»Ach ja, genau. Marie«, lallt er und wankt näher auf sie zu. »Marie, darf ich dir mal was sagen?«

Marie spürt das vertraute Ziehen in der Magengegend. Der Junge beugt sich ganz dicht an ihr Ohr und fasst ihr dabei an die Brust.

»Einen ziemlich fett gefütterten BH hast du«, flüstert er und wiehert los.

Marie weicht entsetzt zurück und rennt durchs Gewühl zu den Toiletten. Im Schutz der Kabine schluckt sie ihre Tränen runter und zerrt sich das Klopapier aus dem BH. Ihre Hände zittern, Schluchzer brechen hervor.

Du Baby, schimpft Marie sich aus. *Du flaches Brett, du Flacharsch, du Baby, jetzt hör schon auf zu heulen, war doch klar, dass das passieren musste*. Von draußen bollert jemand gegen die Tür. Marie holt tief Luft. Jetzt muss sie sich zusammenreißen. Ein großes Mädchen sein.

Als Marie zurück in den Partyraum kommt, rennt Tinka auf sie zu.

»Wo bist du nur gewesen? Ich hab dich überall gesucht!

Ich hab den perfekten Mann für dich gefunden«, tuschelt sie übereifrig.

»Ich will aber nicht. Wirklich nicht.«

»Jetzt sei nicht kindisch. Ich hab dir schließlich extra die Haare toupiert, stundenlang!«

Tinka zieht Marie mit auf die Tanzfläche, Marie kann nicht anders als mitmachen. Lichter blinken, Tinka schiebt Marie ganz dicht an einen fremden Jungen heran. Im grellen Flackern sieht sie ihn kaum, spürt nur seine kratzige Wange und das nass am Rücken klebende T-Shirt. Der Junge kommt noch dichter und legt ihr eine Hand auf den Po. Sie tanzen aneinandergelehnt und extrem langsam, eigentlich ist die Musik viel schneller.

Marie spürt, wie das Glied unter der Jeans des Jungen härter wird. Er schiebt seine Zunge in ihren Mund.

Sie versucht sich zu erinnern, was in der *Cosmopolitan* übers Küssen stand. Der Junge schmeckt nach Bier und Zigaretten. Die Zunge schön locker lassen, erinnert Marie sich, und die Lippen bewegen. Marie versucht zu küssen, wie es in der Zeitschrift stand. Der Junge schiebt seine Zunge noch tiefer. Irgendwann hat sie das Gefühl zu ersticken und zieht ruckartig ihren Kopf zurück.

Der Junge lächelt.

»Möchtest du vielleicht was trinken? Komm, wir setzen uns hin«, sagt er. Zum ersten Mal kann Marie seine Augen sehen.

»Ja.«

Marie trinkt mit einem Strohhalm von dem grünen Drink. Der Junge schlürft Bier. Die Leute werden immer betrunkener, manche stützen sich schon gegenseitig.

»Ich kenne draußen auf dem Hof einen tollen Ort, wollen wir da hin?«, fragt der Junge.

Sie gehen raus, durch den Schnee hinüber zu einem roten Saunagebäude. Mit einem rostigen Schlüssel schließt der Junge die Tür auf. Drinnen ist es schummrig, die Luft abgestanden. Eine abgewetzte grüne Plüschsofagruppe steht um einen niedrigen Tisch. An der Wand befindet sich ein rußgeschwärzter Ziegelkamin. Zwischen den Holzscheiten liegen Kronkorken, sie schimmern hinter der Borke hervor wie unverschämte Augen.

Der Junge setzt sich aufs Sofa.

»Komm her.«

»Woher hast du den Schlüssel?«

»Sagen wir mal, ich kenne die richtigen Leute.«

»Aha.« Marie setzt sich neben ihn. Ihr fällt ein, dass sie ihn nicht nach seinem Namen gefragt hat. Sie schluckt verlegen und malt mit den Füßen Figuren auf den Teppich unter dem Tisch. Der Teppich hat ein dunkles Rautenmuster, das zur Mitte hin heller wird.

Der Junge lässt seine Hand unter Maries Bluse gleiten. Marie lässt es geschehen. Er öffnet geschickt den Verschluss des geliehenen BHs und legt seine Hände wie einen neuen BH auf ihre Brüste.

»Ich hab schon immer auf kleinbrüstige Frauen gestanden«, sagt er. »Zarte Elfen wie dich.«

Marie versucht in sich hineinzuhorchen, wie sich das alles anfühlt. Auf der Fensterbank stehen vertrocknete Wiesenblumen in einer Vase. Die hat jemand im Sommer gepflückt, vielleicht zur Mittsommersauna. In ihr regt sich nichts. Der Junge saugt an Maries Brustwarze und öffnet seine Hose.

»Kannst du mir einen blasen?«, fragt er mit heiserer Stimme.

Marie schaut auf sein Geschlechtsteil. Sie beugt sich herab und probiert. Schmeckt nicht ganz so eklig, wie sie es sich vorgestellt hat. Schmeckt eigentlich nach gar nichts. Ein klein wenig salzig und muffig vielleicht. Marie saugt vorsichtig und denkt an Erdbeereis und Minzschokolade, Birnenlimo und dieses Himbeereis in Form einer Hand, das man überall kaufen konnte, als sie klein war. Der Daumen und der Zeigefinger waren aufgerichtet, als Erstes hat Marie immer den Zeigefinger abgebissen.

Himbeergeschmack, zart zerschmelzendes Eis, denkt Marie, und die Übelkeit bleibt fern.

»Du nuckelst ja, jetzt saug mal richtig«, drängt der Junge.

Marie spürt Ekel, aber sie versucht an schöne Dinge zu denken.

Weintrauben.

Salmiakdrops.

Der Junge schiebt ihr seinen Penis tiefer in den Mund, stößt hinten an ihren Gaumen.

Erdbeeren mit Schlagsahne im Juli.

Getrocknete zuckrige Ananas und Zitronenbaiser.

Es hilft nichts, Marie muss aufstehen und nach draußen vor die Tür rennen, an die frische Luft. Ihr ist schwindelig und übel. Der BH baumelt ihr von der linken Schulter lose herunter. Sie holt tief Luft, um sich nicht übergeben zu müssen. Der Junge kommt ihr hinterher, knöpft sich entnervt die Jeans zu.

»Sorry. Hättest mir sagen sollen, dass du keine Erfahrung hast.«

Marie schweigt und sieht weg.

Vor dem Saunahaus stehen niedrige Büsche und Bäume, durch die ein Bach schimmert. Im Sommer kann man direkt zum Abkühlen rübergehen, denkt Marie. Erst ein paar heiße Aufgüsse, und dann rein ins kalte, weiche Wasser. Und die Sommernacht streichelt die nackte Haut, milchweißer, zarter Samt.

Marie weiß nichts zu sagen. Sie schaut zu einer seichten Stelle am Bach, die schon von einer dünnen Eisschicht überzogen ist. Ein Holzsteg führt ins Wasser, unter dem Steg hocken Schwäne. Sie sitzen ganz ruhig an ihrem Platz, wie festgefroren.

»Ich geh dann mal wieder rüber. Eine rauchen.«

»Alles klar. Tschüs.«

»Tschüs.«

Marie geht nach Hause. Es friert. In solchen Herbstnächten kann es auch schon schneien; zarter Sprühregen gefriert und verwandelt sich in Schneeflocken, die sanft zu Boden segeln und alles zudecken, alles weicher und leiser werden lassen.

Marie denkt an den Jungen, an das Saugen. Immerhin hat sie es gemacht, hat es probiert, hat davon gekostet.

Marie redet sich ein Gefühl der Genugtuung ein: Jetzt hat sie immerhin Erfahrung – nicht viel, aber ein bisschen.

Sie schiebt die Scham und die Peinlichkeit fort. Es war doch gut, nein, wirklich, es war absolut gut.

Marie kommt nach Hause, zieht ihre Jacke aus, geht die Treppe hoch in ihr Zimmer. Sie öffnet die Schublade ihrer Kommode, die mit der Unterwäsche drin. Unter den

Unterhosen mit den Teddybären hat sie ein Küchenmesser versteckt. Der Gedanke, sich selbst zu markieren, reizt sie. Wie das Todesspiel ist auch dieser Gedanke ein Spiel. Marie hat schon öfter ihre Haut gestreichelt, mit ihrem Finger Markierungen auf das weiße Fleisch gezeichnet und gedacht: Es gibt Mädchen, die das tun, die sich damit geöffnet halten, sich mit Wunden offen halten. Vielleicht gibt es auch Jungs, die das tun, Marie weiß es nicht. Mädchen gibt es auf jeden Fall. Der Gedanke an diese Möglichkeit erregt sie. Zum ersten Mal hat sie den Gedanken gedacht, als sie in der Sauna gegen die heiße Ofenklappe gekommen ist. Schwupp, schon war die Brandblase da, ein Brandmal, ein unbestreitbarer Beleg ihrer Existenz in dieser Welt. Oder vielleicht hat sie auch Brot geschnitten, mit einem scharfen Messer, dünne Scheiben, und schwupp, eine falsche Bewegung, ein Schnitt ins glatte Fleisch. Blut fließt über die weiße Haut, gibt der Grenze zwischen ihr und der Welt eine klare Kontur. Marie weiß nicht, ob das zu ihr passen kann. Aber sie möchte es ausprobieren.

Mit zitternden Fingern nimmt sie das Messer aus der Schublade. Sie hat vorgesorgt: Auch Mullbinde und Pflaster liegen unter den Unterhosen. Marie setzt sich in die Ecke neben dem Bett, krempelt den Ärmel ihrer Bluse hoch, umfasst das Messer. Sie weiß nicht, wie sie sich fühlen müsste. Müsste sie leiden? Eigentlich fühlt sie sich gar nicht leidend. Sie horcht in sich hinein, versucht ein Gefühl psychischer Schmerzen wachzurufen. Es gibt Mädchen – vielleicht auch Jungen –, die auf diese Weise ihre Sehnsucht auf der Haut sichtbar machen, Mädchen, die sich selbst mit Messern, Rasierklingen, Glasscherben eine Form geben. Es gibt Mädchen – vielleicht auch Jungen –, die sich auf diese Weise in der Zeit positionieren. Vielleicht haben sie psychische Schmerzen, vielleicht Sehnsucht nach einem anderen Ort. Marie hat keine psychischen Schmerzen. Aber Sehnsucht, die hat sie, natürlich hat sie die. Irgendwohin, an einen anderen Ort, hinein in sich selbst. Und diese Sehnsucht reicht als Grund aus. Die Sehnsucht ist ein Versprechen.

Marie drückt das Messer an ihr Handgelenk. Aus irgendeinem Grund ist das die Stelle, die ihr als Erstes in den Sinn kommt. Natürlich kann sie sich dort nicht ritzen, nicht am Handgelenk. Marie hält die Klinge nur zu Probierzwecken an die durchscheinende, helle Haut, nur um die Nähe des Todes zu spüren, eine unleugbare Option. Sie drückt zu, nur ein klein wenig, nur so viel, dass eine winzige Schürfung entsteht. Wie seltsam verletzlich sie doch ist, diese weiße Haut, die Adern und Sehnen bedeckt, die dieses Leben als eine eigene Ganzheit umschließt. Von nahem sehen die winzigen Hautfetzen an der Abschürfung aus wie feinste Spitze.

Marie schiebt ihren Ärmel höher. Vorsichtig, testend setzt sie das Messer auf ihren linken Unterarm. Die Klinge drückt die Haut tiefer, verletzt sie noch nicht. Marie weiß nicht, ob sie das hier durchziehen kann, ob sie dafür geeignet ist. Vielleicht ist es ein Fehler. Vielleicht sollte sie ins Bett gehen, von Sommer und Fruchteis träumen, morgens aufwachen, Toastbrot und Marmelade essen und sich die Zeichentrickfilme anschauen, die Sonntagvormittag immer im Fernsehen kommen. Vielleicht sollte sie besser eine andere sein als dieses Mädchen, das in seiner Zimmerecke auf dem Fußboden sitzt und ein Messer in der Hand hält. Aber sie will dieses Spiel ausprobieren, sie will es anprobieren wie einen Mantel im Kaufhaus, der auf den ersten Blick fremd aussieht.

Marie hält die Luft an, dreht das Messer kurz von sich weg und ritzt dann mit Anlauf eine schnelle, scharfe Spur in ihren Arm. Sie erschrickt, hört sich aufstöhnen, hört ihre Stimme die sanfte Ruhe der Nacht durchbrechen. Ihre Stimme erstaunt sie. Es ist eine fremde, völlig neue Stimme, wie auf dem Gipfel der Erregung, als sie sich selbst die ersten Male gestreichelt hat, ihre empfindlichsten Stellen entdeckt hat. Marie ritzt noch ein zweites Mal. Ein heißes Pochen umgibt die zwei Schnitte. Gut fühlt sich das an. Rein ist es, hier ist der Ort, an dem sie »ich« sagt. Nur dieser Moment, der bloße Augenblick, der süße Schmerz. Keine Sehnsucht mehr. Wenn die Sehnsucht eine Marie umgebende Hülle ist, dann gleitet sie jetzt an Marie herab, schrumpft zu einer kleinen, pochenden Verdichtung auf ihrem geöffneten Unterarm zusammen. Marie atmet tief. Das hier passt zu mir, denkt sie. Es passt.

Sie nimmt die Mullbinde und wickelt sich ein paar Lagen um den Arm, verschließt sie mit Pflaster. Sie zieht ein weites, langärmeliges Shirt an und geht ins Bad, um das Messer abzuwaschen. Das Blut vermischt sich mit Wasser, ihr eigenes Blut. Wässrig-blass verschwindet es im Abfluss. Das hier passt zu mir, denkt Marie. Es passt.

Marie ist weit oben, auf einer langen Treppe, die steil hinunterführt, viel zu steil – das Ende kann Marie nicht sehen. Auf einmal ist die Treppe keine Treppe mehr, sondern eine Sporttribüne. Marie steht weit über allem, um sie herum wankt und lärmt das Stadion. Sie versucht, nach unten zu gehen, gelangt aber nicht dorthin, das Wanken wird stärker, sie kommt nicht voran. Neben ihr steht Julian Kanerva, schon die ganze Zeit. Er ist der Retter. Ohne zu lächeln, schaut er sie an und sagt ganz leise einen Satz. Marie hört ihn nicht, reicht ihm aber ihre Hand. Er legt die seine wie eine BH-Schale auf ihre Brust und sagt, jetzt klar und deutlich, dass alles erlaubt ist, dass sie nur auf die Strömung achtgeben müssen, damit sie nicht zu einer Flut anschwillt. Die Strömung? Meint er den Geruch, will Marie wissen. Nein, die Strömung, wiederholt Julian und lächelt. Die Tribüne ist zum Klassenzimmer geworden, und er bittet sie, die Tür im Auge zu behalten, während er weiter ihre linke Brust in seiner Hand hält. Alles ist gut, solange die Flut nicht hereinkommt, solange kein Wasser über die Schwelle tritt.

Anja »Wohin müssen wir denn jetzt? Warum müssen wir überhaupt los? Hier gibt es doch sogar Rote Grütze. So viel, wie man will.«

Ihr Mann saß demütig auf seinem Bett. Anja hatte sich gebückt, um ihm die Schnürsenkel zuzubinden. Sie wollte ihn über die Nachmittagsstunden mit nach Hause nehmen, mit ihm im Garten das bunte Herbstlaub betrachten. Von diesem Plan hatten sie schon viele Male gesprochen, jedes Mal war er begeistert gewesen und hatte sich an sein altes heimisches Umfeld erinnert, die große Esche am Gartenweg und den Trampelpfad, der vom wilden hinteren Gartenstück in den Wald führte und wo man abends hin und wieder einen Hasen sah. Aber jetzt wollte ihr Mann nicht mehr, brachte schon über eine Stunde lang Gründe hervor, wieso es besser wäre, im Pflegeheim zu bleiben. Anja setzte ihre Verärgerung in Aktivität um. Die Schnürsenkel band sie mit hastigen Bewegungen, zog sie fester als beabsichtigt. Den Speichel im Mundwinkel ihres Mannes wischte sie mit einem zackigen Rubbeln in ein Taschentuch.

»Doch, wir gehen. Wir haben tagelang davon geredet«, versetzte sie und kämmte ungeduldig sein schütteres Haar.

Für ihn mussten Ortswechsel stressig sein. Fremde Blicke und der Straßenlärm, und immer wieder ein neuer Taxifahrer, der ohne Situationsgespür über Gott und die Welt plauschte und ihren Mann im Rückspiegel höflich, aber doch unverhohlen neugierig beobachtete. »Wo soll das noch enden, jetzt haben sie wieder die Steuersätze gesenkt. Das wirkt sich garantiert aufs Gesundheitssystem aus«, sagte der Fahrer, und ihr Mann nickte hilflos. »Jaja, so sieht's aus«, sagte er stets, scheu und ratlos, ohne zu wissen, mit wem er da sprach und worüber. Nie hätte Anja zugegeben, dass sie sich für ihn schämte. Niemals. Aber sie empfand eine glühende Wut auf all die dummen Leute, die neugierig waren und den vernebelten Geist ihres Mannes auf die Probe stellten.

Als sie sein Zimmer verließen und den Gang betraten, kam der Angehörige von der dementen Frau aus dem Nachbarraum an ihnen vorbei und grüßte freundlich. Der Mann konnte kaum älter als vierzig sein; Anja hatte schon überlegt, ob er der Sohn der alten Frau war. Sie hatte bewusst keine Bekanntschaften geschlossen mit anderen Angehörigen der Pflegeheimbewohner, obwohl sie gehört hatte, dass es eine sehr aktive Selbsthilfegruppe gab. Doch um keinen Preis der Welt wollte sie sich mit diesem sonderbaren, zufällig zusammengewürfelten Kreis von Leuten identifizieren, die lediglich durch die unausweichliche Tatsache verbunden waren, dass ihre liebsten Menschen sich Tag für Tag mehr ihrer selbst entkleideten.

Ohne nachzudenken, drehte sich Anja auf dem Gang noch einmal nach dem Mann um und sah, dass auch er sich umgedreht hatte. Der Blick dieses fremden Mannes fühlte sich irgendwie unpassend an und weckte Unruhe. Er lächelte nicht, schaute bloß. Die Sekunde dehnte sich ewig aus, lagerte sich ab zu Jahren, bis Anja fortsah, ihren Mann bei der Hand nahm und ihm über die Schwelle nach draußen half.

Im Garten lag wie unsichtbarer Dunst die Feuchtigkeit des späten Oktober. Anja hatte nicht regelmäßig geharkt, neue Blätter waren von den Birken und auch von den Ahornbäumen des Nachbarn gefallen und hatten sich durch den Regen zu einem herbstlich duftenden Teppich verdichtet. Früher hatten sie sich gemeinsam um den Garten gekümmert. Anja schaffte nicht alles allein.

Ihr Mann stand auf der Veranda und sah mit ausdruckslosem Gesicht in die Bäume.

»Was siehst du?«, fragte Anja behutsam.

»Ich schaue nur«, erwiderte er zögernd, beinahe schüchtern. »Bekannt.«

Anja war wie elektrisiert. Diese zarten Momente des Erinnerns brachen ihr fast das Herz. Ihr Mann drehte sich zu ihr um und sah sie an. Seine Miene war irgendwie neckisch, fast schelmisch. In manchen Momenten fiel es Anja schwer zu glauben, dass er sich wirklich nicht mehr erinnerte. Ab und zu überkam sie sogar der absurde Gedanke, dass er alles nur spielte, sich einen Spaß machte. Manchmal lag dieses erstarrte Dauerlächeln auf seinem Gesicht, dazu das Funkeln seiner Augen. So hatte er früher ausgesehen, wenn er einen Witz erzählte oder sie aufzog. Vielleicht war das alles nur ein Test? Aber sie wusste, dass es keiner war.

Ihr Mann ging in die Küche und holte Weingläser aus dem Schrank.

»Möchtest du Weißwein?«, fragte er, als hätten sie ein Rendezvous.

Anja war irritiert. Was dachte er sich nur? Wollte er sie mitten am Nachmittag betrunken machen? Hatte er selbst Lust auf einen Schwips? Nein, er dachte sich gar nichts, er ließ nur eine entfernte Erinnerung aufleben.

»Gut, warum nicht«, willigte sie ein.

Sie entkorkten eine feierlich verwahrte Flasche, die sie eigentlich zu seinem Sechzigsten hatten trinken wollen. Da fiel ihr ein, dass sie diesen Geburtstag nicht mehr feiern würden. Dieses Wissen zog als ein heftiges Reißen durch ihren Magen. Sie gingen ins Wohnzimmer. Der Gang ihres Mannes war zu einem pantoffeligen Tapsen geworden. Obwohl Anja wusste, dass das von den Medikamenten kam, ärgerte es sie. Pantoffeldepp. Konnte er wirklich nicht schneller gehen? Und dann schwappte auch noch Wein auf den Wohnzimmerteppich. Früher wäre ihm das nicht passiert, dachte Anja.

Er setzte sich aufs Sofa und klopfte gutgelaunt auf den Platz neben sich, Anja sollte sich zu ihm setzen. Sie spielte mit. Er sah sie mit merkwürdigem Blick an.

»Wie lange führen Sie diesen Haushalt schon?«, fragte er und trank von seinem Wein.

»Diesen Haushalt? Jetzt erinnerst du dich wohl nicht richtig. Dies ist unser gemeinsames Zuhause! Wir haben hier über zwanzig Jahre gewohnt!« Anja gab sich Mühe.

»Ah«, sagte ihr Mann einsilbig.

Er schwieg eine Weile, trank von seinem Wein und schaute aus dem Fenster. Dann wandte er sich Anja wieder zu und legte seine Hand auf ihr Knie.

»Könnten wir die ganze Nacht vereinbaren? Tausendfünfhundert Mark?«

Anja sah ihrem Mann in die Augen und begriff, dass zwei Welten sich voneinander entfernt hatten. Einst hatten sich ihre Umlaufbahnen gekreuzt, vor Lichtjahren. Damals, an diesem Schnittpunkt, hatte die Erde sich an ihren Platz gedreht, sich pur und wahr gezeigt. Auf diese Weise wird dem Menschen Glück zuteil. Aber jetzt: ein fremder Mensch neben ihr, ein leerer Blick, ein hilfloser Ausdruck.

»Jetzt verstehst du was falsch«, sagte Anja entschlossen und schob seine Hand von ihrem Knie auf seines. »Ich bin deine Frau, und das hier ist unser Zuhause.«

Sein Blick trübte sich ein, ein Schleier überzog den Glanz seiner Augen, wie zum Zeichen, dass die Vorstellung beendet war. Das Vergessen und der Vorhang des Vergessens. Mit einem Schlag verwandelte sich sein Gesichtsausdruck von wachem Interesse in Verwirrung und Hilflosigkeit.

»Zu Hause«, wiederholte er zögernd. »Da will ich hin.« Seine Stimme klang heiser, leise wie bei einem Kind, das der Mutter während eines Besuchs bei anderen Erwachsenen ins Ohr flüstert, dass es ihm jetzt zu lang wird.

Anja nahm einen letzten Anlauf. »Aber dies hier ist doch dein Zuhause.«

»Ich meine das andere. Das mit der leckeren Suppe und der Roten Grütze«, sagte er. »Ich will zu der Roten Grütze.«

Draußen flammte noch immer der Ahorn. Wie Feuer rankte der wilde Wein um das Fenster. Anja nahm die Hand ihres Mannes, gemeinsam standen sie auf. Sie spürte, wie er sich an ihr festhielt, ihr vertraute. An der Tür drehte er sich noch einmal um, ließ seinen Blick durchs Wohnzimmer wandern, wie um sich alle Raumpositionen, den Einfall des Lichts und die bewegten Schatten der Ahornblätter einzuprägen.

»Ich wollte dich noch was fragen«, setzte er an, beinahe im Flüsterton. »Waren wir denn glücklich?«

Anja legte zart ihren Zeigefinger auf seine geöffneten Lippen und streichelte dann seine Schläfe. Wieder sprach Verzagtheit aus seinem Blick.

»Komm, fahren wir nach Hause«, sagte sie.

Auf seinem Bett im Pflegeheim seufzte ihr Mann erleichtert auf und schmatzte ein paarmal. Die ganze Taxifahrt über hatte er beklommen ihre Hand gedrückt, unter der papierdünnen, faltigen Haut seines Handrückens waren die blauen Adern hervorgetreten.

Anja saß still neben ihm auf dem Bett und strich über seinen Kopf. So wurde die Zeit bedeutungslos, die Sekunden und Minuten versanken in ihrer Unwesentlichkeit.

Erst als Anja wieder emportauchte und sich ans Gehen machte, bemerkte sie die milchige Weichheit des späten Lichts in den Zimmerecken und begriff, dass Stunden vergangen sein mussten.

Auf dem Gang schloss sie leise die Tür hinter sich.

»Es ist wie bei einem Kaleidoskop, nicht wahr?«

Sie zuckte zusammen, dachte erst, dass einer der anderen Demenzpatienten sie ansprach. Doch als sie sich umdrehte, stand der Mann vor ihr, der sie auch schon am frühen Nachmittag gegrüßt hatte.

»Entschuldigen Sie, ich verstehe nicht ganz«, erwiderte sie kühl.

»Ein Gehirn mit Demenz – es ist wie ein Kaleidoskop«, wiederholte der Mann und lächelte.

»Aha«, sagte Anja reserviert. Sie wollte mit einem Fremden kein Gespräch über die Sonderbarkeit der Demenz führen. »So habe ich das noch nie betrachtet.«

»Aber es ist so«, sagte der Mann überraschend direkt. »Die Art und Weise, wie wir die Wirklichkeit gliedern, gilt nicht mehr, sobald der Mensch zu vergessen beginnt. Dann gelten andere Regeln, brüchigere, die für Außenstehende schwer zu durchschauen sind. Aber irgendeine vernebelte Logik gibt es da, irgendeinen Sinn, was erinnert wird und was in der Dämmerung versinkt. Eine Kaleidoskop-Logik. Die Wirklichkeit splittert sich auf, und die Splitter fügen sich auf neue Weise zusammen.«

Anjas Interesse erwachte. Ihr Gegenüber wirkte nicht unsympathisch.

»Ist sie Ihre Mutter?«, fragte sie und zeigte auf die Tür neben der ihres Mannes.

Er nickte.

»Mein Mann«, erwiderte sie auf den fragenden Gegenblick. »Sieben Jahre schon ist er … krank.«

»Er hat Sie sehr geliebt«, sagte der Mann und brachte Anja damit in Verlegenheit. »Man sieht, wie sehr er Ihnen vertraut.«

Anja wusste nicht genau, ob sie das Gespräch mit dem Fremden fortsetzen wollte. Sie ging ein paar Schritte weiter. Der Mann ging neben ihr. In Anjas Kopf hallte das Perfekt, das er eben benutzt hatte, wider: *Er hat Sie sehr geliebt*. Die Bedeutung von Zeit: hat geliebt, liebte, hatte geliebt.

Sie traten in die Frische des Abends, in winzigen Windhosen tanzten die Ahornblätter auf dem Asphalt. Der Mann sah zum Himmel, stellte seinen Mantelkragen auf. Die Wolken zogen nach Nordwest, dunkle majestätische Schatten.

»Bis dann«, sagte der Mann unbeholfen.

»Wiedersehen«, erwiderte Anja.

Er holte sein Rad aus dem Ständer, ein Mountainbike, wie Teenager es fuhren, hüpfte auf den Sattel, nickte zum Abschied und fuhr davon.

Als er an der Kreuzung abbog und aus ihrem Sichtfeld verschwand, begann es zu regnen, der Wind nahm zu. Dicke Tropfen platschten im schrägen Winkel zu Boden, und Anja fiel auf, dass sie weder sich selbst vorgestellt noch den Mann nach seinem Namen gefragt hatte.

Marie

»Marie, bleib bitte noch einen Moment«, sagt Julian Kanerva.

Die Stunde ist zu Ende, Marie steht auf und packt ihre Sachen bewusst langsam ein. Der Rest der Klasse poltert schon in die Mittagspause. Tinka schaut erstaunt erst zu Marie, dann zu Kanerva. Marie ist verlegen.

»Ich habe zwei Bücher für dich«, sagt Kanerva munter

und scheint keine Spur von Tinkas Erstaunen oder Maries Verlegenheit mitzukriegen.

»Ach so, ja«, sagt Marie.

»Ich warte im Speisesaal auf dich«, sagt Tinka und geht. An der Tür dreht sie sich noch einmal um.

Julian Kanerva sieht Marie an und lächelt. Wieder dieses Lächeln, neugierig, offen. Durch den Blick ihres Lehrers fühlt Marie sich wie eine mystische Frau. Und er wirkt, als wolle er ihr Geheimnis ergründen. Die Mittagssonne des Oktober gießt ihr weiches Licht ins still gewordene Klassenzimmer, zwei Menschen stehen einander gegenüber. Zwischen ihren Augen eine Brücke. Marie will aus sich herausgehen und taucht in seine Augen ein. Sie weiß, dass es kein Zurück mehr gibt.

»Ich habe dir zwei Klassiker mitgebracht. Es kann nie schaden zu wissen, was die Vorgänger gedacht haben«, sagt Kanerva irgendwie neckisch.

Er reicht ihr die Bücher. Tolstois *Anna Karenina* und Dumas' *Kameliendame*. Die Bücher riechen modrig, nach Gedanken vergangener Zeiten.

Marie bekommt gerade mal ein »Ja« hervor und senkt ihren Kopf, damit er ihre Verlegenheit nicht sieht.

Sie wendet sich zum Gehen, Kanerva sagt tschüs und sie ebenfalls. Beide sagen sie tschüs. Es ist der fünfzehnte Oktober, denkt Marie, während sie den Flur Richtung Speisesaal geht, die Bäume werfen ihr Laub ab, und in ihrem warmen Körper sickert eine Art Baumsaft aus den Vertiefungen. Beim Essen presst Marie ihre Oberschenkel fest zusammen. Puckernd und glitschig spürt sie die Feuchtigkeit zwischen ihren Beinen; Marie fühlt sich benannt, weiblich, ganz.

»Ihr habt wohl gefickt, was?«, fragt Tinka scherzhaft, doch hinter ihren Worten schwingt Verletztheit mit.

»Bist du bescheuert? So eine idiotische Idee!«, antwortet Marie, kann aber ihre Genugtuung nicht verbergen.

Sie isst ihre Kartoffeln mit Wurstsoße, doch es schmeckt ihr nicht, und sie muss ständig an Kanerva denken, an seine Grübchen und seinen wachen Blick.

»Hey, ich hab eine Idee«, sagt Tinka laut, »ihr seid ab sofort ein Paar, und du erzählst mir alle eure schmutzigen Sexgeschichten. Und was er für einen Schwanz hat.«

»Hör auf«, wehrt Marie kichernd ab und wird rot.

Tinkas Gabel bleibt in der Luft stehen. Tinka mustert Marie ganz genau.

»Aber was will er wirklich von dir?«

»Wir reden über Philosophie und Literatur«, sagt Marie und lächelt geheimnisvoll.

»Bullshit«, sagt Tinka, schiebt sich eine Kartoffel in den Mund und beißt danach noch krachend vom Knäckebrot ab. Sie nimmt eine Papierserviette und tunkt sie in ihr Wasserglas.

»Eine kleine Demonstration. Damit du Bescheid weißt. Pass auf: Gleich ist Marie keine Jungfrau mehr.«

»Hör auf«, kichert Marie.

Tinka spannt die nasse Serviette über ihr Glas.

»Das ist das Jungfernhäutchen, yeah«, blödelt Tinka. »Und hier kommt Kanervas harter Schwanz.« Sie hält das Messer schräg nach oben und wackelt damit in der Luft. »Uuuh, bitte, bitte, dring in mich ein«, sagt Tinka und durchstößt mit dem Messer die Serviette. »Uuuh, danke, jetzt bin ich endlich eine Frau, eine Frau!«, plappert Tinka in theatralischem Ton.

Marie ist knallrot und windet sich vor Lachen. Hinter Tinka kommt die Köchin mit dem Geschirrwagen und wirft einen giftigen Blick auf Tinka, die munter weiterschwatzt.

»Raus mit euch, wenn ihr fertig gegessen habt«, schimpft die Köchin. »Schämt euch, so alberne Spiele zu veranstalten, ihr seid keine kleinen Kinder mehr.«

»Jaja.« Tinka seufzt und legt das Messer aus der Hand. »Die Schnepfe ist ja nur neidisch. Die ist doch total vertrocknet, hat überhaupt keinen Marktwert mehr«, sagt sie leise, als die Köchin weitergegangen ist. »Aber Moment mal, wie ist es eigentlich am Samstag mit dem Typen weitergegangen, den ich dir organisiert habe?«

Marie schaut Tinka geheimnisvoll an. Tinka lächelt. Marie hat schon etwas gelernt. Sie weiß, wie man dieses Spiel spielt. Man muss lächeln, ganz viel. Und wenn man scheitert, darf man das nicht zeigen.

»Und?«, hakt Tinka nach.

»Na ja, ich hab ihm einen geblasen. Und dann …«

»Und dann?«, ermutigt Tinka sie.

Marie geht in Gedanken die Sex-Stellungen aus dem *Cosmopolitan*-Artikel durch. *So katapultieren Sie Ihren Partner in den siebten Himmel.* Von hinten? Wahrscheinlich zu banal für Tinka. Im Stehen an der Wand?

»Und dann haben wir es im Stehen an der Wand gemacht«, sagt Marie und schaut Tinka direkt in die Augen.

»Nee, echt?!«

»Ja.«

In Tinkas Blick blitzt Bewunderung auf. Marie erschrickt über die Kraft ihrer Lüge, die Leichtigkeit, mit der sie ihr über die Zunge kommt, und die starke Reaktion, die sie in Tinka auslöst. Eine aus dem Nichts gegriffene Behauptung, die plötzlich Realität wird. Marie nestelt nervös an der nassen Serviette und hofft, dass Tinka keine Details wissen will.

Julian Julian Kanerva ließ seinen Blick über die Reihe der Schüler wandern. Immer sahen sie gleich aus, nur jedes Jahr jünger. Von sich selbst eingenommen, makellos hübsch, aus sich heraus vollkommen, so wie junges Leben eben aussieht. Schamlos überzeugt davon, dass die Zukunft ihnen offenstand und ihnen das Beste geben würde, was sie sich nur vorstellen konnten. So fühlte es sich an, wenn man sechzehn war und das erste Jahr auf die Oberstufe ging: keine Ängste, keine Zweifel. Nur Möglichkeiten.

Julian genoss es, die Neuen an der Oberstufe zu unterrichten. Ein paar der Schüler gaben sich zwar kaum Mühe, ihr Desinteresse zu verbergen, doch die meisten waren durchaus gewillt, eigenständig zu denken. Und dann gab es noch die, an deren Augen man erkannte, wie sich der Horizont weitete und weitete – am Ende jeder Stunde leuchtete aus den Blicken die aufkeimende Erkenntnis von der grundsätzlichen Unbegreifbarkeit der Welt, von all den Möglichkeiten, die Literatur und Philosophie boten. Jahr für Jahr beobachtete Julian dieses Phänomen bei ein paar Schülern; es war fast ein Erschrecken, gemischt mit ungeduldiger Wissbegierde und dem Schauer des Verstehens. Die Erkennenden – so nannte er diese besonderen Schüler – waren in den meisten Fällen Mädchen.

Hier und da gab es auch mal einen Jungen, einen missverstandenen, deprimierten und pseudokünstlerischen Tropf. Doch in der Regel waren es Mädchen: mit ernsten Blicken, veredelt von einer innerlichen Traurigkeit, sensibel, anrührend kindlich und unschuldig.

Nur wegen der Erkennenden unterrichtete Julian. Wegen des Erschreckens und der Ungeduld und der Begierde, die an der Stufe der Erkenntnis in ihren Blicken aufleuchtete.

In diesem Kurs gab es genau eine Erkennende. Sie saß in der zweiten Reihe, immer am gleichen Platz, neben ihr ihre laute Freundin. Ein scheuer, offener Blick, ein schüchternes Lächeln, und hinter den Augen das flimmernde Wissen um das Gewicht der Welt. Ein Mädchen. Marie, so hieß sie. Ein viel zu braver Name für solch eine Schülerin.

Julian genoss es zu provozieren. Oft las er zu Beginn der Stunde etwas vor, das die Schüler zu empörten Reaktionen herausforderte. Die Wangen der Mädchen glühten vor Entrüstung, die Jungs lachten irritiert auf. Irgendwann trug jemand eine Gegenthese vor, ein anderer kommentierte, und schon war die Diskussion im Gange.

Heute hatte Julian ein ganz besonderes Zitat im Sinn. Er hatte es schon in früheren Kursen benutzt, jedes Mal war ein erregtes Gespräch die Folge gewesen. Heute verstand er das Zitat als Spiel. Es war eine Botschaft an das Mädchen, an Marie. Keine ernste Botschaft – nur ein spielerischer Satz, den sie aufgreifen konnte oder nicht. Dies waren die kleinen Freuden, eine versteckte Bedeutung, die über die Köpfe der Unaufmerksamen hinwegflog, von den meisten Ohren überhört wurde, in der Luft schweben blieb und nur von den Sensiblen wahrgenommen wurde. Julian hatte überlegt, dass er mit dem Mädchen einen Kaffee trinken gehen könnte. Immerhin hatte sie ihn um Literaturtipps gebeten, insofern wäre sein Angebot keineswegs seltsam. Sie könnten über Bücher reden, vielleicht würde er ihr ein Eis spendieren. Nichts Ernstes, nur ein Spiel.

Julian ging das Spiel mit einem entspannten kleinen Flirt an: »Liebe«, sagte er und ließ ein schelmisches Lächeln aufblitzen.

Die Schüler wurden ruhig, ein paar Mädchen in der ersten Reihe lächelten zurück.

»Liebe und Begehren«, sagte er mit Nachdruck und machte bewusst eine Pause, ehe er weitersprach: »Gibt es in der Literatur Themen, die häufiger behandelt worden sind als diese? Was kann ein Roman von heute da noch Neues hinzufügen? Was können wir heute noch mit Hilfe von Büchern über Liebe und Begehren lernen, wo doch alles Wesentliche schon in Frauenzeitschriften steht?«

Ein paar Lacher, aber die Wirkung war nicht ganz so launig, wie Julian sich erhofft hatte. In etwas ernsterem Ton fuhr er fort: »Ich behaupte, dass die Liebe in der Literatur ein großes Transformationspotential findet. Romane erlauben uns, das Unmögliche zu hoffen. Sie erlauben uns zu begehren. Die Literatur eröffnet uns einen Raum, in dem These und Gegenthese einander als gleich starke Möglichkeiten gegenüberstehen. Und die Literatur stellt die Konzepte von Richtig und Falsch in Frage. Gibt es diese beiden Pole überhaupt, Richtig und Falsch, und wenn ja, wo verläuft die Grenze? Darum geht es in der Literatur.«

Julian machte wieder eine Pause, jetzt eine dramatische, und schaute kurz zur Erkennenden in der zweiten Reihe, registrierte ihren brennenden, erregten Blick; dann schaute er in sein Buch und zitierte: *»Die Schönheit einer Frau gehört nicht ihr allein. Sie ist Teil der Aussteuer, die sie mit auf die Welt bringt. Sie hat die Pflicht, sie zu teilen.«*

Die Schüler verstummten in verwirrtem Ernst. Niemand riskierte ein Räuspern. Ein paar Jungs in der letzten Reihe schienen Schlaf nachholen zu müssen. Die Mädchen in der ersten Reihe kicherten. Die Engagierte vorne links – eine künftige Frauenbeauftragte, humorlos, mit der ganzen Sentimentalität ihrer Jugend das Thema Gleichberechtigung erschließend – meldete sich schließlich und redete los, bevor Julian ihr das Wort erteilt hatte.

»Wieso denn das?«, keifte sie. »Natürlich gehört das gesamte Wesen einer Frau nur ihr allein.«

Julian freute sich über die Gelegenheit, die sich nun für sein Gegenargument bot:

»Richtig. Der Körper und das Dasein einer Frau gehören selbstverständlich ihr allein. Aber die Schönheit. Die Schönheit. Wie sollte sie Privateigentum von jemandem sein können?«

Die Wiederholung war ein rhetorischer Kniff. Die Schönheit. Er hatte das Wort bewusst betont und dabei zu Marie geblickt. Sie lächelte, hatte den Wink verstanden.

Jetzt meldete sie sich.

Julian nickte, nannte nicht ihren Namen, nickte nur.

»Aber was würde es bedeuten, die Schönheit zu teilen?«, fragte sie herausfordernd. »Wenn das Teilen der Schönheit eine Art Pflicht ist, dann muss man definieren, was dieses Teilen genau bedeutet.«

»Du triffst den Nagel auf den Kopf«, sagte Julian und sah ihr direkt in die Augen. »Und damit stehen wir vor einem Problem. Schönheit, wem gehört sie, und zu was verpflichtet sie? Keine leichten Fragen.«

Sie wich seinem Blick nicht aus. Also doch nicht schüchtern, dachte Julian. Sensibel gewiss, aber nicht schüchtern, eher sogar mutig, unverfroren. Sie sah ihn provozierend an. Die Luft zwischen ihren vibrierte. Ein genussvolles Spiel, aber unschuldig. Leicht, genussvoll und unschuldig.

Er würde sie zum Kaffee einladen. Warum nicht? Er würde es tun.

Marie »Hättest du Lust, einen Kaffee trinken zu gehen? Heute Nachmittag? Wir könnten über die Bücher reden.«

So wie Kanerva die Frage stellt, klingt sie ganz unverfänglich. Es ist Mittagspause, sie sind die Letzten im Klassenzimmer.

»Nach der Schule? In der Stadt irgendwo?«, fragt Marie ungläubig.

»Ja. Jetzt in der Pause schaffen wir es wohl kaum, über die Aussagen der Literaturklassiker zu diskutieren«, sagt Kanerva und zwinkert ihr zu. Er lächelt, doch Marie nimmt seine Nervosität trotzdem wahr.

»Okay«, sagt sie und lächelt zurück.

»Dann treffen wir uns doch auf dem Parkplatz. Um Viertel nach zwei?«

»Ja gern, bis dann.«

Er sieht ihr in die Augen, und Marie stellt fest, dass seine Augen nicht blau sind, sondern grün, teichgrün. Und unter der Wasseroberfläche, ganz tief hinten in seinem Blick, flammt und funkt etwas und versetzt sie in Unruhe.

In der Erdkundestunde schaut Marie immer wieder auf die Uhr. Viertel vor zwei. Noch eine halbe Stunde. Neben ihr rutscht Tinka hin und her.

»Gehen wir gleich noch einen Kaffee trinken? Oder nee, wir gehen ins Forum zu McDonald's, und ich zeig dir den Jungen, mit dem ich letztes Wochenende rumgemacht habe, der arbeitet da«, flüstert Tinka.

»Äh, nee. Oder doch.«

Marie weiß nicht, was sie antworten soll. Der Erdkundelehrer macht das Licht aus und legt zum Abschluss der Stunde ein Video ein. Eine Computeranimation zum Thema Urknall. Marie überlegt fieberhaft, wie sie Tinka erklären soll, dass sie nicht mitkommen kann. Tinka darf nicht mitkriegen, dass sie und Kanerva zusammen in die Stadt gehen. Niemand darf das mitkriegen. Marie wird schlagartig klar, dass der Unterricht für die ganze Oberstufe um Viertel nach zwei endet. Also muss sie früher gehen. Oder sie muss warten, bis die anderen das Gelände verlassen haben. Und Tinka? Für Tinka muss sie sich irgendetwas ausdenken. Und schon weiß sie es:

»Mist, ich muss ja um zehn vor zwei noch zur Kursberatung«, flüstert sie ihr zu. »Das schaffe ich gerade noch. Lass uns lieber um vier bei McDonald's treffen, ich geh dazwischen noch mal nach Hause, okay?«

»Okay, aber dann Punkt vier, ich will da nicht alleine

rumsitzen, sonst denkt der Typ noch, dass ich ihm hinterherspioniere.«

»Alles klar, bis nachher.«

Marie packt ihr Buch und die Stifte in den Rucksack, flüstert dem Lehrer eine Entschuldigung wegen der Kursberatung zu und rennt aus der Klasse. Vom Flurfenster aus sieht sie Kanerva schon auf dem Parkplatz stehen, er lehnt an seinem Auto und wartet. Als Marie auf ihn zukommt, breitet sich ein Lächeln über sein Gesicht. Ein Lächeln wie eine Mondsichel.

Er trinkt seinen Kaffee aus und schaut Marie freundlich an. Marie wendet ihren Blick nicht mehr ab. Sie lächelt.

»Wieso wollten Sie mit mir Kaffee trinken gehen?«, fragt sie und wundert sich gleichzeitig über ihren Mut und ihre Coolness.

»Wieso?« Kanerva lacht. »Na, ein Lehrer wird ja wohl noch Lieblingsschülerinnen haben dürfen.« Wieder zwinkert er ihr zu.

»Ich bin also Ihre Lieblingsschülerin?«

Kanerva wird ernst und sieht sie an. Marie denkt, dass sein Blick wie ein Messer ist, das sie von aller Zufälligkeit der Realität losschneidet.

»Du hast Poesie«, sagt er. »Das ist etwas Besonderes und Seltenes. Daran kommt man nicht vorbei. Musen verlangen, nicht übergangen zu werden.« Das Lächeln ist jetzt aus seinem Gesicht verschwunden, und Marie weiß nicht, ob Kanerva ein Spiel spielt oder ob er es ernst meint.

»Hast du *Anna Karenina* gelesen?«, setzt er das Gespräch fort, ohne eine Spur von Irritation. »Was hältst du von Annas Liebhaber Wronski? Ich finde, wenn jemand Poesie hat, dann er, oder?«

»Soso«, erwidert Marie herausfordernd, »ist es etwa poetisch, einen anderen Menschen in den Tod zu treiben?«

Kanerva lässt sich nicht beirren, schaut Marie weiter fest in die Augen.

»Treibt er sie wirklich in den Tod? Haben die Figuren in einer Tragödie überhaupt eine Möglichkeit, ihr Schicksal selbst zu wählen? Was ist, wenn der Ausgang schon am Anfang der Geschichte feststeht und der Handlungsverlauf nur eine Art schematischer Ablauf ist, innerhalb dessen alles auf einen vorherbestimmten Punkt zuläuft?«

Marie holt Luft. Sie versteht nicht ganz. Das Thema scheint Kanerva auf merkwürdige Art wichtig zu sein. Sie sieht, dass er sich über den Tisch hinweg zu ihr beugt. Sein Blick flackert begeistert, aber es liegt auch noch eine andere Nuance darin, die Marie durcheinanderbringt, ihr Angst macht. Etwas, das nichts mit der Realität um sie herum zu tun hat, sondern in eine völlig andere Realität gehört, eine fremde.

»Aber«, beginnt Marie zögernd, »das Leben ist doch gar nicht so. Dass schon vorherbestimmt wäre, was passiert. Ich kann selbst darüber entscheiden, was ich tue.«

»Und wenn du es nur so *erlebst*, dass du einen freien Willen hast? Wenn du es also so erlebst, aber in Wirklichkeit all deine Entscheidungen schon existieren, durch deine Wesensart schon vordefiniert sind und du nur noch das wählen kannst, was von Anfang an für dich Realität werden musste?«

Marie schüttelt skeptisch den Kopf.

»Das kann nicht sein.«

»Aber in einer Tragödie ist es genau so. Denk nur an Sophokles' *Ödipus*. Dessen Eltern schicken ihn sogar weg, um die Weissagung des Orakels zu umgehen, nämlich dass Ödipus seinen Vater töten und mit seiner Mutter schlafen wird. Aber später wird Ödipus – natürlich ohne es zu wissen – genau das tun. Als er voller Wahn den Mord am früheren Herrscher seiner Stadt aufklären will – also den seines eigenen Vaters –, wird gerade über den Weg der vermeintlichen Freiheit sein Schicksal besiegelt. In der Tragödie ist die Freiheit immer eine Illusion«, sagt Kanerva mit einem freundlichen Lächeln.

Sein Gesichtsausdruck ist immer entspannt, warm und zugewandt, er macht alles noch realer, macht alles gut.

»Was denkst du darüber? Mich interessieren deine Gedanken«, sagt er.

Marie lässt mit selbstbewussten Bewegungen den langstieligen Löffel in ihrem Milchkaffee kreisen. Sie fühlt sich wichtig und erwachsen, weil sie respektiert, ihre Meinung geachtet wird.

»Also«, beginnt sie und macht eine feierliche Pause, »ich finde, dass man die Freiheit nicht ausklammern sollte, auch nicht in der Kunst oder Literatur. Jeder Mensch hat Verantwortungsgefühl und Entscheidungsfreiheit.«

Sie verstummt für einen Moment und sucht die richtigen Worte. Kanerva drückt sich sehr gewählt aus, manche Ausdrücke hat Marie noch nie gehört. Sie befürchtet, dass ihre eigenen Worte nicht genügen.

»Verantwortung und Freiheit gehören zu uns allen, sie gehören ins Leben«, fährt sie fort und stellt fest, dass ihre Stimme sicher klingt. »Und wenn die Kunst das Leben nicht nur widerspiegelt, sondern selbst Teil des Lebens ist, dann gibt es Verantwortung und Freiheit auch in der Kunst.«

Kanervas Lächeln ist provozierend. »Verantwortung gehört ins Leben, und zwar in den Bereich des Alltags. Auf die Kunst hat sie keinen Einfluss. Es sind Leidenschaft, Verrücktheit, Begehren und Schicksal, die die Kunst überhaupt erst ins Leben rufen. Aus diesen Bestandteilen entsteht eine Tragödie.«

Jetzt kann Marie ein Gegenargument anbringen: »Aber habe ich nicht gerade eben gesagt, dass man doch die Kunst und das Leben nicht trennen kann?«

Kanerva lacht auf und schaut Marie bewundernd an. »Du bist zu klug, als dass ich dir noch etwas über die Kunst oder das Leben beibringen könnte.«

Seine Antwort vermischt sich mit dem Klingeln seines Handys. Er schaut kurz aufs Display, zögert, nimmt den Anruf aber an.

»Ja. Ich bin hier gerade noch in einer Besprechung. Ja, ein Gespräch. Ach so, jetzt sofort? Okay, dann hole ich sie ab. Alles klar, tschüs dann.«

»Was ist?«, fragt Marie unruhig.

»Ich muss meine Tochter aus dem Kindergarten abholen. Ich kann dich ja danach bei dir zu Hause absetzen«, sagt er und steht bereits auf.

»Aha«, bekommt Marie als Antwort hervor und spürt, wie die Enttäuschung ihre Gesichtszüge entgleiten lässt.

Marie denkt an Kanervas Familie. Das ganze Paket: Wie Kanerva seinen Kindern eine Gutenachtgeschichte vorliest, sie zudeckt und ihnen einen Gutenachtkuss gibt, sich dann neben seine Frau ins Ehebett legt. Da liegen sie, in Löffelchenstellung, und lassen einander die ganze

Nacht nicht los. Marie denkt an Kanervas Frau: Sie ist bestimmt eine Schönheit, eine intelligente und sprühende Person, mit weißen Zähnen und makelloser Haut.

Vor dem Kindergarten läuft ihnen ein kleines Mädchen entgegen. Sie hat hellblaue Hosen an und kräftiges braunes Haar. Unter ihrem dichten Pony hervor sieht sie Marie prüfend an.

»Wer bist du?«, will sie wissen.

Marie sieht irritiert zu Kanerva. Der lacht.

»Das ist Marie, eine Schülerin von Papa. Und das ist Anni, meine Tochter«, sagt er.

Marie versucht schon ein Lächeln, begreift aber gleichzeitig, dass Annis Freundschaft nicht mit einem Lächeln zu erkaufen ist. Anni fasst besitzergreifend nach der Hand ihres Vaters und zieht ihn zum Auto. Marie trottet unwillig hinterher. Sie fühlt sich wie ein Eindringling.

Während der Fahrt erzählt Anni ihrem Vater ununterbrochen von ihrem Tag im Kindergarten; Marie sitzt stumm auf dem Beifahrersitz. Sie schimpft sich selbst aus: Wieso hat sie sich überhaupt erlaubt, von Kanerva zu träumen? Er hat eindeutig kein Interesse an ihr. Ein dämliches Mädchen ist sie, ein dämliches kleines Mädchen.

Marie blickt aufs vorbeirasende Straßenpflaster und hofft, dass die Fahrt bald zu Ende ist. Leichte Übelkeit kriecht ihr durch den Magen. Auf einmal fällt ihr Tinka ein: Tinka wartet bei McDonald's auf sie.

»Oh, mir fällt gerade ein, dass ich um vier in der Innenstadt sein muss«, ruft sie, erleichtert über die Fluchtmöglichkeit.

Kanerva hält an einer Bushaltestelle, Marie öffnet wortlos die Tür.

»Wir sehen uns in der Schule«, sagt Kanerva.

»Ja«, sagt Marie, will sich schon abwenden.

Dann schaut sie noch einmal auf die Rückbank. Dort sitzt Kanervas Tochter und blickt sie scharf an, und auf einmal hat Marie das Gefühl, dass dieses Mädchen alles weiß, mehr als jeder andere. Dieser Blick, tiefernst. Marie sieht, dass das Mädchen alles weiß: über die Bahn der Sterne, die Richtung des Windes, und das, was kommen wird. Und, auch das kann Marie sehen, das Mädchen weicht angesichts dieses Wissens nicht zurück, sondern trägt das Gewicht still und mit klarem Blick.

Marie sieht ihre eigene Spiegelung in der Verglasung der Bushaltestelle: eine seltsame junge Frau, vollkommen fremd. Sie scheint über eine verborgene Macht zu verfügen, die ihr nicht bewusst ist. Diese Entdeckung muss sie, wie auch alles andere, im Auge behalten, sie muss wachsam bleiben.

Anni

Anni geht vom Kindergarten nach Hause und bleibt am Wegrand stehen, um mit einem Stock im Ameisenhaufen zu stochern. Aber man darf nicht stochern! Ich stochere ja nur ein bisschen, denkt Anni, nur so viel, dass die Ameisen wimmeln.

Sie ist sechs und geht eigentlich nicht mehr in den Kindergarten, sondern schon in die Vorschule. Von den Bäumen gefallene nasse Blätter liegen im Graben und stinken ein bisschen. Der Gestank ist lustig und eklig zugleich. Ich bin schon ein großes Mädchen, denkt Anni und wirft ihren Stock ins Gebüsch. Sie wäre gern noch größer, sie möchte den Vorschulweg alleine gehen. Aber Kindergartenmädchen und auch Vorschulmädchen dürfen noch nicht alleine gehen. Deshalb begleitet Silja sie, aus dem Nachbarhaus, sie geht schon aufs Gymnasium. Silja wartet zweimal in der Woche vor dem Kindergarten auf sie, an den Tagen, wo sie kürzer in der Vorschule ist. Wenn sie über eine Straße müssen, nimmt Silja Annis Hand. Silja hat die allerliebsten Augen und ganz weiche Hände. Wenn Anni groß ist, möchte sie so sein wie Silja. Jetzt telefoniert Silja gerade, geht ein paar Schritte voraus, schaut aber immer wieder zu Anni zurück.

Die kurzen Vorschultage sind toll. Sie muss nicht im Kindergarten bleiben, bis Mama oder Papa kommen, sie muss nicht mit den Windelkindern Mittagsschlaf halten. Anni trödelt, lässt sich zurückfallen, sie spielt, dass sie auf der Flucht ist. Sie stellt sich vor, dass sie eine ganz schlecht behandelte Prinzessin ist, die gerade vor ihrer bösen Stiefmutter aus dem Schloss geflohen ist. Nach und nach lässt sie ihre ganze Steinesammlung auf den Weg fallen, damit ihre Schwestern ihr folgen können, wenn es dämmerig wird.

Sie biegen in ihre Straße ein, Silja vorneweg, Anni hinterher. Anni trödelt noch immer, kratzt mit einem neuen Stock eine Linie in den Schotter. (Das ist ein Zeichen; an der Linie entlang findet Anni aus dem Gefängnis der bösen Stiefmutter nach Hause.) Silja dreht sich zu Anni um, lacht, winkt. Anni winkt zurück. Silja verschwindet hinter der Ecke.

Ihr Zuhause ist ein Reihenhaus aus roten Ziegeln. Davor gibt es einen Garten für alle mit einer Sandkiste und zwei Schaukeln. Anni geht zu einer Schaukel und setzt sich drauf. Sie hat noch keine Lust reinzugehen. Sie schaut zum Fenster von Familie Kuusela. Sanna ist noch nicht zu sehen. Kuuselas und ihre Eltern haben vereinbart, dass Anni nachmittags bei Kuuselas sein kann. Sannas Mutter ist dann schon zu Hause. Aber Anni möchte erst reingehen, wenn Sanna auch da ist.

Sanna ist noch in der Schule. Anni spürt einen neidischen Stich. Sie würde auch schon gern zur Schule gehen. Sanna ist Annis beste Freundin. Sie erzählt spannende Sachen aus der Schule: dass sie schreiben lernt und das Einmaleins und dass sie in der Bastelstunde ein Kuscheltier häkeln. Anni hat schon beschlossen, dass sie nächstes Jahr eine Katze häkeln wird. Sanna häkelt einen Wurm. Ein Wurm ist viel einfacher als eine Katze.

Da kommt Sanna in den Garten. Sie hat einen lila Rucksack und rosa Zopfgummis.

»Hallo, Anni!«, ruft sie und winkt.

»Hallooo.«

»Kommst du mit zu uns?«, fragt Sanna.

»Gibt's bei euch Zimtschnecken?«

»Ja, können wir in der Mikrowelle auftauen. Kakao haben wir auch.«

Sanna schweigt kurz und sieht Anni scharf an.

»Aber du musst doch sowieso mit zu uns kommen«, sagt sie altklug.

»Muss ich nicht«, behauptet Anni, obwohl sie weiß, dass es nicht stimmt. »Und außerdem«, fügt sie hinzu und sieht absichtlich woandershin, »haben wir in der Vorschule richtig viele Hausaufgaben bekommen.«

Das ist nicht wahr. Anni hat keine Hausaufgaben bekommen, das gibt es in der Vorschule gar nicht. Aber Anni hätte so gerne welche.

»Wenn du mitkommst, kriegst du die Smaragd-Barbie«, versucht Sanna sie zu überreden.

»Okay.«

»Also, nicht geschenkt, nur zum Spielen«, fügt Sanna hinzu.

»Gut.«

Bei Sanna spielen sie meistens Prinzessin. Sanna hat hübsche Haare, die nach Zimt riechen und mit denen man ganz leicht Prinzessinnenlocken machen kann. Und sie hat ein Prinzessinnenkleid. Anni hat nur ihren hellblauen Hausanzug mit den dicken gekräuselten Säumen, keine so zarten Rüschen wie an Sannas Kleid. Aber dieser hellblaue Hausanzug ist das Beste, was Anni hat. Wenn sie sich einen Spitzenvorhang als Schleier umhängt und eine Krone aus Goldpapier aufsetzt, ist sie beinahe eine Prinzessin. Und sie kann die Augen zumachen und sich vorstellen, dass sie Prinzessinnenlocken und ein Fransenkleid hat. Prinzessin Mansikki, Tochter des Königs von Balkurien.

Doch manchmal wirkt das nicht. Anni kneift die Augen zusammen, und nichts passiert; es passiert nichts, weil Sanna neben ihr steht. Sanna in ihrem Spitzen- und Fransenkleid. Sannas Mutter macht ihr die geflochtenen Zöpfe auf, und schwupp hat Sanna die schönsten Prinzessinnenlocken. Soll ich dir auch Locken machen?, fragt Sannas Mutter Anni. Nein, sagt Anni. Denn sie weiß: Sie hat nicht die richtigen Haare, ihre sind störrisch wie Trollhaar.

»Also, ich bin die Prinzessin, und du bist meine Dienerin, und dann kommt der Prinz, und es gibt eine Hochzeit, und du hältst meinen Schleier, und ich tanze und tanze«, sagt Sanna verzückt.

Und mit Prinzessinnenlocken im Haar und einer echten Prinzessinnenkrone aus Plastik dreht Sanna sich selig vor dem Spiegel und sieht so sehr nach Prinzessin aus, wie es überhaupt geht. Anni hält ihr den Schleier. In Sannas Augen funkelt alles Glück der Welt, im Spiegel sieht sie wunderschön aus. Anni nicht. Anni fühlt sich falsch. Mit ihrer Hand bedeckt sie den Senffleck auf ihrer Brust, sie starrt die perfekte Sanna an. Ihr ist schwer zumute. Sie wünscht sich, dass Sanna in eine Matschpfütze fällt und ihr Kleid dreckig wird und ihre Locken nass und platt sind. Dass Sanna hässlich ist und sie hübsch.

Böser Gedanke, weg mit dem bösen Gedanken.

Dann hat Sanna genug von ihrem Tanz.

»Doofes Spiel«, sagt sie erschöpft und bleibt stehen.

»Ja. Ziemlich doof.«

Anni sieht mit wichtigem Gesicht auf die Uhr. Sie weiß inzwischen, was der große und der kleine Zeiger bedeuten.

»Oh, so spät ist es. Ich muss Hausaufgaben machen«, sagt sie.

Anni hat eine aufregende Idee: Sie kann doch schon vor ihren Eltern nach Hause. Sie könnte Essen für die ganze Familie machen, und alle wären überrascht, dass der Tisch bereits gedeckt ist.

»Aber du kannst noch nicht nach Hause«, sagt Sanna oberschlau. »Du musst bei uns warten, bis deine Eltern kommen.«

»Muss ich nicht«, sagt Anni stolz, »ich darf nach Hause gehen, wann ich will.«

»Hast du keine Angst? Vielleicht kommt der Maskenmörder.«

Anni denkt an den Maskenmörder. Im Zimmer von Sannas großem Bruder haben sie den Film gesehen, in dem der Maskenmörder vorkommt. In seinem Gesicht sind statt Augen nur riesige Löcher, und er hat eine gruselige Stimme. Anni verscheucht den Gedanken an den Maskenmörder.

»Ach, vor dem haben doch nur kleine Kinder Angst. Ich nicht«, sagt sie.

Anni schließt die Tür auf. Mit dem Schlüssel, der um ihren Hals hängt. Ein leeres Zuhause. Sofort kommt es ihr gruselig vor. Es ist ganz still, doch ab und zu gibt es komische Geräusche, ein Knistern und Knacken. Anni geht ins Wohnzimmer und schaukelt auf ihrem Schaukelpferd. Die Mähne von Hottehü riecht vertraut muffelig und fühlt sich auch genauso vertraut an, wie Pferdehaar. Mama und Papa kommen gleich. Gleich. Gleich kommen Mama und Papa.

In Annis Bauch zwickt es. Hunger. Sie steigt von Hottehü ab und geht in die Küche. Sie öffnet den Kühlschrank. Kartoffeln und Spinatpfannkuchen. Da hört sie wieder ein Knacken. Anni erstarrt: der Maskenmörder. Sie wagt nicht, sich umzudrehen. Soll sie sich im Küchenschrank verstecken, bis Mama und Papa kommen? Nein, besser nicht. Aber sie könnte sich in der Küche einschließen. Und vorher noch ihren Kassettenrekorder holen, zum Schutz: Wenn ich ganz schnell in mein Zimmer flitze und mich nicht umdrehe, dann kriegt mich der Maskenmörder nicht.

Anni rennt, ohne nach links und rechts zu schauen, ins Kinderzimmer, schnappt den Kassettenrekorder und rennt zurück in die Küche. Sie drückt auf Start, und schon gehen die beruhigenden Lieder los. Anni hebt My Little Pony und Sannas Smaragd-Barbie auf den Tisch, von dort können sie ihr beim Essenmachen zugucken. *Wenn du glücklich bist, dann klatsche in die Hand, klatsch, klatsch,* singt und klatscht Anni, wäscht Kartoffeln und stellt sie in einem Topf mit Wasser auf den Herd. Dies ist die Küche im Schloss von Königreich Azarnafar, und abends werden der Prinz und die Prinzessin heiraten. Die Kartoffeln und die Spinatpfannkuchen sind das Festessen, und Anni ist das arme Küchenmädchen, das das Festessen vorbereitet und selber nur Krebsschalen zu essen bekommt – genau, Krebsschalen, das hört sich gut an, das ist bestimmt das Einzige, was arme Küchenmädchen von bösen Stiefmüttern bekommen. Dabei ist Anni in Wirklichkeit gar kein armes Küchenmädchen, sondern ein Königskind, das nach der Geburt verlorengegangen ist.

Anni öffnet die Packung mit den Pfannkuchen, legt sie auf einen Teller und stellt ihn in die Mikrowelle. *Wenn du glücklich bist, dann klatsche in die Hand,* schon ist das Festessen fertig, und abends kommt der Prinz und rettet das arme Küchenmädchen.

Wenn du glücklich bist, dann klatsche in die Hand, gleich kommen Mama und Papa.

Die Kassette ist zu Ende, der Startknopf springt hoch. Es wird still. Anni lauscht.

Irgendwo knackt es. Sie bekommt Angst.

Anni geht zur Küchentür. Niemand zu sehen. Sie schaut in den Flur. Niemand. Sie geht ins Wohnzimmer. Hottehü wiegt sich leise im Windzug des offen stehenden Fensters. Anni geht rüber, setzt sich auf seinen Rücken.

Sie bringt Hottehü in Schwung. Keine Angst, denkt Anni, Papa arbeitet noch und Mama auch, und ich schaukele auf Hottehü, und Mama und Papa kommen gleich, und ich schaukele. Zwischen ihren Beinen fühlt es sich komisch an, angenehm, heimlich, seltsam. Anni reibt sich auf dem roten Lederrücken von Hottehü. Gleich kommen Mama und Papa. Die Mähne riecht vertraut. Gleich kommen Mama und Papa.

Julian Julian sammelte die Bücher und Kopien ein, verstaute sie in seiner Tasche und verließ das Klassenzimmer. Nachmittags wurde es still in der Schule. Durch das Fenster am Ende des langen dämmrigen Flures brach etwas Sonnenlicht, von der Turnhalle her waren die Geräusche eines Ballspiels zu hören.

Am Fenster blickte Julian instinktiv nach draußen; war das Mädchen vielleicht auf dem Hof? Nein, sie war nicht zu sehen. Julian versuchte, das Bild des Mädchens aus seinen Gedanken zu verbannen. Unsinnig, sagte er zu sich selbst, die ganze Sache war nur ein Zeitvertreib ohne jede Bedeutung, sollte dem monotonen Arbeitstag lediglich ein wenig Farbe verleihen. Im Grunde wäre es besser, die Situation wieder runterzukochen, so als wäre überhaupt nichts gewesen. Oder nein, das wäre zu auffällig, als hätte die Angelegenheit irgendeine größere Bedeutung gehabt.

Am besten wäre es, einfach nur freundlich zu sein, wie vorher auch, allerdings ohne besondere Zuwendungen. Keine Kaffeegespräche in der Stadt, keine zweisamen Augenblicke im Klassenzimmer. Lehrer und Schülerin, das waren sie, nichts sonst. Ohne darüber nachzudenken, sah Julian noch zum anderen Ausgang hinüber. Widerwillig registrierte er den Grund dafür: Das Mädchen hatte vielleicht gerade Sportunterricht gehabt und konnte jederzeit durch die Tür kommen.

Während er den Wagen vom Parkplatz auf die Straße lenkte, dachte er an den Nachmittag. Seine ältere Tochter war bei den Nachbarn, und Jannika würde die jüngere auf ihrem Weg von der Arbeit im Kindergarten abholen. Sie würden Essen kochen, vielleicht Hühnerbrust aus dem Ofen und dazu Reis, dann würden sie draußen eine Hütte bauen oder auch in die Schwimmhalle fahren.

Anni hatte im Sommer schwimmen gelernt und war stolz darauf, und Julian hatte überlegt, dass er sie beim Schwimmtraining der Vorschulkinder anmelden könnte. Als er an einer roten Ampel halten musste, vertiefte er sich einen Moment in all das, was für Anni aus diesem Schritt folgen könnte. Freudenschreie im Schwimmbecken. Das bunte runde Freischwimmer-Abzeichen, das Anni voller Stolz auf ihrem Badeanzug tragen würde. Julian erinnerte sich noch daran, wie er dieses Abzeichen erhalten hatte. Es war ihm lange Zeit wie die großartigste Errungenschaft seines Lebens vorgekommen. Dann kämen die Enttäuschungen, unausweichlich, der strenge Trainer, der Anni als fett beschimpfen würde, wenn sie in der Pubertät ein wenig zunahm. Und die Männer, die den Po der fünfzehnjährigen Anni begafften, wenn sie sich vor dem Startschuss in Position stellte. Knappe zweite und dritte Plätze bei Kreismeisterschaften, Verstimmtheiten, Abmagerungskuren, das Ausbleiben der Regel. Vielleicht sollten sie nach dem Essen doch lieber draußen eine Hütte bauen.

Julian öffnete die Haustür und stellte die Einkaufstaschen im Flur ab. Von der Wohnzimmertür her sah ihn ein erschrockenes Augenpaar an. Anni.

»Papa«, sagte sie erstickt, kurz vor dem Losheulen, rannte in seine Arme.

»Na, na, Papas Krümelchen! Wieso bist du denn ganz alleine hier?«

Er umarmte sie fest und schaukelte sie. Die Aufwallung von Zärtlichkeit und Liebe war unbegreiflich stark, zerrte in seinem Kehlkopf und legte die Haut um seine Augen in Falten. Vater zu sein hatte sich vom ersten Moment an, seit Annis Geburt, seltsam schmerzhaft angefühlt; Julian erinnerte sich, wie die Ankunft seiner Tochter in ihm irgendeinen Damm gebrochen hatte, wie er in den Tagen darauf in den unpassendsten Momenten in Tränen ausgebrochen war. Als er Anni das erste Mal im Arm gehalten hatte, war ihm beinahe übel geworden, so bedingungslos war das Gefühl der Verantwortung über ihn gekommen. Er hatte auf die Toilette gehen müssen, die Tür abschließen und den Kopf an die kühlen Kacheln legen müssen. Noch immer kam es ihm peinlich vor, wie die Schluchzer als schamlose Grunzer durch den Raum gehallt waren, beinahe wie das Würggeräusch beim Erbrechen. Nur ganz langsam, während er dort in Embryonalstellung auf den Kacheln lag, ließen die Panik und die Übelkeit nach, und an ihre Stelle rückte das quälende Gefühl, das ihm bis heute der innerste Kern der Vaterschaft zu sein schien: der Zwang, Verantwortung zu übernehmen, das Wissen, dass man für das Überleben dieses kleinen Wesens unentbehrlich war.

Als eineinhalb Jahre nach Anni dann Ada geboren wurde, wusste Julian bereits, dass er nicht mehr in sein altes Leben zurückkonnte, und diesmal war der beschämende Gefühlssturm ausgeblieben. Auch sonst war es mit Ada einfacher. Inzwischen war sie eine resolute Fünfjährige, trotzig, aber auf wohltuende Art mit ihm vertraut. Das bestimmende Gefühl im Umgang mit Anni dagegen war Unsicherheit. In ihrem Blick schien manchmal unvermittelt eine Fremdheit auf, etwas Eigenartiges, Erwachsenes, das Julian unruhig werden ließ.

Zum Beispiel hatten sie diese Familienangewohnheit, nach dem Abendessen gemeinsam im Ehebett zu kuscheln und zu spielen. In Adas jungem Leben waren das die königlichen Höhepunkte, sie alberte und kicherte und wuselte mit der ganzen Kraft ihres kleinen Körpers, bis irgendwann Schlafenszeit im Kinderzimmer ausgerufen wurde. Aber Anni stand oft unvermittelt aus dem Familienlager auf und ging zur Tür, blieb dort stehen und sah zu ihnen herüber. »Anni, was machst du denn da drüben? Komm wieder zu uns«, lockten sie sie. Doch Anni hatte diesen Blick, klar und irgendwie ernst und wissend. »Nein, ich bin jetzt hier.« Warum, fragten sie. »Ich passe auf«, sagte sie, und Julian sah wieder diesen Ausdruck in ihrem Gesicht, der sie in eine Fremde verwandelte.

Aber jetzt, im herbstlichen Nachmittagslicht, während die Küchenuhr tickte, war Anni in Julians Arme gelaufen und schnaubte an seiner Brust, war nichts als ein kleines

Mädchen. Keine Fremdheit, kein geheimes Wissen. Nur seine Tochter.

»Hattest du vor irgendwas Angst?«, fragte Julian leise, ließ Anni sanft zu Boden gleiten und hockte sich hin, auf gleiche Höhe mit ihr.

Anni machte einen Schmollmund und starrte auf ihre Füße. Julian zwickte sie liebevoll in den großen Zeh. Ihre Strumpfhose war heruntergerutscht und schlug Falten.

»Der Maskenmörder«, brummelte Anni. »Ich hab gedacht, der Maskenmörder kommt.«

»Aber mein Schatz, es gibt doch gar keinen Maskenmörder.«

»Na gut«, sagte Anni ohne Überzeugung.

»Hast du mit Sanna gestritten?«

»Sanna ist doof.«

»Alle Menschen sind auch mal doof.«

»Sanna will immer bestimmen«, sagte Anni maulend und krümmte die Zehen.

»Vielleicht ist das einfach eine Art von Sanna.«

»Nein. Sanna ist gemein.«

»Mein Schätzchen. Kleine Mädchen sind doch noch gar nicht gemein.«

In der Haustür drehte sich der Schlüssel, und zum Vorschein kam Adas begeistertes kleines Gesicht. Sie jauchzte auf und klammerte sich gleich darauf an Julians Bein.

Hinter ihr kam Jannika herein, sie sah müde aus. Julian versuchte, in ihrem Blick zu lesen, ob sie noch immer wütend war wegen des Streits am Morgen. Es sah ganz danach aus.

»Du hast also auch eingekauft«, sagte sie, ohne ihn anzuschauen, und ging, noch in ihren Schuhen, hinüber in die Küche. »Wenn die Verständigung in dieser Familie besser funktionieren würde, bräuchten wir nicht doppelt einzukaufen.«

»Wir können es doch einfrieren«, erwiderte Julian matt und wuschelte Ada, die noch immer an seinem Bein hing, durch das feine Haar.

Julian dachte an den Morgen. Sie hatten über vollkommen unsinniges Zeug gestritten, bis Jannika türenknallend zur Arbeit aufbrach. So war es immer mit ihr, sie gebärdete sich launisch und unberechenbar. In der Anfangszeit hatte er das prickelnd und exotisch gefunden, hatte immer neue kleine Inseln ihrer Persönlichkeit entdeckt. Jannika war ein sich ständig wandelnder Strom gewesen, dem man sich hingeben konnte, in dem man zu immer neuen Ufern gespült wurde.

Jannika war sehr schnell Teil seines Lebens geworden. Dieses seltsame Mädchen, das ihm im Uni-Café Geld lieh, als er sein Portemonnaie zu Hause vergessen hatte; diese junge Frau, die Kunstgeschichte studierte und grünen Lidschatten benutzte, ihre dunklen Haare achtlos zu einem luftigen Wuschel zusammenschlang und auch im November kurze Röcke und Strumpfhosen mit Naht trug. Einen Tag nachdem Jannika ihm Geld geliehen hatte, begegneten sie sich zufällig auf der Unioninkatu wieder und ließen einander seither nicht mehr los.

Im Bett war Jannika wie ein hitziges kleines Tier, zerkratzte ihm den Rücken und hielt ihn mit ihren schmalen weißen Schenkeln im Klammergriff. Aber wenn es vorbei war und sie so dicht beieinanderlagen, dass nur ihrer beider verschwitzte Haut sie von der endgültigen Verschmelzung trennte, wurde Jannika traurig und distanziert. Julian fühlte sich gekränkt und war gleichzeitig beschämt über seine eigene kindische Reaktion. Aber er fand, dass Jannika in diesen intimen Momenten nur an ihn denken, nichts Trauriges im Kopf haben durfte. Jannika drehte sich zu ihm um, nahm sein Gesicht in ihre Hände. In ihren Augen lag ein unendliches und untröstbares Meer von Wehmut. »Wir werden heiraten«, sagte sie, »irgendwann werden wir heiraten.« Julian hatte das nie ganz deuten können; war das die verliebte Verkündung eines bald beginnenden Glückes oder ein mildes, stilles Eingeständnis, wie mittelmäßig das alltägliche Leben sein würde. In jedem Fall war es so gekommen: Sie hatten sich verlobt und ein paar Jahre später geheiratet.

Noch immer, nach zehn gemeinsamen Jahren, hatte Jannika diese Eigenschaft, diese Unberechenbarkeit, die sich nicht in Worten mitteilen ließ, und die Traurigkeit, die Julian nie hatte ergründen können. Aber heute war dies nicht mehr nur anziehend und exotisch. An einem beliebigen Donnerstag, wenn der Alltag und die Kinder geschaukelt werden mussten, wenn jemand die Spaghettisoße und den Abwasch machen musste – dann war Jannikas Launenhaftigkeit anstrengend und ermüdend.

»Ich habe Hähnchenbrust gekauft«, sagte Julian und nahm Ada in seine Arme. »Sollen wir die in den Ofen schieben? Was hast du denn gekauft?«

Ada grapschte mit schmierigen Fingern nach Julians Hals. Anni hatte ihr Plastikpony und eine Barbiepuppe aus der Küche geholt und stand mit leuchtenden Augen vor ihm. »Überraschung! Ihr müsst gar nicht mehr kochen, das hab ich schon gemacht!«

Jannika ging zum Herd und nahm verwundert den

Topf von der Platte, die auf Eins geschaltet war. Im Topf lagen schmutzige Kartoffeln.

»Und in der Mikrowelle sind Spinatpfannkuchen«, fügte Anni hinzu, holte die Pfannkuchen und stellte sie stolz auf den Tisch.

»Bist du etwa allein hier gewesen? Warst du gar nicht bei den Kuuselas, wie wir es vereinbart hatten?«, verhörte Jannika sie und kippte das schmuddelige Kochwasser in die Spüle.

Julian sah, dass Annis Zufriedenheit von einer kleinen Falte auf ihrer Stirn durchkreuzt wurde. Sie sah auf ihre Zehen, so wie immer in ihrem jungen Leben, wenn sie verunsichert war. Jannika schüttete die Kartoffeln in die Spüle, ließ den Wasserhahn laufen und wusch sie noch einmal.

»Wie oft habe ich dir das schon gesagt«, fuhr sie gereizt fort, angetrieben von einem plötzlichen Anfall von Erziehungswut. »Du darfst nicht allein den Herd anmachen! Es kann anfangen zu brennen!«

»Aber«, begann Anni, »ich dachte doch nur … Ich dachte …« Ihr Erklärungsversuch brach ab und mündete in einem schmollenden Gesichtsausdruck.

»Ach, Mensch, ist doch nichts Schlimmes passiert«, versuchte Julian zu vermitteln. »Aber, Anni, Mama hat schon recht, du darfst hier nicht allein sein.«

»Und du kommst jetzt daher und spielst die Sache runter? Und erzählst mir, wie ich meine Kinder zu erziehen habe?«, herrschte Jannika ihn an. »Was ist hier eigentlich los, dass du mich immer wie ein zu schwaches Tier behandeln musst? Als würde ich eine Auseinandersetzung mit meiner eigenen Tochter nicht bewältigen.«

»Ich will jetzt Spinatpfannkuchen!«, verkündete Ada, befreite sich aus Julians Umarmung und setzte sich an den Tisch.

Jannika zerrte mit demonstrativem Getöse die Besteckschublade auf und deckte den Tisch. Julian seufzte und verstaute die Einkäufe im Kühlschrank. Anni stand am Tisch und spielte schweigend mit ihrem Plastikpony, dessen lila Hufe polternd die Wachstuchdecke entlanggaloppierten.

Die Mahlzeit verlief schweigend. Jannika klapperte müde mit ihrem Besteck und tat nur so, als würde sie wirklich essen. Ada hielt sich Spinatpfannkuchen vor die Augen, bohrte Löcher in die Mitte und spähte, unter lautem Gekicher über ihren Erfindungsgeist, durch die Pfannkuchen hindurch.

»Ada, bitte spiel nicht mit dem Essen«, ermahnte Jannika und nippte an ihrem Wasser, wobei sie tunlichst achtgab, nicht in Julians Richtung zu blicken.

Ada stopfte einen ganzen Pfannkuchen auf einmal in den Mund, nahm ihrer Schwester das Pony ab und ließ es zu ihrem Milchglas spazieren. Das Pony trank lange und gierig. Ada machte laute Schlürfgeräusche.

»Papa, wie trinken Pferde eigentlich, mit der Zunge, so wie Katzen, oder mit der Nase, wie Elefanten?«, wollte Ada wissen.

»Ich schätze mal, mit der Zunge«, erwiderte Julian nachdenklich.

Er beobachtete die stille, ernste Anni, die ihrerseits alle beobachtete, ganz besonders ihre Mutter. Irgendwie schien sie die Verantwortung für deren Übellaunigkeit auf sich zu nehmen.

»Mädels, wie wär's, wenn wir nach dem Essen rausgehen und eine Höhle bauen?«, schlug Julian vor.

»Jaaa!«, rief Ada begeistert.

»Aber Mama kommt auch mit«, forderte Anni und sah scheu zu ihrer Mutter.

»Mama muss aber noch für die Arbeit eine Sache zu Ende schreiben«, sagte Jannika, schon ein wenig milder.

»Dann bleibe ich mit Mama drinnen«, entschied Anni.

»Nein, da lassen wir Mama lieber in Ruhe arbeiten«, sagte Julian, erntete aber von Jannika prompt einen vernichtenden Blick: »Wieso sagst du mir, wann ich die Geräuschkulisse meiner Tochter um mich haben will und wann nicht?«

Julian versuchte es diplomatischer: »Wir brauchen aber wackere Helfer, um ein tragfähiges Dach zu bauen, Adas kleine Hände und meine reichen dafür nicht aus.«

Anni lächelte ein bisschen.

»Na gut.«

Abends, als die Mädchen schliefen und alles dunkel war, knöpfte Julian im Mondlicht Jannikas Bluse auf und legte behutsam die Bögen ihrer silbrig schimmernden Schultern frei. Jannika war schlank, dünn geradezu. Julian ertappte sich bei der Überlegung, ob sie genügend aß, ob sie vielleicht ihr Gewicht kontrollierte oder zwanghaft Sport trieb. Jannika schloss die Augen und lehnte ihren Kopf an Julian, seinen Zärtlichkeiten entgegen. Wie eine Katze, die sich für einen Moment der Zuwendung ergab und damit offenbarte, dass sie sich doch etwas aus den Wesen um sie herum machte.

»Lass uns nicht mehr streiten«, bat Julian flüsternd.

»Hmmmm«, brummte Jannika zustimmend und führte Julians Hand den Pfad zwischen ihren Schlüsselbeinen hinab zu ihren Brüsten.

Julian legte Jannika sanft mit dem Rücken aufs Bett und zog ihren Rock hoch.

Zuerst kam die Erregung, eine starke sogar. Er küsste ihre Brüste und spreizte ihr die Beine. Aus einer spontanen Eingebung heraus zerriss er ihren Baumwollslip – es ging erstaunlich leicht, mit einem einzigen Ratsch, wie im Film –, was Jannika mit einem unkontrollierten, tief aus der Kehle aufsteigenden Stöhnlaut beantwortete. Das erregte Julian erst recht.

An diesem Punkt dachte er zum ersten Mal an das Mädchen. Wie würde sich ihr Stöhnen anhören, wenn seine Berührungen sie entflammten? Aufregend, fast unerträglich, unfassbar sexy. Julian schloss die Augen, als er in Jannika eindrang. Er dachte an die weißen Brüste des Mädchens. Sie waren klein, perfekt. Ja, genau so waren sie, selbst wenn Julian sie noch nie gesehen hatte. Jannika schlang ihre Beine um ihn, zog ihn näher zu sich, bat ihn, sie anzuschauen. Er machte die Augen wieder auf, sah seine Frau an, rückte noch näher und drang noch tiefer ein, dachte an das Mädchen, ihr Becken, das noch kein Kind in diese Welt geboren hatte, und wie es wohl wäre, sie zu ficken, dachte daran, während er mit seiner Frau schlief.

Jannika presste ihm ihre Hüften entgegen, gab sich seinen Stößen hin, und in diesem Moment packte Julian das Schuldgefühl. Langsam erlosch seine Lust, verweilte noch kurz als gewohnheitsbedingter Reiz in seiner Beckengegend und löste sich dann auf. Jannika stoppte ihre Bewegungen und nahm sein Gesicht in ihre Hände.

»Was ist?«

»Entschuldigung, ich … ich weiß auch nicht, was mit mir los ist«, antwortete er und rollte sich neben sie.

Jannika drehte sich auf die Seite, mit dem Rücken zu ihm, legte eine Hand nach hinten auf seine Hüfte, als ein versöhnliches Zeichen.

»Das macht nichts, das macht doch nichts«, flüsterte sie.

Julian schmiegte sich an sie, kuschelte sich dicht an ihren Rücken und streichelte sachte den Bogen von ihrem Beckenknochen zu ihrer Taille. Im Mondlicht schimmerte diese Linie schmal und blass. Jannika zitterte leicht. Julian schämte sich. Bald beruhigte sich ihr Atem, wurde regelmäßiger und tiefer. Julian wartete lange, ehe er seine Hand löste und sich auf seine Bettseite legte.

Er lag auf dem Rücken, im Mondlicht, und dachte daran, wie sie zum ersten Mal nach Annis Geburt wieder miteinander geschlafen hatten. Sie hatten lange damit gewartet, und als sie es dann probierten, hatte Jannika geblutet und Schmerzen gehabt. Sie hatten trotzdem nicht aufgehört; anschließend kam Julian sich vor, als hätte er ein Heiligtum geschändet. Überhaupt war es ein Balanceakt zwischen profan und heilig gewesen; Jannikas schwere, glitschige Brüste hatten Milch abgesondert, er hatte sich beinahe übergeben müssen, als er beim Saugen an ihren Warzen etwas davon in den Mund bekam. Außerdem hatte das letzte Mal so lange zurückgelegen, dass seine Erektion schmerzhaft und hart war. Jannika hatte sich anders angefühlt, weicher und nasser. Julian kam sehr schnell, und um Jannika nicht abzuhängen, schob er einen Finger in sie hinein, schon bald wimmerte sie auf vertraute Weise. Sie weinte, sie weinte, als sie kam, und umklammerte ihn, ihr Haar hing ihr in feuchten Strähnen in die Stirn, ihre Brüste waren jetzt noch schwerer und glitschiger. Ihr Weinen wollte gar nicht aufhören.

An diesem Abend konnte Julian nicht einschlafen, er wachte die ganze Nacht hindurch und lauschte auf die Geräusche, die Jannika und die sechs Monate alte Anni im Schlaf von sich gaben, und dachte: So kommt das Glück zum Menschen, so findet man den eigenen Platz in der Welt, in diesem Zimmer, wo nur eine verschwindend dünne Schicht Haut liebende Menschen voneinander trennt.

Diese Zeiten lagen Lichtjahre zurück, dachte er. Damals war seine Frau einfach Jannika pur, vollkommen offen. Inzwischen hatte sie sich gewandelt, war unnahbarer geworden.

Er registrierte, wie seine Gedanken wieder zu dem Mädchen wanderten.

War es etwas an dem Mädchen selbst, das seine Aufmerksamkeit auf sich gezogen hatte; etwas, an dem man nicht vorbeikam? Oder war es lediglich die Situation, die ihm eine Möglichkeit bot, die er nur allzu leicht ergreifen konnte? Manchmal war das Leben tatsächlich so, dass es sich einem als Kunstwerk darbot, das man nur in Besitz zu nehmen brauchte. Und waren Gefühle weniger authentisch, wenn sie durch die Regeln der Kunst hervorgezaubert wurden?

Plötzlich fiel ihm Schuberts *Der Tod und das Mädchen* ein. Genau so war es, dachte Julian mit der begeisterten Hellsichtigkeit des nächtlichen Moments. Die Intensität des Allegro, die verstörenden ersten Takte, die bohrende Dramatik. Aber ganz besonders der Andante-Satz. Der langsame Beginn, fast wie ein tiefes Summen, sacht und etwas zögernd wie der scheue Blick eines Mädchens. Dann hüpfende, spielerische Klänge und schließlich sich zärtlich drängende Mollakkorde, die sich fast unbemerkt in ein Dur erheben. So, wie auch die Wirklichkeit selbst war: leicht, sogar kaum wahrnehmbar leicht, noch bis in die Schwere hinein leicht.

Nein, es war nicht die Poesie der Situation, die Julian immer wieder an das Mädchen denken ließ. Es war das Mädchen selbst. Ihr Rhythmus war Musik, schubertsche Dramatik, erfüllt vom Wissen um die schmerzvolle Leichtigkeit des Lebens.

Julian richtete sich im Bett auf und sah zum leuchtenden Mond. Der war riesig, sattgelb, freundlich. Schubert dröhnte in Julians Kopf, in seinen Adern schien das Blut erregter zu pulsieren als sonst. Es musste etwas geschehen. Jetzt war es beschlossen, beschlossen und sogar berechtigt. Solch ein Rhythmus, solch eine Poesie: Daran kam man nicht vorbei.

Anja

Anja drückte auf die grüne Taste am Kopierer und wartete. Doch nichts passierte. Auf dem Display erschien eine Meldung: *Papierstau in Zone B*. Anja seufzte. Sie sah sich um; der Flur war leer. Die Studenten saßen in ihren Veranstaltungen, die Kollegen hielten Vorlesungen ab oder was auch immer sie gerade taten. Sie musste mit dem Papierstau allein zurechtkommen.

Sie öffnete die Lade. Jetzt erschien eine Aufforderung, irgendein Teil zu entfernen, um an das Papier heranzukommen. Anja rüttelte an etwas, das wie eine Druckerpatrone aussah. Irgendwo in den Tiefen des Geräts sah sie das Papier, das den fatalen Stau verursacht hatte.

Anja seufzte ein zweites Mal.

Immer diese Hindernisse. Immer wenn man dachte, dass das Leben gerade einfacher und das Atmen leichter wurde, tauchte von irgendwoher etwas auf, das einen an die Schwere der Welt erinnerte. Der Kopierer funktionierte nicht, das Computerprogramm stürzte ab, Rohre brachen und entließen Unmengen von Wasser auf den Holzfußboden, Teppiche sogen sich voll, im Pechfall mit Abwasser; das schmutzige Wasser arbeitete sich bis zur Wäschenische vor und besudelte liebevoll gehäkelte Spitze an Tischdecken und Blumenmuster auf Sommerkleidern. Es war eine Ermahnung. Daran, dass die Dinge nicht funktionierten. Die Welt erinnerte an ihre eigene Schwergängigkeit und daran, dass es keinen Zweck hatte, sich einzubilden, dass das Leben einfach sei. Immer wieder musste man den Kundenservice anrufen, den EDV-Experten oder den Hausmeister, und immer kam jemand, um zu helfen, ein Klempner, Elektriker, irgendein Mann jedenfalls, und sah die banale Mittelmäßigkeit, zu der das Leben ganz unbemerkt im Verlauf der Jahre geworden war. Zeitungsstapel auf dem Küchentisch und halb gegessene Käsebrote. Feuchtigkeitscremes und die aufgeweichte Seife, die im Holzregal der Sauna festklebte. Alte Birkenbündel für die Massage beim Aufguss, noch vom letzten Sommer. Verschlissene Bettwäsche auf der Leine. All das sah der Mann, der ein Rohr oder ein Gerät reparieren kam; er sah die Reihe der benutzten Kaffeetassen auf dem Schreibtisch und den Staub auf dem

Computerbildschirm, sah Anjas Gesicht, obwohl sie es hinter einem Lächeln zu verbergen versuchte. Diese Momente hinterließen einen faden Nachgeschmack: wenn ein Handwerker kam und etwas reparierte, aber zugleich unweigerlich bezeugte, dass der Gang der Zeit vergeblich und die Existenz als solche schwer war.

Anja starrte erschöpft auf den Kopierer. Und wenn sie jetzt einfach einen Stock tiefer ging und in der Bibliothek kopierte? Sollte doch jemand anders den Kundenservice anrufen. Irgendjemand anders.

»Funktioniert er nicht?«

Anja zuckte zusammen und sah auf. Vor ihr stand der Mann aus dem Pflegeheim. Der Kaleidoskop-Mann. Der Mountainbike-Mann.

»Ich hätte mal fast mein Studium abgebrochen wegen dieser ständigen Probleme beim Kopieren«, sagte er gutgelaunt. »Immer, wenn man etwas für ein Seminar kopieren musste, waren garantiert alle Kopierer kaputt.«

»Aha.«

»Ich habe trotzdem weitergemacht.«

»Prima.«

»Inzwischen kann ich ziemlich gut mit Kopierern umgehen.«

»Soso.«

»Ob nun ein Papierstau oder ein anderes Problem, an mich kann man sich wenden.«

»Schön für Sie.«

Anja wusste nicht, ob der Mann sie auf den Arm nahm oder es ernst meinte. Dann bückte er sich, entfernte das Teil vor dem Papierstau und zog ein paar knittrige Seiten hervor. Es schien ganz einfach zu sein. Er setzte das Teil wieder ein, schloss die Lade und ließ ein schüchternes Lächeln aufblitzen. Sein Blick traf Anjas, wanderte schnell weiter. Ein kleiner Charmeur, dachte Anja. Achtung, vielleicht ist er gefährlich. Gutaussehende Männer waren die schlimmsten.

»Das hätten Sie auch selbst hinbekommen«, sagte er. »War ein einfacher Fall.«

Anja fiel auf, dass sein Lächeln wie das eines Jungen wirkte. Und er sah ihr immer nur für einen Moment in die Augen, der Blick zielte gleich wieder an ihr vorbei, und sein Lächeln bat fast um Erlaubnis, ehe es sein Gesicht erhellte. Seine Augen waren moosgrün.

»Danke«, sagte Anja.

»Johannes Nurmi«, sagte er und reichte ihr die Hand.

»Anja Aropalo«, sagte sie beim Händeschütteln.

»Professorin, richtig?«, fragte er. »Literatur?«

»Ja. Literatur, aber nur der Antike. Und Ästhetik. Und Philosophie.«

»Kunstgeschichte. Also mein Gebiet. Aber Professor bin ich nicht. Ich war die letzten Jahre in England, für meine Promotion.«

»Ah, so. Stimmt, ich habe Sie auch noch nie gesehen. Nur neulich einmal, allerdings im Pflegeheim.«

»Richtig. Dort haben wir uns gesehen.«

Eine Pause entstand, wahrscheinlich bemerkte er, dass Anja nicht über ihren Mann und dessen Krankheit sprechen wollte. Er war jünger als sie, vierzig vielleicht. Wollte er sich bei ihr einschmeicheln? Nein. Er hatte einen ganz natürlichen Charme. Vielleicht war er sich dessen nicht einmal bewusst. Er schwieg noch immer. Schaute sie nur an. Wie konnte ein Mann wie er bloß schüchtern sein? Nein, das war er wohl nicht, immerhin hatte er sie im Pflegeheim angesprochen.

»Tja«, sagte er schließlich.

»Tja«, sagte sie.

»Ich dachte, wenn du mehr über meine Kaleidoskop-Theorie erfahren möchtest, könnte ich dir was zeigen. Das ist aber sehr groß, und es ist bei mir zu Hause.«

Das kollegiale Du. Anja war leicht irritiert. Ein Rendezvous? Eine Falle? Ein Scherz? Nein, der Mann sah aufrichtig aus.

»Warum nicht? Klingt interessant.«

»Ich lebe momentan ganz in der Nähe, in der Wohnung meiner Mutter. Sie ist erst seit ein paar Monaten im Pflegeheim, und noch ist unklar, wer sich um ihren Haushalt kümmern wird.«

»Aha.«

»Wie wäre es mit morgen Abend? Ich könnte etwas für Sie kochen.«

»Gut. Ich komme.«

Er lächelte. Seltsamer Mann.

Er wandte sich zum Gehen.

»Ist dir aufgefallen, dass hier Duzen und Siezen gerade ein bisschen durcheinandergehen?«, fragte Anja.

»Ah. Ja. Hängt sicher mit Ihrer Position zusammen.«

»Wir können uns duzen.«

»Hängt sicher mit deiner Position zusammen«, korrigierte Johannes lächelnd.

Anja stellte fest, dass sein Bartschatten und die Behaarung auf seinen Handgelenken heller waren als seine Haare. Ob Johannes sie sich dunkel färbte? Sie war noch nie einem Mann begegnet, der seine Haare färbte. Allerdings, woher wollte sie das so genau wissen, vielleicht färbte sich die gesamte männliche Welt die Haare, ohne dass sie es mitbekam.

»Schön«, sagte Anja und lächelte ebenfalls. »Dann also morgen. Um sechs vielleicht?«

»Passt. Ich maile dir noch an deine Uni-Adresse, wo ich wohne.«

»Gut.«

Johannes drehte sich um und verschwand. Anja blieb neben dem Kopiergerät stehen. Hatte sie sich jetzt doch ein Rendezvous organisiert?

Wenn ja, dann war es ohne ihre Absicht geschehen.

* * *

Der Wind trieb alte Papierfetzen und Zeitungsseiten vor sich her. Der Marktplatz leerte sich, die letzten Verkäufer luden ihre übriggebliebenen Waren in die Lieferwagen. Anja war zu früh dran. Sie war nervös. Das Meer hob und senkte sich düster, blauschwarz, wie der Atem eines schlafenden Tieres. Anja war das Meer immer fremd geblieben. Es machte ihr Angst. Ihr schien es, als würde seine unendliche Weite sie verspotten. Vor einem Jahr hatte sie den Fehler gemacht, mit einer segelbegeisterten Freundin auf einen Törn zu gehen. Es war unerträglich gewesen; ständiger Schwindel und Übelkeit in der engen Kajüte, und auf Deck die schiefe Ebene, die direkt in den kalten Schoß des Meeres führte. Und ringsherum die blaue Wasserwand, die sich im Rhythmus der haushohen Wellen näherte und wieder entfernte. Seitdem hatte Anja nur zu gern ihre Winzigkeit eingeräumt und war an Land geblieben.

Jetzt: der Herbst und Helsinki. Die Stadt war sonderbar. Mit jeder Jahreszeit wechselte sie ihre Identität. Der Oktober war erstaunlich trocken gewesen. Auch heute erhob sich der Himmel wie ein riesiges Gewölbe, ein Gebet. Und die schwarzen glänzenden Baumstämme im Esplanaden-Park im Gegenlicht – der Kontrast war märchenhaft, fast schon dräuend. Seit die Blätter von den Bäumen gefallen waren, tönte die polternde Straßenbahn härter, drängten Windstöße ungeschützt auf die Haut. Bald, wenn der Schnee kam, würde alles wieder verstummen, die Welt leise werden und Helsinki sich in eine schlummernde Winterhöhle verwandeln, jedenfalls an den windstillen Tagen, wenn die Geräusche des Straßenverkehrs im Neuschnee versickerten.

Anja spazierte über den Marktplatz bis zur großen Domkirche, verweilte kurz in ihrer einschüchternden Aura und ging dann weiter ans Nordufer.

Hier hatte sich einer der ersten Vorfälle ereignet. Hier hatten ihr Mann und sie über eine Stunde lang nach dem Auto gesucht.

Juni, ein klarer Tag. Möwen kreisen über dem Marktplatz, stoßen Schreie aus. Das Auto ist unauffindbar.

»Verflucht«, sagt ihr Mann. »Ich bin sicher, das haben sie abgeschleppt. Mir nichts, dir nichts einfach abgeschleppt.«

Anja versucht ihn zu besänftigen. Er bleibt stur.

»Verflucht. Die haben es einfach woandershin gebracht. Und wir suchen hier rum. So ein Mist!«

»Jetzt beruhig dich doch mal«, sagt Anja und lacht. »Was ist denn mit dir los, dass du so schnell anderen die

Schuld gibst? Du hast einfach nur vergessen, wo du geparkt hast.«

Wieso ist er so trottelig geworden? Ständig sind sie am Suchen. Die Hälfte ihrer Zeit vergeht damit. Socken, Brille, Portemonnaie. Jetzt das Auto – wie kann man nur sein Auto verbummeln? Wenn das so weitergeht, suchen sie in zwanzig Jahren noch nach dem Auto und meckern sich gegenseitig an.

Er kann allerdings überhaupt nicht darüber lachen. Er ist vollkommen ernst, stellt Anja fest. Das kann doch nicht wahr sein! Merkt er nicht, wie absurd es ist?

»Und du schiebst die Schuld mal wieder mir zu!«, platzt er heraus.

»Und du schiebst die Schuld auf Dritte«, stöhnt Anja auf. »Abgeschleppt! Wer kommt hier schon her und schleppt Autos ab?«

Er verteidigt sich. »Die Polizei. Oder sonst irgendwelche Kontrolleure.«

Jetzt hat Anja es satt.

»Hör dir doch mal selber zu! Irgendwelche Kontrolleure, du liebe Güte! Such du dein Auto, ich gehe Kaffee trinken.«

Anja wendet sich ab und geht ein paar erboste Schritte Richtung Marktcafé. Ihr Mann folgt ihr und schubst sie. Nur ein bisschen, aber er schubst sie. Anja begreift: Es ist ihm ernst. Es ist kein Witz.

»Verdammt, mit dir ist das Leben wirklich schwer«, brüllt er. »Manchmal denke ich … denke ich, diese verdammte Frau!«

»Willst du mir wieder mit Scheidung drohen?«

Diese ewige dumme Streiterei. Früher hat er ihr nie mit

Scheidung gedroht. In letzter Zeit streiten sie sich ständig, und jeder Streit endet gleich: dass es besser wäre, sich zu trennen. So sagt er es, *besser*. Damit man in Ruhe seinen Kram erledigen kann.

»Du bist absichtlich so ekelhaft«, sagt er und lacht gehässig.

Das will Anja sich nicht länger anhören.

»Guck dich selbst an. Ich trinke jetzt einen Kaffee.«

Anja geht rüber an den Bäckereistand und bestellt einen Kaffee und einen Krapfen. Der Krapfen schmeckt tröstlich, süß. Sie schlürft ihren Kaffee. Ihr Mann geht in großen Schritten vom Marktplatz, verschwindet um die Ecke.

Er meint es wirklich ernst, denkt Anja. Wo ist nur sein Humor geblieben? Liebt er mich überhaupt noch? Vielleicht geht sie ihm ja wirklich so schlimm auf die Nerven. Vielleicht brauchen sie eine Paartherapie oder ein Gruppenseminar. Wie kann die Suche nach einem Auto nur so entgleisen?

Eine halbe Stunde vergeht, eine Dreiviertelstunde. Anja trinkt einen zweiten Kaffee, isst einen zweiten Krapfen. Der schmeckt schon nicht mehr ganz so gut.

Wo bleibt er bloß?

Anja steht auf und geht über den Platz, überquert die Straße. Eine Möwe schreit, die Verkäufer verstauen ihre allerletzten Dinge.

Allmählich macht sie sich Sorgen. Das ist doch nicht normal. Ein Auto verschwindet nicht einfach so. Wie lange soll man nach einem Auto suchen, das man selbst geparkt hat? Und dann kommt Anja der Gedanke. Wieder dieser Gedanke. Was ist hier nur los?

Da sieht sie ihn. Er sitzt im Auto, zwischen all den anderen Autos, und rollt langsam auf sie zu. Er hat es also gefunden. Sie schaut ihn an. Er schmollt, dreht sich ihr nicht einmal zu. Da schaut auch sie wieder weg, geht einfach weiter, beschleunigt ihre Schritte. Er fährt in der Schlange der Autos neben ihr her, gibt Gas, hängt Anja ab. Gleich lasse ich mich wirklich scheiden, denkt Anja. Ich ziehe aus. So ein Dickschädel, das kann doch niemand ertragen.

An der Ampel ist Rot, er hält und macht die Beifahrertür auf. Anja rennt hin und steigt ein.

»Wo stand das Auto denn?«

»Da hinten, ein paar Straßen weiter«, knurrt er.

»Und da hattest du es auch geparkt?«

»Ja, wo denn sonst?!«

Keine weiteren Worte. Er umklammert das Lenkrad, starrt auf die Straße.

Schließlich gibt Anja nach, bietet eine Geste der Versöhnung an: Sie streckt die Hand aus und drückt kurz seinen Arm.

»Stell dir vor, wir hätten Kinder gehabt«, sagt sie. »Wir hätten sie überall verloren! In Geschäften, auf Spielplätzen.«

Er wird milder, lächelt ein bisschen.

»Du warst doch nicht wirklich ernsthaft wütend?«, fragt Anja.

»Wieso denn?«

»Na, weil das Auto weg war.«

»Aber es war doch gar nicht weg«, sagt er und sieht ihr in die Augen. »Hier ist es doch.«

Sie schaut ihn an, Unruhe kriecht ihr die Wirbelsäule hoch.

Er lächelt.

»Ich wollte dich doch nur ärgern«, sagt er und zwinkert ihr zu.

Anja lächelt. Sie muss sich dazu zwingen.

Hinter ihrem Lächeln zerrt die Unruhe an ihr.

Johannes wohnte im nobelsten Haus der Straße. Oder besser: Seine Mutter wohnte dort. Ich habe mich mit einem Mann verabredet, der noch bei seiner Mutter wohnt, dachte Anja und verspürte einen Anflug von Unbehaglichkeit. Und obendrein ist dies vielleicht ein Rendezvous, dachte sie, als sie auf die Klingel drückte.

Johannes wartete oben an der Wohnungstür. Als Anja auf der halben Treppe war, erlosch das Flurlicht. Jetzt beleuchtete nur noch ein matter Schein aus der Wohnung das Treppenhaus.

Sie begrüßten sich im Halbdunkel; Anja registrierte, dass Johannes sie zum ersten Mal richtig ansah. Es war ein fast diebischer Blick: Sie spürte, wie seine Augen ihr Profil abtasteten, das sich gegen die dunkle Wand abzeichnete. Er versuchte, ihr auf die Spur zu kommen. Schon wieder fühlte sie sich unbehaglich.

Johannes führte sie in die Wohnung. Ein Hund mit spitzen Ohren trottete ihnen entgegen und wedelte eifrig mit dem Schwanz. Neugierig schnupperte er an Anja, die ihn freundlich tätschelte. Erinnerungen an Terri stiegen auf, der jahrelang zur Familie gehört hatte. Mit der Erkrankung ihres Mannes war Terri depressiv geworden, hatte nicht mehr mit dem Schwanz gewedelt, hatte ganze Tage in der gleichen Position am Küchenherd verschlafen. Dann war er gestorben. Tiere hatten ein Gespür für ihre

Zeit. Wenn das Herrchen nicht mehr saftvoll im Leben stand, ging auch die eigene Zeit zu Ende, und ein Hund beschloss zu sterben. Vielleicht hatte Terri Krebs. Vielleicht wollte er einfach aufhören zu leben, wollte aufhören zu wollen. So stirbt ein Tier garantiert: Wenn es aufhört, etwas zu wollen.

Anja warf einen verstohlenen Blick ins Wohnzimmer. Ein glänzender Holzfußboden, weiße Wände mit Bücherregalen.

Ihr Gastgeber führte sie in die Küche und schenkte ihr Rotwein ein, der samt Gläsern schon bereitstand. Anja versuchte ihn mit einer vagen Handbewegung zu bremsen.

»Aber ich habe die Flasche schon geöffnet«, hielt Johannes dagegen, »du musst aus Höflichkeit zumindest dieses eine Glas trinken, so guten Wein kann ich nicht wegkippen.«

Anja probierte. Der Wein war samtig und voller weicher Aromen. Johannes holte eine flache Form aus dem Kühlschrank, in der vorbereitete Kartoffeln lagen, und stellte sie in den Ofen. Dann gab er Anja einen gewaschenen Salatkopf und Gemüse zum Zerkleinern und kümmerte sich um das Fleisch. Anja verfolgte interessiert seine Bewegungen; das Fleisch hatte in einer Marinade gelegen. Er portionierte es in bratfertige Stücke und klopfte sie behutsam flach, gab sie ungewürzt direkt in die heiße Pfanne und briet sie kurz von beiden Seiten an, legte sie dann in eine Kasserolle aus Gusseisen und gab Salz und weißen Pfeffer aus der Mühle darüber. Anja war keine sonderlich erfahrene Köchin; die feineren Mahlzeiten hatte ihr Mann zubereitet, solange er sich noch an die Rezepte erinnerte.

Anja musterte Johannes unauffällig. Eine gerade Haltung, eine erstaunlich tadellose Figur. Breite Schultern, auf eine Weise athletisch und muskulös, die Anja nicht gewohnt war. Solch gutgebaute Körper kannte sie nur aus Filmen und aus der Werbung. Auf den ersten Blick wirkte Johannes durch seine eindrucksvolle Statur größer, er war zugleich sehr schlank, fast sehnig, wie ein Hürdenläufer oder Dreispringer. Vielleicht trieb er als Ausgleich zu seiner wissenschaftlichen Arbeit Sport, spielte in einer Hallenhockey- oder Fußballmannschaft.

Er gehörte zu der Sorte Mann, die bis ins mittlere Alter etwas Jungenhaftes haben. Man konnte ihm ansehen, wie er als Sechzehnjähriger gewesen war, wie er im Klassenzimmer auf der Fensterbank lümmelte. So ein Junge war er: ein ernster Blick, der das Zimmer durchschnitt, für einen Moment auf ein Mädchen fiel, dann ein kurzes Flackern, das sofort wieder verschwand. Ein Junge, der den Raum betrat, etwas über das Wetter sagte, dem Mädchen erst nicht in die Augen sah, dann doch, lächelte, von seiner Lektüre erzählte, von der Krümmung des Alls oder schwarzen Löchern. Von der Krümmung des Alls sprach er, traute sich aber nicht, das Mädchen ins Kino einzuladen.

Anja strich ihren Rock glatt. Sie hatte sich auf gefährliches Terrain begeben.

Johannes öffnete das Fenster, das bis zum Boden reichte, und Anja sah, dass sich dahinter noch ein kleiner Wintergarten anschloss. Und sie erblickte ihre Spiegelung im Fensterglas: Sie sah leicht verschreckt aus, eigentümlich, verzerrt und fremd. Um ihr Spiegelbild nicht sehen zu müssen, stand sie auf und betrat den Wintergarten. Dort befanden sich eine Arbeitsplatte und ein zweiter, vorgewärmter Herd. Johannes schob das Fleisch in den Ofen.

»So, jetzt müssen wir nur noch warten.«

Sie aßen im Wohnzimmer. Johannes hatte Klaviermusik aufgelegt, Anja erkannte nicht, was es war.

Jetzt blickte er ihr direkt in die Augen, herausfordernd. Seine Augen waren braun. Am Vortag hatten sie noch moosgrün ausgesehen. Wahrscheinlich waren sie moosgrün, wenn man sie im Tageslicht und von nahem sah. Vielleicht wechselte die Farbe seiner Augen auch mit seiner Stimmung. Sorge, Wärme, Erregung, Hass, Liebe. Vielleicht konnte man die Farbnuancen dieser Augen nur ergründen, wenn man Johannes wirklich nahekam. Anja ertappte sich bei der Überlegung, wie Johannes' Erregung war. Wie unpassend – Anja musste ihre Gedanken mit einem großen Schluck Wein fortspülen.

Am Ende der Mahlzeit hatte sie drei Gläser getrunken und fühlte sich irgendwie unwirklich.

Sie hatte das Bedürfnis, über ihren Mann zu sprechen, über ihr gemeinsames Leben und wie es sich durch sein Vergessen verändert hatte.

»Weißt du«, begann sie vorsichtig, »das Schmerzhafteste war, als mein Mann sich an ganz bestimmte Dinge nicht mehr erinnert hat. Aber ist es eigentlich wirklich so schlimm, dass er sich nicht mehr an alles erinnert? Zu vergessen ist befreiend, manchmal sogar eine Wohltat. Wenn es denn auf das Vergessen beschränkt ist! Aber er hat nicht nur aufgehört sich zu erinnern, sondern auch zu wollen. Das hat am allermeisten wehgetan, dass er überhaupt nichts mehr wollte.«

Johannes nickte.

»Es ist nicht auszuhalten«, fuhr Anja fort. »Man kann sich das nicht vorstellen, bis es einem Nahestehenden wirklich so ergeht. Erst wenn die Erinnerungen verblassen, verschwinden, nur noch zufällig auftauchen, erst dann begreift man, dass auch der Wille abhandenkommt. Es gibt einfach gar keine Möglichkeiten mehr. Der Geist lässt sozusagen alle Möglichkeiten fahren, denn er hat keine Erinnerungen mehr, aus denen neue Möglichkeiten ja erst entstehen. Mein Mann hat schon seit vielen Jahren keine Wünsche, keinen Willen mehr.«

»Wirklich gar nicht mehr?«

»Doch, einen Wunsch hat er noch. Die allerletzte Möglichkeit.«

»Welche?«

»Den Tod. Er will sterben.«

Anja trank hektisch von ihrem Wein. Jetzt hatte sie zu viel gesagt. Besser, sie sagte überhaupt nichts mehr. Johannes erfasste das Heikle der Situation, stand auf und reichte ihr die Hand.

»Komm, ich denke, wir sind bereit. Ich wollte dir doch was zeigen.«

Anja wischte sich den Mund mit der Serviette ab und folgte ihm. Johannes führte sie aus dem Wohnzimmer in den Flur, vor eine schwere, geschlossene Tür. Ehe er sie öffnete, wandte er sich Anja zu und verstärkte seinen Händedruck. Sein Blick war fragend: Bist du bereit? Anja wusste nicht, was sie erwartete. Sie machte sich auf etwas Unangenehmes gefasst, irgendeinen perversen Anblick, der ihr womöglich Übelkeit verursachen würde. Als Johannes die Tür öffnete, drehte sie sich instinktiv um und prüfte, wie sie am schnellsten aus der Wohnung flüchten konnte.

Im Zimmer war es dunkel. Es dauerte einen Moment, bis sich ihre Augen an das Dämmerlicht gewöhnten. Das Zimmer war eigentlich gar kein Zimmer, sondern eher ein kleiner Saal, jedoch ganz ohne Möblierung – nur der nackte Holzfußboden und drei hohe Fenster, durch die das blasse Mondlicht fiel. Schließlich sah Anja es: Der Raum war von oben bis unten mit Fotos tapeziert. Sogar die Decke war voll. DIN-A4-große Fotos, die völlig ohne System aufgehängt schienen.

Die Mannerheimintie in den siebziger Jahren, ein lachendes Kind mit einem Ball, eine rätselhafte Frau aus den Zwanzigern, die herausfordernd durch den Fotografen hindurchzublicken schien. Manche Fotos bestanden aus zwei übereinanderliegenden Bildern; so war etwa die lächelnde Frau aus den Zwanzigern am Denkmal der Drei Schmiede vom Verkehr des neuen Jahrtausends umtost. Und wenn man den Blick halb abwandte, konnte man vor dem Gesicht der Frau noch ein anderes erahnen.

Anja war bestürzt von dieser Bilderflut.

»Hast du die alle aufgehängt?«

»Nein. Das war meine Mutter. Ich weiß nicht genau, wann sie es gemacht hat. Vielleicht, als es bei ihr mit dem Vergessen losging. Ich schätze, dass diese Fotos schon jahrelang hier hängen. Als ich im Sommer nach Finnland zurückgekehrt bin und ein bisschen Ordnung in der Wohnung schaffen wollte, stand ich plötzlich in diesem Raum. Meine Schwester wollte die Fotos sofort abnehmen, aber ich habe sie davon abgehalten. Ich denke, sie haben wohl eine Bedeutung.«

Anja nickte stumm, unfähig, einen Ton hervorzubringen.

»Verstehst du jetzt?«, fragte Johannes. »Die Kaleidoskop-Logik. Von irgendwo taucht ein Bild, eine Erinnerung auf, bekommt ohne klaren Anlass eine Bedeutung. Für den, der das so erlebt, ist diese Bedeutung immer groß.«

Anja wusste ganz genau, was er meinte.

»Wenn der Mensch zu vergessen beginnt, löst sich als Erstes die Chronologie auf.«

»Ja«, stimmte Johannes ihr zu.

Anja fuhr auf einmal ohne jede Hemmung fort, sie hatte das Gefühl, über alles reden zu können.

»Und wenn das Vergessen voranschreitet, verschwindet die Zeit irgendwann komplett. Erfahrungen verlieren an Tiefe. Und mit den Erinnerungen kommt auch der Wille abhanden.«

Anja spürte ihr Herz heftig schlagen. Sie hätte gern alles gesagt, einfach alles gesagt, und am Ende sogar das Schwerste. Aber noch ging es nicht. Während das silbrige Mondlicht die Wände beschien, hörte sie nur ihr Atmen.

Sie standen noch einen Moment da, schweigend, lauschten, wie die Stille aus den Ecken kroch und sie beide einhüllte.

Als sie die Tür hinter sich schlossen und ins Wohnzimmer zurückkehrten, war die Realität wieder an ihren Platz gerückt. Anja spürte, dass es nun an der Zeit war zu gehen. Johannes half ihr in den Mantel.

»Ich würde dich gern wiedersehen«, sagte er ohne Umschweife.

Ein Nein fiel ihr schwer, aber ein Ja fühlte sich an wie

ein Verbrechen. Sie war verheiratet, und ihr Mann lebte, zwar in einer anderen Welt, aber er lebte.

Johannes wirkte integer, aufrichtig. Vielleicht lag das an seiner Art zu sprechen: die etwas langsameren Worte am Satzanfang, die langgezogenen Silben. Die S-Laute klangen weich, zärtlich beinahe. Wahrscheinlich das Überbleibsel eines Dialekts. Vielleicht hatte Johannes als Kind im Norden des Landes gelebt.

»Wir können ja mal schauen«, sagte Anja zögernd.

Sie öffnete die Wohnungstür, bedankte sich für das Essen und wollte bereits gehen. Doch irgendetwas ließ sie noch einmal umdrehen, sie machte ein paar Schritte auf Johannes zu, streckte ihre Hand aus und fasste ihn am Kragen, als würde sie um Gnade bitten. Ihre Stimme klang atemlos, wie ein Flüstern: »Ich habe ihm versprochen … ihm versprochen, ihn umzubringen.«

Ihre Worte gingen durcheinander. Johannes sah ihr ruhig in die Augen. Sie sagte es noch einmal, diesmal laut und deutlich, als müsse sie sich der Sache auch selbst klarwerden: »Ich habe meinem Mann versprochen, dass ich ihn umbringe, wenn er sich an nichts mehr erinnert.«

Johannes löste seinen Blick nicht von ihr, nickte nur gelassen.

»So was geschieht nun mal«, sagte er freundlich. »Menschen versprechen sich gegenseitig etwas. Dinge. Versprechen, die schwer zu halten sind.«

Anja spürte ihre Knie zittern und Tränen aufsteigen.

»Ich kann nicht. Ich kann das nicht«, sagte Anja, jetzt wieder flüsternd. »Ich fühle mich schon jetzt wie eine Schuldige. Würde die Tat daran überhaupt noch etwas ändern? Sie würde die Schuld nur realer werden lassen.

Es würde sich erfüllen, was bereits angelegt ist. Ich habe es ja bereits getan, indem ich denke, dass ich dazu in der Lage bin.«

»Wen bittest du jetzt um Verzeihung?«

»Ich weiß nicht. Ich weiß nicht, ob es überhaupt möglich ist, Verzeihung zu erbitten.«

Sie standen einander gegenüber, eine Minute verging, vielleicht eine zweite.

»Erzählst du es jemandem?«, fragte Anja. »Wirst du es irgendjemandem sagen?«

»Wem sollte ich es denn sagen?«

»Ich weiß nicht. Der Polizei vielleicht.«

»Nein«, sagte Johannes, ohne zu zögern. »Das mache ich nicht.«

»Warum nicht?«

»Weil man den allerliebsten Menschen manchmal solche Dinge verspricht. Manchmal auch Straftaten. Darüber zu richten ist nicht meine Aufgabe.«

Jetzt wollte Anja endlich gehen, doch sie drehte sich ein zweites Mal zu Johannes um.

»Was willst du eigentlich von mir?«

Johannes zuckte die Schultern.

»Dich kennenlernen.«

Anja sah auf seine Füße. Aus irgendeinem Grund trug Johannes keine Socken, was Anja erst jetzt auffiel. Nackte, überraschend gebräunte Füße mit hübschen Zehen und perfekten Fußnägeln. Diese nackten Füße hatten eine unfassbar menschliche Ausstrahlung, waren schmerzhaft unschuldig, hatten Konturen, die man sich gern in Erinnerung rief, etwa wenn man nachts aufwachte: die vollkommen hilflose Nacktheit dieser Zehen. Und die

Selbstverständlichkeit dieser Zehen, samt ihrer kleinen Besonderheiten. Eine Zweckmäßigkeit, die nicht erst um Erlaubnis bitten musste.

Wie leicht wäre es zu bleiben, einfach hierzubleiben, im Flur dieses fremd-vertrauten Mannes, dann ins Wohnzimmer zu gehen, sich aufs Sofa zu setzen, in seinen Armen, den Kopf an seine Schulter sinken zu lassen, die Augen zu schließen. Wie leicht könnte sie es vor sich selbst begründen.

Nur um etwas zu tun, strich Anja sich die Haare aus dem Gesicht.

Es war jetzt wirklich Zeit zu gehen.

Sie sah ihn schweigend an.

»Ich habe nur noch die Vergangenheit. Erinnerungen. Bedeutung habe ich nur noch in Erinnerungen.«

Draußen fror es. Anja atmete tief und ging langsam Richtung Zentrum. Es war vollkommen windstill. Der Schock ließ ihren Gang leicht schlingern. Im Mondlicht betrachtete Anja ihre Hände: Sie zitterten.

Unter den tröstlichen Bäumen in dem schmalen Park machte sie halt. Tränen wollten raus. Sie versuchte zu weinen, aber es ging nicht. Sie schritt die Esplanade hinunter. Die schwarzen Stämme der Bäume begannen zu glänzen; ein nächtlich gefrorener Märchenwald. Am Hotel Kämp ging sie zur Aleksanterinkatu hoch. Vor dem Café Fazer blieb sie stehen, um das Pfefferkuchendorf im Schaufenster zu betrachten. Es war schon für die Adventszeit aufgestellt. Sie erinnerte sich noch, wie gespannt sie als Kind auf das Pfefferkuchendorf gewartet hatte. Jeden Tag ging sie am Schaufenster vorbei und guckte nach, ob es schon da war, und eines Tages war es so weit: perfekte kleine Fenster und Türen, zuckergussgedeckte Dächer, Pfefferkuchenmännchen und -wichtel, die auf Bonbonwegen tanzten. Stundenlang konnte sie sich das anschauen; diese perfekte miniaturhafte Welt, die ganz sicher echt und lebendig war, zumindest nachts, wenn niemand hinsah.

Anja ging Richtung Bahnhof. Langsam beruhigte sie sich. Die Tränen hatten sich zurückgezogen. Beinahe musste sie lächeln.

Sie schaffte es in den Bus um halb zehn, und in der stickigen Wärme kehrte ihre Ruhe schließlich zurück.

Hinter Kaisaniemi beschleunigte der Bus, hielt an der Hämeentie nur einmal, und als er schließlich die Schnellstraße erreichte, glitt er in vollem Tempo in die Dunkelheit der Nacht. Dort, im besänftigend warmen Vibrieren des Fahrzeugs, wurde auch ihr Atem wieder regelmäßig, und ihre Hände hörten auf zu zittern.

Morgens wachte Anja um halb fünf auf. Nachts hatte Schneefall eingesetzt. Durch Anjas Traum war das Wissen um eine Veränderung gesickert, ein neuer Gast schien sich bei ihr eingerichtet zu haben, vielleicht war es Angst, vielleicht auch Hoffnung, Anja konnte das noch nicht unterscheiden. Und sie konnte auch nicht wieder einschlafen. Sie sah die Schneeflocken, wie sie leise, beinah trödelnd am Fenster herabrieselten, achteckige Kleinstkunstwerke aus Spitze, und erinnerte sich daran, wie es als Kind war, wenn der erste Schnee fiel.

Sie kochte Kaffee und holte die Zeitung, die vor der Wohnungstür lag, stapfte in den großen Gummistiefeln ihres Mannes hinaus in die noch unzerstörte Schneedecke. Die Stiefel hinterließen riesige Spuren im Weiß. Am Briefkasten sah Anja sich kurz um. Die Flocken segelten auf ihre Haare, und sie streckte die Arme in den Himmel und drehte sich langsam im Kreis, wie damals als Kind.

Marie Tinka hat gefälschte Ausweise aufgetrieben. Auf dem Papier ist Marie jetzt einundzwanzig und Tinka zweiundzwanzig.

Die Vorbereitungen für den Abend starten um fünf Uhr nachmittags in Maries Zimmer. Tinka hellt ihre Haare mit Strähnchen auf und schaut sich, während die Farbe einwirkt, auf dem Stadtplan schon mal den Weg an: Iso Robertinkatu, Fredrikinkatu, Uudenmaankatu, Erottaja, Kamppi.

»Am besten, wir angeln uns gleich zwei Typen, die uns dann für den Rest des Abends Getränke ausgeben. Wir können denen ja auf dem Klo einen blasen, dann läuft das schon«, plant Tinka.

»Nein«, sagt Marie entschieden, »meine Mutter kann uns Geld geben. Ich werde jedenfalls keinem einen blasen.«

Tinka sieht Marie durch ihre in Alufolie eingepackten Strähnen hindurch belustigt an.

»So sind nun mal die Spielregeln auf dieser Welt. Mädchen müssen manchmal ein Opfer bringen«, sagt sie wissend und zeichnet mit einem rosa Schminkstift Herzchen auf den Stadtplan.

»Nein.« Marie zieht mit diesem Wort eine klare Grenze in die Luft. »Ich habe meine eigenen Spielregeln.«

Tinkas Gesichtsausdruck wechselt von wissend zu mitleidig. Marie weiß, was das heißt: Die große Schwester bringt der kleinen etwas bei.

»Du Arme«, sagt Tinka mit geschürzten Lippen. »Mit der Einstellung bleibst du die ewige Miss Jungfrau.« Sie lacht und bemalt ihren linken großen Zeh.

Marie schaut Tinka bestürzt an und begreift: Sie hat ihr die Geschichte vom wilden Sex im Saunagebäude keine Minute lang geglaubt.

»Aber ich habe doch …«, stammelt sie, will die Situation noch irgendwie retten.

»Meine kleine Süße. Du denkst doch nicht etwa, dass ich dir geglaubt habe? Ich hab doch gesehen, dass ihr da keine fünf Minuten drin wart. Aber heute kriegen wir das geregelt.«

Marie blickt verschämt zu Boden. Dummes Mädchen. Bemitleidenswertes, unerfahrenes kleines Kind. Und in diesem Moment beschließt sie: Heute passiert es.

Tinka geht ins Badezimmer und spült sich die Farbe aus dem Haar. Marie tritt vor den Spiegel, betrachtet sich und denkt über einen Schlachtplan nach. Noch ist sie Jungfrau, aber das soll sich ändern. Nur wie? Es gibt zwei Dinge, die ihr Sorgen machen: küssen und blasen. Maries Kusstalent wurde schon in der siebten Klasse als nichtig eingestuft – ein älterer Junge, eine Schulparty und ihr erster Kuss im Neonlicht des Mädchenklos. Dem Kuss – eine tastende Zungenwanderung entlang der Zahnreihen – folgte eine genervte Ansage: »Stocher nicht so rum, oder ich muss kotzen von deiner Zunge.« Seitdem wird sie die Gewissheit, in Sachen Zungenkunst total unfähig zu sein, nicht mehr los. Die Gewissheit hängt über ihrem Kopf wie ein blinkendes Neonlicht: Kuhzunge. Eine Zunge, von der dem anderen übel wird. Diese Gewissheit steht zwischen ihr und ihrer Verwandlung in eine Frau. Und jetzt noch die zweite Gewissheit: Sie kann nicht gut blasen, nicht so, wie eine Frau es können sollte.

»Ich brauch langsam was zu trinken«, sagt Tinka ungeduldig. »Habt ihr hier irgendwo einen Alkoholschrank?«

»Schon. Aber ich habe da noch nie was rausgenommen. Meine Mutter würde das bestimmt merken.«

»Das merkt die nicht.« Tinka wirft gereizt den Kopf in den Nacken. »Wir nehmen einen Klaren und füllen die Flasche mit Wasser auf.«

Sie springt auf und ist schon an der Tür. Marie folgt ihr gehorsam. Im Wohnzimmer steuert Tinka zielstrebig auf den Glasschrank zu.

»Was nehmen wir?« Sie gluckst begeistert und öffnet den Schrank.

Marie schaut zur Tür. Ihre Mutter kann jeden Moment nach Hause kommen. Aber Tinka schert sich nicht um Warnungen, öffnet eine Flasche nach der anderen und schnuppert am Inhalt. Aus der Wodkaflasche nimmt sie einen anständigen Schluck und zieht die Nase kraus.

»Puh, heftig. Aber den nehmen wir«, sagt sie knapp und greift nach der hellroten Thermosflasche. Sie füllt sie bis oben mit Wodka, ein kleiner Schwall landet auf dem Tisch, direkt neben Maries Konfirmationsbild. Tinka beugt sich vor und leckt den Alkohol von der Tischplatte.

»Beeil dich, meine Mutter bringt mich um …«, beginnt Marie.

»Jetzt hör mal auf, alles läuft bestens, und deine Mutter

ist absolut auf meiner Seite. Ich hab mit ihr gequatscht, und sie mag mich«, unterbricht Tinka sie.

»Wann hast du denn mit meiner Mutter gequatscht?«

»Na, am Telefon. Ich wollte dich anrufen, und sie war dran. Ich habe mich höflich als deine neue gute Freundin vorgestellt. Ich weiß, wie man mit Erwachsenen reden muss. Glaub mir, deine Mutter mag mich.«

»Gut, wenn du meinst.«

Jetzt müssen sie noch in die Küche schleichen und die Wodkaflasche mit Wasser auffüllen. Tinka geht mit der Flasche voran, Marie tapst hinterher. Tinka ist schon in der Küche, als Marie hört, wie der Schlüssel sich im Schloss dreht. Ihre Mutter.

»Was stehst du denn hier rum?«, fragt sie irritiert und stellt die Einkäufe ab.

»Ich wollte nur, also …«

Marie hört Tinka in der Küche hantieren und kapiert: Da drinnen hört man nicht, dass sie nicht mehr allein in der Wohnung sind. Marie sieht das Unvermeidliche schon eintreten: wie ihre Mutter die Wodkaflasche bemerkt, die lastende Stille, die dann folgt, eine gemeinsame Sitzung am Küchentisch, noch mehr lastende Stille, vorwurfsvoll, anklagend. Verhörfragen, Aufklärung zum Alkoholmissbrauch. Verachtung, die höflich-subtil auf Tinka gerichtet wird, die böse Verführerin, die kleine Hexe, die Marie ins Verderben locken will.

Ihre Mutter zieht die Schuhe aus und will die Einkäufe in die Küche tragen. Marie wird panisch. Sie darf ihre Mutter nicht durch die Tür lassen.

»Was ist denn los?«, fragt ihre Mutter ungeduldig. »Wieso stehen wir hier im Flur rum? Komm, lass uns Tee kochen«, schlägt sie vor und öffnet Maries abwehrenden Bemühungen zum Trotz die Küchentür.

Marie stöhnt auf, der verzweifelte Moment des Ertapptwerdens, ihre Mutter hat die Tür aufgemacht, steht auf der Schwelle und starrt Tinka an. Doch noch im gleichen Moment sieht Marie, dass nirgends eine Wodkaflasche steht, sieht, dass Tinka ihr sonnigstes Flirt-Lächeln lächelt, selbstsicher, als würde die Welt ihr gehören, mit der hellroten Thermosflasche voller Wodka in der Hand.

»Ach!«, sagt ihre Mutter überrascht. »Du bist wohl Tinka?«

»Hallo, guten Tag. Ja, das bin ich«, erwidert Tinka lächelnd und reicht Maries Mutter höflich die Hand.

Marie schaut verblüfft zu, wie Tinka auch dieses Spiel beherrscht. Ihre Mutter ist sofort hin und weg.

»Wie schön, dass Marie schon eine neue Freundin gefunden hat. Noch dazu eine so sympathische«, sagt sie und setzt Teewasser auf. Tinka zwinkert Marie zu und nimmt zu deren Entsetzen einen großen Schluck aus der Thermosflasche.

Als sie am Tisch sitzen und Tee trinken, wickelt Tinka ihre Mutter immer weiter um den Finger, erzählt fröhlich von ihren Zukunftsplänen, erntet anerkennendes Lächeln. Zwischendurch nippt sie an der Thermosflasche und erwähnt mit glänzenden Augen, dass Mädchen immer viel Wasser trinken sollten.

»Ist gut für die Haut und die Haare«, sagt sie zu Maries Mutter, grinst dann Marie an und lächelt geheimnisvoll. Marie senkt ihren Blick auf die Tischplatte, kaut stumm auf einem der Bagels herum, die ihre Mutter mitgebracht hat, und schlürft Tee.

Die Folge des gemeinsamen Teetrinkens: keinerlei Katastrophe, keine Predigt in Sachen Alkoholmissbrauch, kein Hausarrest. Stattdessen reicht Maries Mutter den Mädchen vierzig Euro.

»Damit könnt ihr zu McDonald's gehen«, sagt sie munter.

»Super, erst gehen wir ins Kino und dann zu McDonald's«, erwidert Tinka strahlend und verzieht keine Miene.

An der Bushaltestelle stellt sich Tinka so dicht neben Marie, dass Marie die feuchte Wärme ihres Atems spürt. Sogar jetzt, wodkadünstend, duftet Tinka nach Rosen und Äpfeln. Tinka holt ihr Erdbeerlippenbalsam aus dem Rucksack und cremt sich die Lippen ein.

»Und jetzt bringe ich dir bei, wie man einen Mann besinnungslos küsst. So, dass er fast in Ohnmacht fällt«, flüstert sie und lehnt sich an Marie.

»Was ist los, was hast du vor?«

Tinka lächelt nur und nimmt Maries Gesicht in die Hände. Ihr Blick wird ernst, mit ihren glatten Fingern streichelt sie Maries Wangen. Maries Herz schlägt dumpf, macht einen Satz.

»Du bist so schön«, flüstert Tinka. »Lass dir ja nie was anderes einreden.«

Marie versucht zu lächeln, aber das Lächeln bleibt hinten an ihrem Gaumen kleben. Das Bewusstsein, dass hier gerade etwas Neues geschieht, hält das Lächeln umklammert. Marie sieht Tinka an und versucht herauszufinden, was gerade passiert; Tinka schaut nur, ernst, wortlos. Sie wischt mit dem Finger über ihren Mund und streicht

Lippenbalsam auf Maries herbstwindkalte Lippen. Marie will etwas sagen, doch Tinka legt ihr den Zeigefinger auf den Mund.

»Schschsch«, flüstert sie und kommt mit ihrem Gesicht ganz dicht an Maries Gesicht heran, atmet tief und ruhig, als hätte sie hier ihren Platz in der Welt gefunden.

Dann schließt sie die Augen. Marie tut es ihr nach.

»Und jetzt ganz langsam«, flüstert Tinka und berührt mit ihren Lippen vorsichtig Maries Lippen.

Der Kuss ist langsam, leicht und sanft, einer, der die Knie weich werden lässt und den Atemrhythmus verändert, die Welt in eine schönere verwandelt. Tinka leckt mit ihrer Zunge an Maries Zunge und lässt die Zungen dann näher zueinanderfinden. Glatt und erregend fühlt sich das an, Marie gleitet tief hinein in den Tunnel dieses Kusses. Der angefrorene Rasen knistert unter ihren Füßen, und die Welt wirbelt um sie herum, wird zu einem gewaltigen Strudel aus Farben und Lauten, in dessen Zentrum diese zwei Münder aufeinanderliegen, als wäre alles von Anbeginn so bestimmt gewesen, als hätte es nie etwas anderes gegeben als das weite Sternengewölbe des nächtlichen Oktoberhimmels und den unendlichen Strudel dieses Kusses.

Dann ist es vorbei, und Tinka löst sich von Marie, als wäre nichts geschehen, bückt sich und holt die hellrote Flasche aus ihrem Rucksack. Lässig wie ein Kerl genehmigt sie sich einen Wodka und bietet auch Marie einen an. Vorsichtig nimmt Marie einen kleinen Schluck. Tinka grinst.

»Dass das klar ist: Das ist hier kein Lesbentrip oder so. Das sind einfach Dinge, die eine Frau können muss«, sagt sie und spuckt zur Bestätigung ihrer Worte ins Gras.

Marie nickt folgsam.

Mit falschen Papieren unterwegs zu sein ist gar nicht so unkompliziert. Marie und Tinka schaffen es erst in die dritte Bar. Kaum sind sie drinnen, checkt Tinka sofort die Lage.

»Guck mal der da, der ist garantiert in Baggerlaune«, flüstert sie in Maries Ohr und nickt in Richtung eines blonden Typen. »Oh, der kommt schon rüber! Los, lächeln, den reißen wir auf.«

Der Blonde nähert sich ihnen, und alles ist genau so, wie Marie es aus dem Kino kennt. Mitternacht, Zigarettenqualm, Lärm, Gedränge. Was wohl sein erster Satz ist, überlegt sie. *Seid ihr oft hier?* Wenn er das tatsächlich sagt, wird sie so tun, als hätte sie ihn nicht gehört, beschließt Marie. Der Mann ist jetzt ganz nah, sie sieht, dass es gar kein Mann ist, sondern ein Junge, wirklich noch ein Junge. Marie setzt ihr Lächeln auf. Sie sieht dem Jungen an, dass er es weiß, er weiß es, und sie wissen es alle: keine Telefonnummern, keine Erwartungen, keine Versprechen. Vielleicht nicht einmal Vornamen. Tinka lässt ihre flammenden Haare fliegen und ihr Zauberlächeln leuchten.

»Du hast schöne Augen«, sagt der Junge zu Marie.

Zu Maries Überraschung und Tinkas Verblüffung scheint er Tinka kaum zu registrieren, schaut nur Marie tief in die Augen.

Er lädt sie auf einen Drink ein. Tinka fordert einen Cosmopolitan, also spendiert er auch ihr einen.

»Was hältst du davon, wenn meine Freundin und ich dich gemeinsam vernaschen?«, fragt Tinka ihn provozierend.

Der Junge lacht amüsiert auf und wendet sich Marie zu: »Ist deine Freundin immer so direkt oder nur heute?«

Marie lächelt. Tinka schnaubt genervt, steht auf und lässt Marie mit dem Jungen allein. Marie sieht ihr nach und versucht, sie im Gewimmel der Bar im Blick zu behalten, aber der Junge dreht ihren Kopf sanft zurück in seine Richtung.

»Lass die mal. Wer so vorlaut ist, kommt auch alleine klar.«

»Ja, stimmt.«

»Aber jetzt zu dir – wer bist du eigentlich?«

»Ähm, Marie. Oder *ich,* ich bin einfach ich.«

Der Junge lächelt und beugt sich näher zu ihr. Marie riecht seinen Alkoholatem und merkt, dass sie keine Lust hat, ihn auf die Art zu küssen, die Tinka ihr beigebracht hat.

»Ich hab so das Gefühl, dass du heute Nacht mit zu mir kommst«, flüstert der Junge.

Marie lächelt. Das Spiel läuft, es läuft genau so, wie es laufen soll. Und sie weiß, wie es ausgehen wird, weiß es jetzt ganz genau: Heute wird es passieren.

Sie stehen auf, er legt ihr den Arm um die Schultern. Sie gehen zur Garderobe; auf dem Weg sieht sie noch einmal Tinka. Sie schaut von weitem zu ihnen herüber, durch den Qualm, ihren Drink noch immer in der Hand, ihr Blick wirkt gläsern, ernst. Einen kurzen Moment lang sieht Marie Trauer in ihren Augen, doch dann stellt sich jemand in ihre Sichtachse, und Tinka ist verschwunden. Marie wendet sich ab und geht zur Tür, nach draußen.

Auf dem Nachhauseweg, dem Weg in ein fremdes Zuhause mit einem fremden Menschen, hört Marie zu, wie der Junge redet. Er redet ununterbrochen. Die Stille muss gefüllt werden, die Wahrheit darf nicht an die Oberfläche gelangen. So reden anscheinend die meisten Menschen: von ihrer Arbeit oder ihrem Studium oder von was auch immer, und Marie hört zu. Der Junge bekennt sogar mit leiser Stimme, dass man ja manchmal auch selbst ganz unten sei, ganz tief unten. *Ganz tief unten*, denkt Marie, *auch selbst*.

Kaum ist seine Zimmertür zu, kommt er zu ihr, mit harter Erektion, rauer Stimme. Maries Herz pocht heftig. Er küsst sie – schmeckt nach Zigarette und Bier, denkt Marie. Die Kombination hat irgendwas Fleischiges, erinnert entfernt an den Eintopf aus Schweinefleisch, den sie im Kindergarten nur widerwillig gegessen hat. Übelkeit steigt in ihr auf. Der Junge zieht seine Hose aus. Seine Eichel ragt feucht und glänzend aus der Unterhose, Marie denkt flüchtig, wie sehr so ein Schwanz doch den Schwänzen von Pornobildern ähnelt, und überlegt, ob diese Dinger wohl am Ende alle gleich sind, nur meist ein Stück kleiner und mit mehr Schamhaar drum herum.

Sie legt sich auf dem Bett in Position, zieht ihre Unterhose aus und lässt den Jungen machen. Er ist ungeübt, unvorsichtig, dringt zu tief ein; sie denkt, dass sie sich besser mitbewegen sollte. An einem Punkt verwandelt sich der Schmerz in etwas Weißes, Schwebendes, Nebliges; mitbewegen muss man sich. Sein Samenerguss ist ein erstickter Aufschrei. Zeitgleich fällt Maries Blick auf die Nachttischlampe, und sie bemerkt, dass bei ihrer Oma genau dieselbe Lampe steht, verschiedenfarbiges Glas, mit Metall verlötet. Die Lampe und die Vorhänge hat garantiert seine Mutter für ihn ausgesucht, denkt Marie, vielleicht auch seine Freundin.

Der Junge dreht ihr den Rücken zu und schläft ein. Marie bleibt wach. Sie beobachtet die roten Ziffern auf dem Wecker. 03:12. 03:13. 03:14. Der Atem des Jungen wird tiefer, verwandelt sich in ein Schnauben. 03:21.

Wenn man neben einem fremden Menschen schläft, schafft das ungewollt eine zu große Nähe. Beim Schlafen ist man am verletzlichsten, am nacktesten, wie ein Kind. Der Schlaf nimmt alle Masken fort, und zurück bleibt nur Intimes; Schmatzer, Seufzer, leises Röcheln. Und der, der in der plötzlichen Kluft der Intimität zweier Fremder wach bleibt, der, der alle Bewegungen der Gliedmaßen des fremden Schlafenden bezeugt und die wechselnden Rhythmen seiner Atmung, der hat die Macht. Aber diese Macht fühlt sich nicht gut an, sondern bestürzend, sonderbar, geradezu gefährlich. Es ist, als wäre man unvermittelt mit einem Geheimnis verheiratet, mit dem man gar nichts zu tun haben wollte.

Marie beobachtet, wie der Junge im Schlaf ächzt und sich am Bein kratzt, seine Kopfposition verändert. Dann sieht sie wieder zum Wecker, 03:40. Noch eine Stunde, dann sind die Zeitungsausträger unterwegs. Marie spürt ein schmerzhaftes Pochen zwischen ihren Beinen. Der stickige Geruch des Kondoms hängt noch in der Luft. Der Junge schnarcht. Durch den Spalt zwischen den Vorhängen sieht sie, dass es angefangen hat zu schneien. Noch eine Stunde, dann kann sie gehen, die Tür hinter sich schließen und durch den Schnee spazieren, ihre Spur in der neuen, sauberen, watteweichen Schneefläche hinterlassen.

Aber Marie wartet diese Stunde nicht mehr ab. Sie geht mitten in der Nacht hinaus in den Schnee. Dabei tut ihr jeder Schritt weh, Blut rinnt ihr in die Unterhose.

Eine unerwartete Heiterkeit packt sie: Ach, so ist das also? Nicht ganz, was sie sich erwartet hat, eigentlich sogar überhaupt nicht. Nicht gerade toll, nicht einmal aufregend. Aber neu, das auf alle Fälle, und fremd. Neu und fremd. Erwachsen.

Marie ist zu Hause, geht ins Badezimmer, lässt in der Dusche das Wasser laufen, nimmt den Rasierer, mit dem sie sich die Beine rasiert, macht die Umhüllung der Klinge kaputt und ritzt quer über ihren Oberschenkel. Ein Schnitt, ein zweiter, ein dritter.

Sie hört ihr eigenes Stöhnen. Wie leicht es ihr entweicht, zwanglos. Ein Stöhnen mit einem neuen Klang. Viel wahrhaftiger als jeder einzelne, halberzwungene Laut vorhin, in dem fremden Bett mit dem fremden Jungen. Das Blut vermischt sich mit dem Wasser und verschwindet im Abfluss. Wasser, Arterienblut, Fotzenblut, alles durcheinander. Und Marie lässt es fließen, sie lässt das Blut fließen.

Am nächsten Morgen in der Küche gießt ihre Mutter gerade den ewig gleichen Kräutertee in die Tassen, als Marie einen verhängnisvollen Fehler macht: Sie beugt sich vor, um sich ein Brötchen aus dem Korb zu angeln, lehnt sich achtlos gegen die Tischkante. Mit dem Oberschenkel, der außer vom Pyjama noch von fünf Lagen Mullbinde umhüllt ist. Die Mullbinde verdeckt drei süße Schnitte. Die Wunden klaffen offen und tröpfelnd, wie das Leben der Ritzenden selbst.

Aber jetzt der Fehler. Der Fehler und die Folge: Der Schenkel kommt gegen die Tischkante, und Marie stöhnt vor Schmerz auf, sinkt taumelnd auf den Stuhl. Der Blick ihrer Mutter ist scharf.

»Was ist los, was hast du? Bist du krank?«, bohrt sie.

»Ach, nur Rückenschmerzen«, weicht Marie aus und versucht, ihren Schenkel unauffällig mit der Hand zu bedecken.

Dabei fühlt sie etwas Feuchtes: Das Blut sickert durch. Hilflos versucht sie mit der Hand den Blutstrom zu verbergen. Aber es nützt nichts, der Blick ihrer Mutter trifft ihre Hand und den Pyjama, auf dessen Flanell sich die hüpfenden weißen Schafe allmählich hellrot färben.

»Was ist denn, um Gottes willen, was hast du denn bloß?«, haspelt ihre Mutter mit einer Stimme, in der Ärger, aber auch Panik mitschwingen.

»Lass mich, es ist wohl wieder so weit, meine Tage, guck weg, bitte guck weg, Mama«, stammelt Marie leise und wendet sich von ihrer Mutter ab. Tränen wollen nach außen. Aber sie darf jetzt nicht weinen, jetzt bloß nicht weinen, wiederholt Marie in Gedanken.

»Marie. Du siehst mich jetzt gefälligst an und erklärst mir, was hier los ist!«

»Nichts, überhaupt nichts.«

»Hat dir jemand weh getan?«

Die Frage ist ein Aufschrei. Zum ersten Mal wird die Sorge ihrer Mutter für Marie greifbar. Diese Sorge ist ein greller Laut, der die Luft zwischen ihnen durchtrennt. Ihre Mutter fragt noch einmal: »Hat dir jemand weh getan?«

Und, eine Sekunde später, die unausweichliche Frage: »Oder hast du das selber gemacht?«

»Ach, leck mich«, schleudert Marie ihr entgegen und steht auf.

Ihre Mutter packt sie am Ärmel der Strickjacke, umklammert den Wollstoff und lässt sie nicht gehen. Marie reißt sich los. Auch das, stellt sie im selben Moment fest, ist ein Fehler. Die Strickjacke gleitet zu Boden und gibt Maries Arm frei, die frischen Schnitte, die den zarten Flaum der weißen Haut wie obszöne Fragezeichen durchtrennen. Die Strickjacke hängt noch einen Moment in der Hand ihrer Mutter, deren Gesichtsausdruck zu einem starren Bild gefroren ist, dann fällt die Jacke als stummes, lahmes Bündel zu Boden, nur die Plastikknöpfe klacken beim Aufkommen auf dem Parkett, und Marie kann den Blick nicht von den Augen ihrer Mutter abwenden: leere Augen, vollkommen ausdruckslos.

»Was soll das?«

Ihre Stimme ist zu einem Flüstern geschrumpft. Etwas in Marie wendet sich nach innen, verschließt sich und lässt ihren Blick gläsern werden. Marie sieht sich selbst, wie sie ihre Mutter ansieht, auf der Stelle stehend, wortlos. Ihre Mutter packt sie mit beiden Händen an den Schultern und schüttelt sie. Aber noch immer ist Marie versteinert.

Irgendetwas außerhalb, eine Stimme aus weiter Ferne, registriert die leisen Gefühle, die die Situation weckt, schreibt sie in die Erinnerung ein. *Ach, jetzt also wird sie ertappt, und ihre Reaktion ist gleich null. Oder höchstens eine vage Freude, ein unter der Oberfläche blubberndes Vergnügen darüber, dass etwas Heimliches vor sich geht, etwas Heimliches und Ureigenes.*

Es ist wie ein belustigendes Spiel, wie eine Lehrszene darüber, was geschieht, wenn Töchter etwas vor ihren Müttern verbergen. Marie spürt das Blut aus den Schnitten in ihrem Oberschenkel an ihrem Bein herunterrinnen, sieht es dann in lautlosen Tropfen aufs Parkett laufen. Wenn es sich ins Holz saugt, tief in die Fasern, dann bleibt es dort für immer kleben und ist mit keinem Putzmittel mehr wegzukriegen. So ist Menschenblut, es hinterlässt Spuren.

Maries Mutter schlägt sie mit der offenen Hand auf die Wange.

Marie weicht zurück und schlüpft wieder in sich hinein, tritt aus der Außenposition zurück in den Raum ihres Selbst. Sie sieht, wie ihre Mutter über ihre Tat erschrickt. Noch nie hat sie Marie geschlagen. Der Schlag ist leicht, wachrüttelnd, nur ein Klatschen, nichts als ein Hitzegefühl auf der Wange folgt darauf. Und doch hat sich etwas in Bewegung gesetzt, etwas, das mit den Sinnen nicht wahrnehmbar ist. Etwas, das sich nicht mehr stoppen lässt.

Ihre Mutter ist schockiert über ihre Tat.

»Entschuldige, entschuldige, entschuldige«, sagt sie. Ihre Stimme ist mechanisch, tonlos.

»Was ist hier eigentlich los, bitte sag's mir, was ist hier los?«, wispert sie.

Ihre Mutter sinkt auf den Stuhl, hebt mit zitternder Hand die Teetasse an die Lippen, als könne sie mit einer neuen Tat dieser Hand das Vergehen vergessen machen. Aber die Teetasse bleibt nicht in ihrer Hand, sie fällt scheppernd zurück auf die Untertasse, zerspringt in Scherben. Tee fließt auf den Tisch.

Die Frage ihrer Mutter zerschneidet die Luft, die drückend geworden ist, Luftholen fällt schwer. Die Frage steigt bis zum Leuchter auf und wartet dort auf eine Antwort.

Was ist los, was ist hier eigentlich los?

Auf die Frage kommt keine Antwort, Marie dreht sich um, geht aus der Küche, die Treppe nach oben und schließt ihre Zimmertür hinter sich.

Um sie senkt sich die Stille.

Zwei Minuten vergehen. Marie blickt zur Tür. Na klar kommt ihre Mutter ihr nach. Marie sitzt auf dem Bett, hält die Hand auf die Wunde, betet, dass der Blutstrom versiegt.

Ihre Mutter reißt die Tür auf. Ganz langsam, mit einer Verzögerung, schaut Marie zu ihr hin. Ihre Mutter blickt sich hektisch um. Sie braucht Beweismittel, belastendes Material, alles ist ihr recht, um Maries verheimlichtes Leben ans Licht zu zerren. Sie könnte Marie jetzt auch umarmen. Wie leicht könnte ihre Mutter das tun, die paar Schritte auf Marie zugehen, sie in den Arm nehmen. Marie würde es vielleicht sogar zulassen. Aber in diesem Augenblick verspürt ihre Mutter nichts anderes als das: den Drang zu wissen.

Ziellos und von blinder Panik dirigiert, beginnt sie Maries Sachen zu durchwühlen. Die Schreibtischschubladen, den Kleiderschrank; sogar hinter den Büchern im Regal sieht sie nach. Als Letztes die Kommode, in deren oberster Schublade das Messer und die Mullbinden liegen, das kleine Arsenal, mit dem Marie sich ihr Dasein leichter macht, klarer.

Marie denkt an ihr heimliches Arsenal. Die Angst, dass es nun gefunden wird, ist nur ein ferner Anflug. Als würde ihre Mutter ihre Gedanken lesen, öffnet sie die oberste Schublade, inspiziert den Inhalt, nimmt das Messer hervor. Marie hält sie nicht davon ab. Egal, jetzt kommt es raus, jetzt kommt alles raus. Sie beobachtet ihre lasche Reaktion. Wie egal doch alles ist, wie unbedeutsam. Aber hinter ihrer Gleichgültigkeit bebt schon die Panik und wird gleich angreifen, mit einer leichten Verzögerung, wie der Schrei bei einem Unfall.

Auch die Reaktion ihrer Mutter tritt mit Verzögerung ein.

Eine Sekunde vergeht, eine zweite. Ihre Mutter schweigt, hält nur das Messer in der Hand, an dessen Klinge etwas Blut zu einem Fleck geronnen ist.

Ein Haufen unsinnige, unglaubwürdige Erklärungen flitzen durch Maries Gehirn. Keine einzige schafft es, zu einem Satz zu werden.

»Was tust du dir an?«, fragt ihre Mutter schließlich.

Die Frage ist ein verzweifeltes Flüstern. Marie sieht, dass die Angst ihrer Mutter, jemand könnte ihr Böses tun, sogar ein bisschen kleiner ist als die Angst vor der Alternative: dass Marie es selber tut.

Mit großen Schritten kommt sie zu Marie und packt sie am Arm.

»Verdammt! Antworte mir endlich! Die Sache wird jetzt geklärt!«

Sie zerrt Marie hoch, schleift sie aus dem Zimmer, die Treppe hinunter in die Küche. Zum ersten Mal denkt Marie, dass das Spiel zu weit gegangen ist. Bis eben war es noch ein Spiel. Marie hat angenommen, dass sie ein Mädchen sein könnte, das Sehnsucht hat, eins, das sich im Moment verortet, mit kleinen, scharfen Linien. Dieses Spiel hat ihr gefallen. Sie hat es genossen. Aber jetzt ist ihre Mutter ihr böse. Sie hat das Spiel zu weit getrieben.

Ihre Mutter zwingt Marie, sich an den Tisch zu setzen.

Sie holt Desinfektionsmittel und Tupfer aus der Apothekentasche, befiehlt Marie, die fleckige Pyjamahose auszuziehen, und beginnt, die Schnitte zu säubern. Als sie sie fertig verbunden hat, hebt sie ihren Blick. Die Sorge hat sich hinter die Wut zurückgezogen. Ihr Blick verlangt nach einer Erklärung.

»Verflixt noch mal, und jetzt klären wir die Sache gründlich auf. Nimmst du Drogen?«

»Nein!«

»Du bist dünner geworden. Isst du nicht richtig? Übergibst du dich etwa?«

»Was?! Nein, ich übergebe mich garantiert nicht«, sagt Marie irritiert.

»Ich habe dich aber schon lange nicht mehr vernünftig essen sehen«, entgegnet ihre Mutter herausfordernd und löst den Blick nicht von Marie.

»Du kannst mich mal«, sagt Marie und wendet sich Richtung Fenster.

Ihre Mutter geht zum Kühlschrank und holt Butter und Käse. Sie nimmt ein Brötchen aus dem Brotkasten und schneidet es mit einer aufbrausenden Bewegung durch, streicht voller Wut Butter auf die Hälften. Sie hobelt Käsescheiben obendrauf und knallt das Brötchen vor Marie auf den Tisch.

»Jetzt iss, ich will sehen, wie du isst, hier, vor meinen Augen.«

Marie starrt ihre Mutter ungläubig an. Sie meint es ernst. Marie greift unsicher nach dem Brötchen, beißt probeweise einen Bissen ab.

Ihre Mutter befiehlt ihr, ihren linken Arm auszustrecken, und desinfiziert auch dort die Schnittwunden.

Marie isst, ihr Arm brennt, die stechende Spitze des Desinfektionsmittels dringt tief unter die Haut, und ihre Mutter wacht über ihre Kaubewegungen wie ein Adler. Ihr Mund verzieht sich zu einem Heulen. Sie schluckt trockene Brötchenstücke. Es hilft nichts, sie muss weiteressen.

Mit den Augen bittet sie um Gnade. Aber der Mund ihrer Mutter ist nur ein schmaler Strich. Ihre Hand hält noch immer die Watte mit dem Desinfektionsmittel. Das Einzige, was der Kontrollwut ihrer Mutter die Schärfe nimmt, ist das kaum erahnbare Zittern ihres rechten Daumens und Zeigefingers.

»Ich behalte dich im Blick«, sagt sie.

Als sie weiterspricht, bebt ihre Stimme: »So was darf nicht passieren. Du bist meine Tochter, du kannst so was vor mir nicht verheimlichen.«

»Darf ich jetzt gehen? Bitte, lass mich gehen«, flüstert Marie mit erstickter Stimme.

Ihre Mutter nickt und schaut weg. Marie glaubt, in ihrem Gesicht eine Spur Reue zu erkennen, in der Mundregion. Es könnte Sorge sein. Doch das will Marie nicht glauben. Sie sieht nur dies: Die Macht, die ihrer Mutter für einen Moment entglitten war, ist wieder da. Zurück bei derjenigen, der sie gehört.

Anja Ihr Mann hat in letzter Zeit zu viel gearbeitet. Bis in die Nacht. Er sitzt bei heller Beleuchtung in seinem Arbeitszimmer und zeichnet. Anja versucht, ihn zum Kochen zu bewegen, zum Laubharken, zum Einkaufen, ihn ins Theater oder Kino zu locken. Aber er will nicht.

»Ich arbeite, siehst du das nicht.«

»Aha«, antwortet Anja.

»Ich muss fertig werden. Die Deadline. Nächste Woche«, sagt er und beugt sich wieder über seine Zeichnung.

Die Deadline. Ihr Mann hat jede Woche eine Deadline. Genau so läuft es, denkt Anja. Auf diese Weise entfernt sich ein Ehepaar voneinander, sitzt, wenn überhaupt, bloß noch zum morgendlichen Kaffee am selben Tisch, wortlos. Die Zeitung wird aufgeteilt, der Kaffee geschlürft, vielleicht wird ein Halbsatz zum Wetter gebrummt oder zu den Schlagzeilen, und dann geht es hektisch zur Arbeit. Wenn wenigstens gemeinsame Kinder da wären. Dann müsste man mehr miteinander sprechen, über die Schule und die Klavierstunden und die Ferienplanung und das Taschengeld. Stattdessen gibt es bloß diese ranzige Zweisamkeit, die Stille am Esstisch und abends vor dem Einschlafen das Hin- und Hergewälze im Bett.

Anja reckt sich und versucht, über die Schulter des Mannes zu spähen: Was macht der bloß Abend für Abend?

»Was ist das?«, fragt sie.

»Lass mich, hör bitte auf zu stören«, antwortet er.

Anja gibt nicht auf. »Wofür ist diese Zeichnung denn?«

»Für ein geheimes Projekt.«

Anja wird hellhörig. Geheim? Seit wann nehmen Architekturbüros geheime Aufträge an? Ihr Mann bedeckt seine Arbeit mit einem großen Tischtuch und sieht Anja feindselig an. Wo hat er nur das Tischtuch her, aus dem Wäscheschrank etwa? Wozu? Anja ist ratlos. Irgendeine Last liegt in der Luft, Ärger oder eine plötzliche Sorge, sie kann es nicht unterscheiden.

»Aber deiner Frau kannst du es doch zeigen«, sagt sie trotzig, »so geheim wird das Projekt kaum sein.«

Er sträubt sich, drückt das Tischtuch an den Rändern der Arbeitsplatte fest, damit auch wirklich kein Zentimeter der Zeichnung sichtbar wird. Die ganze Tischtuch-Sache ist lächerlich, übertrieben.

»Zeig schon«, fordert Anja.

»Nein.«

»Los, jetzt zeig es mir.«

»Nur, wenn du es niemandem erzählst. Nicht weitertratschst.«

»Wem sollte ich es weitertratschen?«

»Es ist wirklich streng geheim«, schärft er ihr ein.

»Verstanden«, sagt Anja.

Theatralisch wie ein Zauberer umfasst er den Rand des Tischtuchs, zieht es mit einem Schwung beiseite. Anja sieht die Zeichnung. Ihre erste Reaktion ist ein unkontrollierter Lacher. Sie sieht ihn ungläubig an. Erlaubt er sich einen Scherz mit ihr? Doch er schürzt nur die Lippen, blickt Anja fragend an, hält sich das weiße Tischtuch wie eine Schürze vor die Brust. Anjas Lachen verklingt. Ein zweites Mal schaut sie auf die Zeichnung. Großzügige, zu Haufen gruppierte Bögen, die vage so etwas wie ein Bauwerk sein könnten. Der Entwurf sieht aus wie eine Kinderzeichnung, solche Bilder malen Kinder an langen, regnerischen Ferientagen. Sorgfältig ausgeführt ist die Zeichnung durchaus, detailreich, erfinderisch sogar. Aber kindlich, hoffnungslos naiv. Es kann unmöglich eine Auftragsarbeit sein.

Anja sieht ihren Mann entsetzt an. Er schaut fragend zurück.

»Und?«

»Was, und?«

»Was hältst du davon?«

»Meinst du diesen Entwurf wirklich ernst?«

»Ob ich ihn ernst meine?«

»Ja. Oder erlaubst du dir einen Spaß?«

»Du bezeichnest meine Arbeit als Spaß?«

»Mein Liebster.«

»Was?«

Anja fängt an zu weinen. Leise laufen ihr die Tränen über das Gesicht. Erschrocken sieht ihr Mann sie an, sieht dann wieder zur Zeichnung. Da zeigt sich der Selbstzweifel: die Überraschung, ein Anflug von Verängstigung; wie bei einem Kind, das man bei einer Missetat ertappt.

Anja küsst ihren Mann auf die Stirn, streichelt seine Haare. Seine Hände zerknüllen die Tischdecke.

»Ich glaube, im Büro wird über mich geredet. Dass ich es nicht mehr schaffe.«

»Wirklich?«

»Neuerdings habe ich die Linien nicht mehr im Griff. Einfache Striche. So ist es, wenn das Alter kommt. Mir gelingen keine geraden Striche mehr. Sie entgleiten mir. Ich kann nicht mehr entwerfen, ich kann es nicht.«

Anja umarmt ihren Mann, drückt ihn fest. Manchmal ist es, als könnte man dem liebsten Menschen nicht nah genug sein, als müsste man in ihn hineinkriechen, in sein Inneres, und wäre auch dann noch nicht nah genug dran. Ihr Mann löst sich aus der Umarmung und sieht Anja in die Augen.

»Letzte Woche habe ich mich nicht an den Namen unseres Kunden erinnert. Ein wichtiger Kunde, ein großes

Projekt. Ich hatte das ganze Projekt vergessen. Wie kann man so was nur vergessen? Ist das normal? Der Kunde hat nach den Plänen gefragt, und ich konnte ihm nichts sagen. Ich wusste nicht einmal, worum es ging, ich konnte mich nicht erinnern.«

»Du bist zerstreut. Du bist immer schon zerstreut gewesen. Das ist weiter nichts.«

Wie lange belügt man sich selber, weigert sich zu sehen? Nur, um noch einen Augenblick in Sicherheit zu sein?

Der Entwurf liegt wie ein Ausrufezeichen vor ihnen. Anja meidet den Blick dorthin, sagt nichts mehr darüber.

Einen Augenblick lang noch in Sicherheit sein.

Das Verbrechen, zu dessen Umsetzung sie durch ihre nun ausgeweitete Verantwortung verpflichtet war, musste penibel vorbereitet sein. Sie musste einen Plan haben, einen Ersatzplan und für alle Fälle auch noch einen Notfallplan.

Für ihr eigenes Fortgehen hatte Anja eine Liste verschiedener Todesarten zusammengestellt. Jetzt war es Zeit, die verschlossene Schublade ihres Schreibtisches zu öffnen und die Liste erneut zu studieren. Die ersten Optionen – erhängen, Pulsadern durchschneiden, sich vor einen Zug werfen – kamen natürlich nicht in Frage. Anja strich sie durch.

In einem Krimi hatte sie mal etwas von einer Überdosis Insulin gelesen. Auf ihrer Liste stand es an vierter Stelle. Das wäre eine gute Methode, eine sanfte sogar, wenn Anja über die physiologischen Dimensionen dieser Todesart richtig informiert war. Blieb allerdings das Problem der Beschaffung. Insulin kriegte man in der Apotheke nicht ohne Rezept. Anja suchte nach einer vorgeschobenen Erklärung, mit der sie ihre Schwester um ein Rezept bitten könnte, verwarf den Gedanken aber gleich wieder. Marita war zu neugierig und würde bestimmt wissen wollen, wofür sie das Insulin benötigte.

Sie konnte natürlich jederzeit ins Medikamentenzimmer des Pflegeheims einbrechen. Aber auch das war keine allzu gute Idee; über die Medikamentenausgabe wurde mit Sicherheit genauestens Buch geführt. Anja versah den Insulintod auf ihrer Liste mit einem Fragezeichen.

Eine Möglichkeit wäre eine Luftembolie. Anja erinnerte sich an einen anderen Krimi, in dem das die Mordmethode gewesen war. Der Gedanke erschien ihr gerade wegen seiner Einfachheit genial. Eine Luftembolie mit tödlichen Folgen trat immer absichtslos ein, war ein unglücklicher Zufall. In die Ader desjenigen, der an einen Tropf angeschlossen war, gelangte aus irgendeinem Grund Luft durch den Infusionsschlauch, und diese Luft wanderte bis ins Herz oder ins Gehirn.

Wichtig war, dass der Tod friedlich und schmerzfrei war, so sanft, wie es nur ein geplanter und durchdachter Tod sein konnte. Und wichtig war auch, dachte Anja, dass ihr eigener Anteil an diesem Tod möglichst gering war. Aus irgendeinem Grund kam es ihr weniger kriminell vor, wenn sie nur danebensaß und zusah, wie das Leben nach und nach aus dem Körper ihres Mannes verschwand, aus dem Gerüst seiner schmalen Knochen und seiner Haut, aus denen sein Geist – zusammen mit den Erinnerungen – bereits verschwunden war.

Eine Luftembolie schien ihr auch aus praktischen Gründen sinnvoll zu sein. Wegen der Medikamente litt ihr Mann immer wieder unter Dehydrierung, was wiederum über den Tropf behandelt wurde. Und auch Infektionen wurden über den Tropf behandelt, mit beigefügten Antibiotika. Die Luftembolie war also ein tatsächlich vorhandenes Risiko. Wenn sie wirklich eintrat, würde sie beim Pflegepersonal viel weniger Fragen aufwerfen als andere, unklarere Todesursachen.

Doch dann stellte Anja sich den Weg des Luftbläschens in den Adern vor. Der war unmöglich im Voraus zu berechnen. Was, wenn das Bläschen an einem weniger verhängnisvollen Ort im Körper ihres Mannes steckenblieb und nicht seinen Tod, dafür aber unerträgliche Schmerzen auslöste, Schmerzen, die ihren Mann womöglich laut aufbrüllen und nach dem Personal klingeln ließen? Das Risiko konnte Anja nicht eingehen. Sie verwarf den Plan mit der Luftembolie.

Als Nächstes dachte sie über die Medikamente nach, die ihr Mann täglich einnehmen musste. Zur Behandlung seiner Krankheit nahm er regelmäßig Ebixa, das auf den Gehirnstoffwechsel einwirkte, ein typisches Mittel zur Behandlung einer weit fortgeschrittenen Alzheimererkrankung. Was hatte Ebixa für Wechselwirkungen mit anderen Medikamenten? Gab es vielleicht Mittel, die man nicht zusammen mit Ebixa einnehmen durfte?

Anja holte das medizinische Nachschlagewerk aus der Schublade und schlug es auf. Ihre Schwester hatte noch nichts bemerkt; Anja hatte das Buch bei einem Besuch aus dem Regal in deren Arbeitszimmer genommen. Es war die Ausgabe vom Vorjahr – die aktuelle Ausgabe brauchte ihre Schwester womöglich, und Anja wollte es nicht darauf ankommen lassen, dass sie ihr Verschwinden bemerkte.

Anja sah in den Flur und zur Haustür, die sie sicherheitshalber abgeschlossen hatte. Sie begann, im Buch zu blättern. Obwohl sie versuchte, ganz ruhig Luft zu holen, bebte ihr Atem.

Ebixa. Anja suchte den Absatz über Wechselwirkungen mit anderen Mitteln. Ebixa hatte einen verstärkenden Effekt auf Medikamente, die das Zentralnervensystem beeinflussten. Auch vor einigen anderen Effekten wurde gewarnt, aber darunter war nichts, was zum Tod führen konnte. Eventuelle Veränderungen des Plasmagleichgewichts mussten überwacht werden. Was genau das bedeutete, wusste Anja nicht.

Sie hob den Blick aus dem Buch und seufzte. Sie müsste viel mehr über Pharmakologie wissen, wollte sie tatsächlich einen Plan entwerfen, dessen Spuren nicht gleich zurück zu ihr führten.

Frustriert blätterte sie den dicken Wälzer durch. Das Medikamentenverzeichnis nützte wenig, wenn man das entsprechende Fachvokabular nicht beherrschte. Nach was für einem Medikament suchte sie eigentlich? Eins, dessen Wirkung schnell und effektiv eintrat, das womöglich Wechselwirkungen mit anderen Mitteln hatte und schon bald nach der Einnahme nicht mehr im Körper nachzuweisen war.

Sie blätterte weiter. Und auf einmal war es da, wie durch Zufall. Dormicum. Der Name hatte einen ruhigen und zugleich unheilverkündenden Klang, schicksalhaft. Anja hielt die Luft an, erschrocken über die Erkenntnis, dass sie gefunden hatte, wonach sie suchte. Hastig las sie den Eintrag durch:

Schnell wirksames Schlafmittel, Wirkstoff Midazolam.

Keine gleichzeitige Einnahme mit erythromycinhaltigen Mitteln. Berichte über Wechselwirkungen mit Mitteln gegen Pilzinfektionen (Nizoral) bekannt. Maximaldosis: 20 mg.

Der Eintrag enthielt noch Angaben zur Einnahme von Dormicum während Schwangerschaft und Stillzeit sowie zu weiteren speziellen Fällen, aber die brauchte Anja nicht zu lesen. Sie wusste bereits genug. Das war es. Sie wusste, dass Erythromycin der Wirkstoff vieler Antibiotika war. Ihr Mann hatte häufig Infekte. Ob die mit erythromycinhaltigen Mitteln behandelt wurden?

Das Wichtigste war jedoch, dass das Medikament als schnell wirksam galt. Das bedeutete, dass der Wirkstoff sich schnell entfaltete und auch schnell wieder aus dem Organismus verschwand. Genau so, wie sie es sich wünschte: ohne Spuren zu hinterlassen.

Anja hob den Blick aus dem Buch und schaute aus dem Fenster. Schneeregen tropfte vom Himmel. Der Tag ging gerade in den Abend über, der Schneeregen fiel und fiel, und Anja atmete leise ein und aus, vor ihrer Entdeckung sitzend, und spürte, dass der Triumph über diese Entdeckung von einer feinen Trauer durchbohrt wurde. Doch sie musste ihren Plan umsetzen. Es gab keinen Grund mehr zurückzuweichen. Sie brauchte nur noch unter irgendeinem Vorwand an das Rezept zu kommen.

»Soso«, sagte der Arzt und sah Anja über seine Brille hinweg an. »Jetzt also Schlafstörungen.«

»Ja«, erwiderte Anja zerknirscht.

Sie schämte sich. Dies war mehr als Ironie des Schicksals: Nun ging sie schon in ein großes anonymes Gesundheitszentrum, und der Arzt war trotzdem derselbe, der ihr im Juni das Aponal gegeben hatte. Einen Augenblick lang dachte Anja panisch an ihre Krankenakte. Gab es dort einen Vermerk zu ihrem Besuch bei der Psychiaterin und den »suizidalen Tendenzen«, die der Grund für diesen Besuch gewesen waren? Doch der Arzt lächelte nur freundlich. Vielleicht befand sich der Eintrag der Psychiaterin nur in deren Akte, dachte Anja erleichtert.

»Wie steht es mit der Niedergeschlagenheit? Hat sie sich durch die Antidepressiva gelegt?«

Der Arzt klopfte mit einem Stift auf sein Knie und legte den Kopf schrägt, sah Anja wohlwollend an.

»Die Tabletten habe ich genommen«, sagte Anja ausweichend.

»Gut! Und ist die Wirkung die erwünschte?«, fragte der Arzt gutgelaunt und warf einen Blick in die Akte.

»Annähernd, ja«, sagte Anja und sah aus dem Fenster.

Der Arzt las kurz in seinen Notizen, blickte dann wieder zu Anja auf.

Ihr kam in den Sinn, dass er sich weigern könnte, ihr etwas Neues zu verschreiben. Sie musste jetzt hartnäckig sein. Sie musste, wenn nötig, lügen.

Der Arzt sah auf seinen Computerbildschirm.

»Ich verschreibe Ihnen Remestan«, sagte er. »Ein typisches Schlafmittel, wirksam und verlässlich.«

Anja schüttelte energisch den Kopf, stieß einen kurzen Protestlaut aus. Der Arzt sah sie an, hob erstaunt die Augenbrauen.

»Ich glaube nicht, dass Remestan geht«, sagte Anja, hörte dabei die Nervosität in ihrer Stimme.

Das verlangte nach einer Erklärung. Für den Bruchteil einer Sekunde suchte sie nach einer genialen Geschichte, ihr fiel aber nur eine schlechte Lüge ein. »Damit habe ich Erfahrung. Ich vertrage es nicht.«

Der Arzt seufzte, drehte sich auf seinem Stuhl, sah Anja an. In seinem Blick lag bereits ein leiser Zweifel. Vielleicht war es auch nur ein Hauch Überdruss.

»An welches Mittel hatten Sie denn dann gedacht, haben Sie ein ganz bestimmtes im Sinn?«, fragte er.

Anja nestelte an ihrem Rocksaum.

»Also«, setzte sie scheu an, »meine Schwester ist Ärztin, und sie hat mir … Dormicum empfohlen. Das ist wohl … ein sehr schnell wirksames Medikament. Dormicum also, wenn es möglich ist«, stammelte sie und stellte fest, dass ihre Hände auf dem glatten Stoff ihres Rockes zu schwitzen begannen.

»Dormicum ist ein etwas veraltetes Mittel«, sagte der Arzt bestimmt, »es hat etliche Nebenwirkungen.« Deutlich spürbares Misstrauen ließ seine Stimme autoritär klingen.

Anja bemühte sich um einen sorglosen Ton: »Ich habe es früher schon genommen und kenne das Medikament gut.«

Er musterte sie einen langen Moment. Anja log weiter: »Ich habe mit Dormicum nie Probleme gehabt, ich vertrage es … wirklich ausgezeichnet.«

Der Arzt schien abzuwägen.

»Gut«, sagte er schließlich. »Wie Sie wollen. Ich verschreibe Ihnen Dormicum.«

Er stellte das Rezept aus.

Anja unterbrach ihn hektisch.

»Können Sie mir die doppelte Menge aufschreiben?«

Irritiert hob er den Blick. Anja erfand die nächste Lüge.

»Ich muss nämlich Ende des Monats zu einem Kongress in die USA.«

Seine Zweifel schienen sich zu verdichten. Anja log mit klangvoller Stimme weiter: »Die Zeitverschiebung und so weiter. Es wäre ärgerlich, wenn das Medikament nicht reicht und ich vor meinem Vortrag nicht schlafen kann.«

Durch die Begründung schimmerte die Lüge hindurch. Vielleicht empfand aber auch nur Anja das so, hörte nur sie den Anflug eines Bebens in ihrer Stimme.

Der Arzt klopfte mit seinem Stift auf den Tisch, sah Anja durchdringend an.

»Ich war selbst schon mal in so einer Situation«, sagte er schließlich langsam.

Anjas Herz machte einen Satz.

»In was für einer Situation?«

Stille. Die Lüge schwebte in der Luft, der Arzt schien nach ihr zu fassen. Jeden Augenblick würde er begreifen, würde die Polizei rufen und Anzeige erstatten. Anja sah zur Tür. Noch konnte sie fliehen. Sie brauchte nur aufzustehen und zu rennen.

Doch das Gesicht des Arztes erstrahlte in einem mitfühlenden Lächeln.

»Ein Kongressvortrag. Und vorher eine schlaflose Nacht. Das ist quälend.«

»Ja«, sagte Anja erleichtert, »das ist es.«

»Vielleicht kann ich Ihnen tatsächlich die doppelte Menge aufschreiben«, sagte er verständnisvoll. »Im Namen der Wissenschaft. Mit Blick auf Ihren Vortrag.«

»Im Namen der Wissenschaft«, wiederholte Anja und verbarg die Lüge hinter einem erzwungenen Lachen.

Der Arzt stellte das Rezept aus und reichte es Anja mit einem Lächeln.

Anja sagte danke und verabschiedete sich mit zu Boden gerichtetem Blick.

Zuerst hatte Anja erwogen, auf irgendeinen Infekt zu warten. Im Pflegeheim hatte sie sich dezent nach Einzelheiten zur medikamentösen Versorgung ihres Mannes erkundigt. Natürlich durfte sie nicht zu direkt nachhaken, um kein Misstrauen zu erwecken. Doch es wurde deutlich, dass man mit Infekten sehr verantwortungsvoll umging. Und: Infekte von Demenzpatienten wurden nie mit dem Wirkstoff Erythromycin behandelt. Aber wenn man einen sanften und sicheren Tod herbeiführen wollte, sollte man sich wohl ohnehin nicht auf die einander verstärkende Wirkung zweier Medikamente verlassen. Zudem würde das Schlafmittel durch den Einfluss des Erythromycins länger im Körper nachweisbar sein. Das könnte den Verdacht auf Anja lenken. Es hatte also keinen Sinn, auf einen Infekt zu warten. Andererseits: Wenn ihr Mann irgendeinen Virus hatte, vielleicht sogar eine Lungenentzündung, würde der Tod nicht so plötzlich erscheinen.

Zwei Wochen lang dachte Anja über die Alternativen nach. Und am sechzehnten November bekam ihr Mann eine leichte Grippe. Sie begann schon ein Wochenende davor mit Husten, bald kam etwas Fieber hinzu. Medikamente wurden nicht verabreicht. Anja beschloss, dass die Krankheit als solche auszureichen hatte.

Der Tag an sich war kein besonderer. Anja spürte nur, dass es der richtige war. Ein klarer Himmel, die Temperatur knapp unter null, gefrorene Pfützen und matschige Erde. Es war ein Dienstag.

Am Morgen ging Anja in die Schwimmhalle. Sie schwamm anderthalb Kilometer und trieb danach noch eine Viertelstunde auf dem Rücken, ließ sich vom blauen Plätschern bewegen, wünschte sich, auf den Grund zu sinken, für immer dort zu trudeln, während das Wasser mit ihren Haaren spielte wie mit Meeresalgen. Wenn man den Kopf ins Wasser tauchte, war es wundersam still. Wenn man den Kopf ins Wasser tauchte, fühlte sich alles wundersam leicht an. Wenn man den Kopf ins Wasser tauchte, konnte man vielleicht sogar vergessen.

Doch Anja verließ das Becken und spazierte auf den kalten Fliesen in die Sauna, setzte sich nach oben. Eine beleibte Frau, deren Brüste ihr bis auf den Bauch herabhingen, goss einen halben Eimer Wasser auf den Ofen. Bei dem lauten Gezische, das folgte, hätte man sogar weinen können, kleine Schluchzer wären in dem Geräusch untergegangen. Doch Anja sah nur dem Dampf zu, sah, wie die Konturen der Bänke und die saunapassionierte Beleibte in der heißen Umarmung des aufsteigenden Nebels verschwanden.

Der Himmel war wolkenlos. Das Sonnenlicht fiel schräg, ließ die überfrorenen Wände bei Stockmann aufglänzen. An der Straßenecke wurde ein Lieferwagen entladen, der Atem der zwei Packer dampfte in munteren Wölkchen in der klaren Luft, der eine rief dem anderen, der in der Fahrerkabine war, lachend etwas zu. Wie glücklich man doch sein konnte, wenn man an diesem Morgen einen Lieferwagen entladen durfte, dachte Anja.

Am Bahnhof stieg sie in den Bus. Auf ihrem Sitzplatz kamen ihr verschiedene Gründe in den Sinn, weshalb sie ihr Vorhaben noch abbrechen konnte. Der Tag war zu schön, einfach viel zu schön. An solchen Tagen musste man mit dem Rad am Vantaa-Fluss entlangfahren, zwischendurch auf einer Bank picknicken, mit heißem Kaffee aus der Thermoskanne und Käse-Schinken-Broten in Butterbrotpapier. Noch wäre Zeit, dachte Anja. Noch wäre Zeit, wenn sie jetzt sofort aussteigen würde, einen anderen Bus nehmen und nach Hause fahren, das Picknick vorbereiten und aufs Rad steigen würde. Der Fluss und die kleinen Sandstreifen an seinen Biegungen, die über Nacht zugefrorenen Stellen am Ufer, die frische Luft und die Fahrradreifen, die auf dem angefrorenen Sandweg knirschten. Noch wäre Zeit, dachte Anja. Sie fuhr mit der Hand in ihre Handtasche und betastete die Dose mit den Pillen, die zarte, unschuldige Plastikform. Dormicum.

Der Bus verlangsamte, hielt an der nächsten Haltestelle. Anja wollte schon aufstehen, drückte die Füße fest auf den Boden und stützte sich mit der Linken auf der Lehne des Vordersitzes ab. Doch als sie sich hätte aufrichten müssen, verließen sie die Kräfte. Die Bewegung fror auf halbem Wege ein, erstickte, starb. Sie musste die Sache zu Ende bringen.

Dann kam die Haltestelle des Pflegeheims, Anja stieg aus. Der kurze Gang bis zum Eingang, dabei ein erstaunlicher Frieden, der sich in ihr Bewusstsein senkte. Anja öffnete die Tür und durchquerte die Aula, grüßte das Personal am Empfang, wie immer.

Ihr Mann saß im Aufenthaltsraum, hatte den Kopf zum Fenster gewandt und beobachtete irgendetwas im Garten.

Ein Vogel stob vom Vogelhäuschen auf und flog in eine Tanne, als hätte er bemerkt, dass er beobachtet wurde. Gleich darauf flog er schon wieder zurück, pickte etwas vom Brett, bewegte sein Köpfchen, flog wieder fort. Ihr Mann hustete.

Anja legte ihre Hand auf seine. Er wandte sich zu ihr, sah sie an, oder durch sie hindurch.

»Nasse Haare«, sagte er heiser und versuchte, seine Hand Richtung Anjas Kopf auszustrecken.

»Ja«, sagte Anja lächelnd, »ich war schwimmen, deshalb sind die Haare nass.«

Sie lauschte ihrer Stimme. Sie hörte sich seltsam normal an, allerdings so, als käme sie von weit her, von hinter verschlossenen Türen, aus einer anderen Zeit, aus einer völlig anderen Wirklichkeit.

»Vögel fliegen, Fische schwimmen«, sagte ihr Mann seufzend und ließ den Arm sinken, drehte den Kopf wieder zum Fenster. »Der Mensch hat keine Flügel«, fügte er müde hinzu.

Anja half ihm aufzustehen, stützte ihn. Langsam gingen sie bis in sein Zimmer. Dort setzte er sich auf sein Bett, sah von ihr fort. Sie half ihm sich hinzulegen, setzte sich selbst auf den Stuhl neben dem Bett.

Sie ließ einen Moment vergehen, ehe sie die Dose mit den Tabletten aus ihrer Tasche nahm. Sie hatte die Tabletten der einen Dose in die andere mit hineingeschüttet, es war die doppelte Portion. Ihr fiel auf, dass es geschickt gewesen wäre, wenn sie die Tabletten zu Hause pulverisiert hätte; wie sollte ihr Mann Dutzende von Tabletten schlucken, wenn ihm das schon bei einer einzigen Schwierigkeiten bereitete?

Das war die letzte Möglichkeit, ihr Vorhaben abzubrechen, dachte Anja. Sie hatte nicht daran gedacht, die Tabletten zu zerkleinern! Und wenn sie jetzt einfach wieder nach Hause ginge und die Tabletten pulverisierte und auf einen besseren Moment wartete? Wenn sie die Tabletten mit dem Mörser zerstieße, bekämen sie den Geschmack von Pfeffer. Wäre das nicht eine gute Art, aus dieser Wirklichkeit zu scheiden – mit dem Geschmack von Pfeffer im Mund?

Nein, besser doch nicht. Sie musste jetzt handeln.

Anja nahm einen Löffel vom Tisch, der von irgendeiner Mahlzeit dort liegengeblieben war, und faltete ein Stück Papier, das sie in ihrer Handtasche fand. Sie schüttete die Tabletten in den Falz, faltete das Papier erneut zusammen und zerdrückte die Tabletten mit dem Löffel auf der Tischplatte.

Dormicum. Allein das Wort klang wie ein Schlaflied. *Dormi*, das hieß natürlich *schlafen*. Und *cum mit* oder *zusammen. Zusammen schlafen.* Dieser Name lud förmlich zum Einschlafen ein. Den Kopf sinken lassen, die Augen schließen, sich weit aus der Wirklichkeit entfernen. *Lasst uns schlafen und nie wieder aufwachen.*

Anja betrachtete das Pulver in dem Papierfalz. Ihr Mann hatte seinen Kopf nun zu ihr gedreht und sah ihr geradewegs in die Augen, weder an ihr vorbei noch durch sie hindurch, sondern direkt in ihre Angst und ihre Verunsicherung. Jetzt konnte Anja aus dem Blick ihres Mannes nicht mehr die Bitte herauslesen, wegen der sie hergekommen war; sie las eine vollkommen andere Bitte. Eine, auf die man üblicherweise stößt, wenn man einem Unterlegenen gegenübersteht, wenn man seine Hand gegen einen Unterlegenen erhebt. Die Bitte strahlte unverhüllt und fordernd vom Gesicht ihres Mannes ab, und auf einmal lag darin alle Macht. Es war die Macht, die von den glänzenden Augen eines Tieres in einer Falle ausging, keine Macht der Anklage oder des Handelns, sondern eine Macht, die Verantwortung zuschrieb, und damit alle Macht der Welt.

Anja wusste nicht, was dann geschah. Sie wusste nicht, wie lange sie dastand, im Kraftfeld der bloßen Bitte ihres Mannes. Sie sah nur, wie ihre Hand das Papier mit dem Pulver nahm und das Pulver zurück in die Dose schüttete. Die Hand zitterte, etwas Pulver landete neben den Beinen ihres Mannes auf dem Bettlaken. Anja fegte das Pulver mit einer schnellen Handbewegung auf den Fußboden. Dort hob es sich als flimmernder Staub vom blauen Linoleum ab. Sie kehrte es mit dem Fuß unters Bett, fort aus dem Sichtfeld.

Anja konnte ihrem Mann nicht mehr in die Augen sehen. Mit gesenktem Kopf sagte sie ein knappes Tschüs, drückte rasch seine Hand und war mit wenigen wankenden Schritten an der Tür. Genau in diesem Moment fiel die Dose mit einem lauten Aufprall aus ihrer Handtasche, Anja hob sie auf und steckte sie zurück, verließ das Zimmer und ging, schon halb laufend, durch die Aula und zum Ausgang.

Draußen schlug ihr die Kälte wie eine Wand entgegen. Zu schnell drang sie in die Lunge ein, so dass Anja erst gar keine Luft bekam. Übelkeit. Anja tastete sich an der Gebäudewand entlang, wankte um die Ecke und sank im Schnee auf die Knie. Die Schneedecke war frisch, noch weich, Anja steckte, ohne darüber nachzudenken, ihre bloßen Hände hinein. Wie von fern kam das Stechen der Kälte. Gut fühlte sich das an. Und schließlich kamen die Tränen, und so weinte sie, dort auf den Knien, ihre Hände in den Schnee gesteckt.

In der Eberesche saß ein Sperling. Genau wie bei ihr vor dem Haus. Der Vogel schaute von seinem Ast herab, ohne Urteil, ohne Trost. Schaute nur und wachte über die Weite des Schnees.

Es war bereits Abend, als Anja über den Marktplatz ging, an der Domkirche vorbei, den Bogen bis zum Nordufer schlug. Sie musste dieselbe Route gehen, auch wenn es kürzere Wege gab. Sogar im Dunkeln fand Anja dorthin, als wäre sie schon oft da gewesen.

Johannes war zu Hause, reagierte sofort auf ihr Klingeln, wartete oben an der Treppe.

»Komm rein«, sagte er.

Nachher dachte Anja, dass es auf sonderbare Weise vertraut gewesen war. Ein Blickwechsel des Einverständnisses, und Johannes hatte sacht ihren Nacken berührt, mit den Fingern ihre Haare durchkämmt.

Er zog seinen Pullover mit einer einzigen Bewegung aus. Anja legte ihre Bluse und ihren Rock ab, öffnete den BH. Schließlich waren sie beide nackt und sahen einander stumm an. Anja spürte auf ihren Schultern das Gewicht von Trauer und Trost zugleich. Und als hätte Johannes ihr Gefühl erraten, streckte er die Hand aus und strich ihr leicht über die Schultern, legte die Daumen auf ihre Schlüsselbeine, dort, wo sie sich beinahe trafen und unter dem Hals die kleine, weiche Mulde entstand.

Anja setzte sich aufs Bett, und Johannes kniete sich vor ihr hin, öffnete behutsam ihre Schenkel und fuhr mit den Fingern über die Innenseiten. Mit einer selbstverständlichen und ungekünstelten Geste legte er seine Hände auf ihre Brüste. Noch war das Gefühl kein herausragender Genuss, aber es war auch nicht schlecht; vertraut eben.

Johannes küsste ihre Brüste und bekam eine heftige Erektion. Anja betrachtete seinen Penis, der anders aussah als das Organ, das sie gewohnt war, irgendwie schmaler. An seiner Unterseite bemerkte sie ein kleines vorwitziges Muttermal. Sie streckte die Hand aus, umfasste den Penis wie zur Begrüßung. Ihr Daumen landete genau auf dem Muttermal; Anja drückte es sanft, verdeckte es, schob den Daumen zur Seite, ließ das Mal wieder sichtbar werden.

Johannes' Erregtheit wuchs, und auch Anja spürte, wie das lang in Schlaf versunkene Gefühl wach wurde. Die Lust kam von fern, aus dem Schatten anderer Gefühle. Sie kam leichten Fußes, ließ sich einladen wie eine alte Freundin, die man seit Jahren nicht gesehen hat. Vertraut und neu. Vertraut und fremd zugleich. Auf diese Weise kam die Lust.

Johannes legte Anja zärtlich aufs Bett und drang in sie ein. Sie liebten sich ohne Hast, während vor dem Fenster der Schnee fiel, im Rhythmus ihrer tiefen Atemzüge.

Anni Mit Kuscheltieren muss man Ordnung halten. Sie sitzen alle im Regal, haben alle einen Namen und stehen in einer Reihenfolge. Ganz oben steht der große Bär, das älteste Kuscheltier, und ganz unten die kleine Robbe, die nur ein Auge hat. Alle zusammen sind es dreiunddreißig. Die passen nicht auf einmal zum Schlafen ins Bett. Anni hat das längst versucht, aber da war das Bett randvoll mit Kuscheltieren, und sie selbst musste sich am Fußende zusammenrollen. Deshalb gibt es die Reihenfolge. Jedes Kuscheltier darf der Reihe nach einmal neben ihr schlafen. So ist keiner beleidigt. So gibt es keinen Streit bei den Kuscheltieren. Aber wie schrecklich: Was, wenn die Kuscheltiere sich gar nicht auf ihre Nacht neben Anni freuen? Wenn sie viel lieber im Regal stehen und Anni eklig finden?

Diese Nacht ist die einäugige Robbe dran gewesen. Aber irgendwann ist sie auf den Boden geplumpst. Anni hat ein schlechtes Gewissen. Die Robbe hat gefroren. Die Robbe ist jetzt beleidigt. Anni muss sie wieder gut stimmen. Vielleicht darf die Robbe zur Wiedergutmachung eine ganze Woche auf dem Ehrenplatz auf Annis Kopfkissen schlafen. Aber nicht zu nah an Annis Kopf, falls die Robbe es gar nicht mag, neben Anni zu schlafen. Wäre doch schlimm, wenn nach dem Bettsturz etwas noch Schlimmeres passiert, schlafen direkt neben Annis Kopf. Deshalb wird die Robbe nächste Woche auf Annis Kopfkissen schlafen, aber weit genug weg von Annis Kopf.

Anni hüpft aus dem Bett und sieht, dass Ada schon aufgestanden ist. Adas Stimme kommt aus der Küche. Und auch Papas Stimme. Mama ist vielleicht schon zur Arbeit gegangen.

Anni schaut zu ihrem Märchenkalender. Es ist der dreizehnte November. Bevor sie aus dem Fenster sieht, kneift sie die Augen zusammen und wünscht sich etwas. Sie wünscht sich, dass der Schnee nicht geschmolzen ist.

Wochenlang haben Sanna und Anni auf den Schnee gewartet. Sie haben abgemacht, dass sie, wenn es schneit, den ganzen Tag zwischen den Bäumen Höhle spielen. Heute ist ein guter Höhlen-Tag, beschließt Anni. Heute ist vielleicht sogar der allerbeste Höhlen-Tag.

Aus der Küche riecht es gut. Papa macht Pfannkuchen. Anni denkt sofort, dass irgendetwas nicht stimmt, weil Papa an einem Morgen, wo er Schule hat und sie und Ada in den Kindergarten müssen, Pfannkuchen macht. Aber als sie in die Küche kommt, sagt er fröhlich, dass er erst mittags zur Schule muss und deshalb ein Pfannkuchen-Morgen ist. Papa macht die besten Pfannkuchen der Welt, richtige Schleuderpfannkuchen, wie Pippi Langstrumpf sie macht.

Anni setzt sich an den Tisch und gießt sich Milch ein. Sie nimmt sich den größten Pfannkuchen vom Teller. Ada hat ihren Pfannkuchen dick mit Zucker und Marmelade beschmiert. Das macht Anni auch. Sie nimmt einen großen Bissen. Der Zucker knirscht zwischen den Zähnen, die Marmelade schmeckt süß. Anni rollt ihren Pfannkuchen zu einer Rolle und nimmt einen noch größeren Bissen.

Im Fernsehen kommt das Morgenprogramm. Wenn Papa sie heute mit dem Auto zum Kindergarten bringt, haben sie noch Zeit, einen Zeichentrickfilm zu sehen, denkt Anni. In Papas Mundwinkel klebt Zucker. Im Fernsehen sagt eine Frau, dass irgendwo Krieg ist.

»Papa?«, fragt Ada.

»Ja?«

»Kommt der Krieg auch zu uns?«

»Das tut er nicht, nein.«

»Dann ist gut«, sagt Ada.

Annis ganzer Mund ist süß, und sie nimmt einen noch größeren Bissen. Der Zucker knirscht. Es kommt kein Krieg, kommt keiner. Anni greift nach ihrem Milchglas und denkt: Wenn ich es schaffe, die Milch auszutrinken, bevor die Nachrichtenmusik zu Ende ist, dann ist alles gut, und niemandem aus der Familie wird etwas Schlimmes passieren. Wenn ich es schaffe, die Milch auszutrinken, denkt Anni.

Am Nachmittag spielen Anni und Sanna stundenlang Höhle. Ihr Lieblingsspiel ist Kackmanns und Saubermanns. Kackmanns wohnen in einer dreckigen Höhle, und alles in ihrem Leben ist schlecht: Früher war ihre Höhle zwar toll, aber dann fing der Vater an zu trinken, und die Mutter wurde verrückt. Das hat Sanna sich ausgedacht. Das Zuhause von Saubermanns ist immer tiptop. Papa hat geholfen, die Höhle zu bauen, die Wände haben richtige Bretter, so dass es gemütlich aussieht, und die Mutter bei Saubermanns backt Kuchen, und die Tischdecke liegt gerade, und die Kinder sind lieb.

Die Kinder von Kackmanns sind dumm. Und dreckig. Anni und Sanna wälzen ihre Puppen erst im Schnee und dann im Schlamm, damit sie aussehen wie die Kinder von Kackmanns. Die Kinder von Kackmanns haben nicht mal Schuhe und Spielzeug, und wenn sie Essen kaufen wollen, müssen sie erst zur Bank, weil ihr Vater das ganze Essensgeld versäuft.

Manchmal muss Anni abends unter der Bettdecke sogar weinen wegen Kackmanns.

»Nutte, Nutte, verrückte Nutte«, murmelt Anni und wälzt ein Kackmann-Kind im Schnee.

»Was für eine Nutte denn?«

»Na, eine Nutte halt. So eine dumme Frau. Mit schönen Ohrringen und Rock, und die geht immer ins Hotel, immer nur ins Hotel. Dafür kriegt sie Geld, dass sie ins Hotel geht.«

»Ach so.«

Anni denkt an die Ferien in Griechenland. Es war heiß, und in der Ecke vom Zimmer stand ein kleiner Kühlschrank, und im Kühlschrank lagen herrlich kalte Getränkedosen und Schokoladenriegel. Anni stellt sich vor, wie die Nutte ins Hotel geht, mit hübschen Schuhen und Rock, sich aufs Sofa setzt und Coca-Cola aus einer kleinen Dose trinkt. Die Nutte hat es gut.

»Die Mutter von Kackmanns kann ja früher Nutte gewesen sein, aber jetzt ist sie bloß noch verrückt und rennt überall nackt hin«, schlägt Sanna vor.

Sanna will die Mutter von Saubermanns und auch die von Kackmanns sein, weil sie findet, dass Anni keine verrückte Nutte spielen kann. Und den Vater von Kackmanns muss gar keiner spielen, der ist sowieso immer betrunken. Anni darf der Vater von Saubermanns sein. Der Vater von Saubermanns hat als Handy ein Stück Borke, in das spricht Anni hinein, und er trägt immer einen Koffer, bei seiner Arbeit ist er der Chef, und er ist wichtig und reich und freundlich. »Guten Tag. Hier spricht Herr Saubermann«, sagt Anni in das Handy. *Herr*, das klingt richtig, so sagen Erwachsene. Anni sucht nach Erwachsenenwörtern. »Börse«, sagt Herr Saubermann mit ernster Stimme. Richtig fein klingt das. Anni überlegt weiter. Genau, Herr Saubermann kauft Aktien, das ist so was wie Geld, nur noch wertvoller. »Eine Aktienbörse, bitte«, spricht Herr Saubermann in sein

Handy und schlürft Phantasiekaffee aus einer Phantasietasse. Herr Saubermann ist ein ganz wichtiger Chef, Herr Saubermann bestimmt über die ganze Welt.

Dann kommt Sannas großer Bruder Samuli und macht ihr Spiel kaputt: Er fährt mit seinem Rad in das Haus von Kackmanns und reißt die Wand aus Ästen ein. Oh weh, den Kackmann-Kindern geht es wirklich schlecht; der Vater trinkt, und die Mutter ist verrückt, und jetzt ist auch noch die Wand kaputt – was haben die Kackmann-Kinder in ihrem Leben überhaupt noch Gutes?

Samuli haut mit seinem Fahrrad sofort wieder ab und kümmert sich nicht um Sannas Beschimpfungen.

»Zum Glück war es nicht das Haus von Saubermanns«, sagt Anni, doch da wird Sanna auch auf sie böse und schubst sie so doll, dass Anni hinfällt und Schnee in den Mund und in die Nase kriegt.

»Verwöhnte Göre! Eine verwöhnte Göre bist du, und ein Arschloch.«

Sanna dreht sich um und rennt los.

»Bin ich nicht«, sagt Anni.

Mit brennenden Augen, aus denen beinahe Tränen kommen, steht Anni auf. Sanna ist schon weit weg. Anni bleibt im Schnee stehen. Obwohl sie Angst hat, allein zwischen den vielen Bäumen zu sein, läuft sie Sanna nicht hinterher. Sie weiß, dass es ein paar Tage dauert, bis Sanna wieder mit ihr spielen will.

Gleich wird es dunkel. Anni sieht auf ihre Uhr. Dass sie eine Uhr hat und mit einer schwungvollen Bewegung auf ihr Handgelenk schauen kann, macht sie noch immer froh. Die Uhr hat ein rosa Armband und eine Katze auf dem Kreis mit den Zahlen. Anni hat sie zusammen mit ihrer Mutter gekauft, als sie in die Vorschule gekommen ist. Vieles ist gar nicht leicht zu verstehen: Wenn man die Uhr am anderen Handgelenk trägt, geht die Zeit dann rückwärts? Bestimmt nicht, überlegt Anni. Die Wirklichkeit geht immer vorwärts.

Jetzt ist es Viertel nach fünf.

Anni macht sich auf den Nachhauseweg. Sie beschließt, dass diesmal Sanna kommen und sich entschuldigen soll. Meistens muss Anni kommen, obwohl Sanna den Streit angefangen hat. Meistens muss Anni zuerst um Entschuldigung bitten. Aber jetzt ist Sanna dran, beschließt Anni.

Abends um sechs gibt es Kartoffelbrei und Fleischbällchen. Mama lächelt Papa über den Tisch hinweg zu. Anni lächelt auch. Heute ist kein Streit-Tag.

»War es schön im Kindergarten?«, fragt Mama.

»Ja«, sagt Anni und schiebt sich ein ganzes Fleischbällchen in den Mund.

Ada lässt eins über den Tisch kullern.

»Mit Essen spielt man nicht, das kommt in den Mund.«

Ada rümpft die Nase.

»Aber das ist rund! Warum darf es da nicht rollen?«

Mama lächelt, Papa auch. Alle lächeln. Anni seufzt vor Erleichterung, einen Moment lang kann sie fröhlich sein und braucht nicht aufzupassen.

Vor dem Einschlafen liest Mama ihnen aus dem Märchenbuch vor. Anni sitzt links neben Mama und Ada rechts. Anni schmiegt ihren Kopf an Mamas Brust und hört einfach zu, schickt alle anderen Gedanken weg.

Manchmal stellt sie sich vor, dass sie alle schweren Gedanken in Packpapier wickelt und in ein Paket steckt und das Paket zuklebt, so dass die Gedanken drinbleiben und sie eine Weile Ruhe hat. Das Paket der schweren Gedanken. Anni denkt an den Streit mit Sanna und schmeißt ihn ganz unten ins Paket, Sannas böses Gesicht und ihre Schimpfwörter, als unterstes das ganz schlimme Wort, mit dem Sanna sie beschimpft hat, ein hässliches Wort, das kleine Mädchen gar nicht benutzen dürfen. Als Nächstes denkt Anni an Papa und das Mädchen, das bei ihnen im Auto mitgefahren ist, und wie das Mädchen geguckt hat, und wirft auch diesen Gedanken in das Paket. Als Letztes denkt Anni an Mamas schlechte Laune und ihr Geschimpfe, teilt Mama in eine Mama mit guter und eine mit schlechter Laune und legt die mit schlechter Laune ganz oben ins Paket. Dann macht sie das Paket zu. Es steht in der Zimmerecke, und Anni hat nicht vor, an diesem Abend noch mal dorthin zu gucken.

Ada ist schon eingeschlafen. Auch Anni wird schläfrig. In diesem Moment ist alles gut, denkt sie als Allerletztes, auf der Schwelle zum Schlaf. Das ist vielleicht der beste Moment des Tages.

»Anni«, sagt Mama leise und streicht ihr übers Haar. »Magst du mir ein Geheimnis verraten?«

Anni wird wieder munter. »Was denn?«

»Eins, das du Papa nicht verraten darfst.«

»Hmm, vielleicht«, sagt Anni zögernd.

Eigentlich ist es toll, mit Mama Geheimnisse zu teilen. Sie kriechen dann unter die Bettdecke, schalten die Taschenlampe an und beleuchten damit abwechselnd ihre Gesichter und flüstern. Sie flüstern sich Dinge zu, *geheime*

Dinge, wie Mama sagt. Ada darf nicht mit unter die Bettdecke. *Das ist nur was für große Mädchen,* sagt Mama zu Ada. Dann kommt Anni sich ganz wichtig vor.

Aber jetzt spürt Anni in Mamas Bitte etwas, das eigentlich ins Paket der schweren Gedanken gehört. Und Anni merkt, dass das Paket gar nicht mehr ruhig in seiner Ecke steht, sondern zu rascheln anfängt und ganz von selbst wieder aufgeht.

»Weißt du vielleicht«, beginnt Mama, und schon an ihrer Art zu fragen erkennt Anni, dass sie jetzt mit Worten eine neue Art von Wahrheit bauen muss, die, die Mama hören will. »Weißt du vielleicht, ob Papa fremde Menschen getroffen hat, zum Beispiel irgendwelche Mädchen? Warst du mit Papa irgendwo, wo Menschen waren, die du nicht kanntest?«

Denn das weiß Anni: Es gibt Wahrheiten, die wahr sind, und es gibt Wahrheiten, die aus Wörtern gebaut werden und aus den Pausen zwischen den Wörtern, aus Schweigen und daraus, dass man nicht alles verrät. Das ist nicht dasselbe wie Lügen. Es ist überhaupt nicht dasselbe. Es ist sogar Beschützen. Und Anni weiß, dass sie jetzt auf genau diese Weise die Wahrheit sagen muss, so dass Mama die ganze Wahrheit hören *kann,* wenn sie *will,* wenn sie ihre Aufmerksamkeit zwischen die Wörter richtet, auf die Pausen. Anni sagt: »Nein, da waren keine fremden Menschen … nur Papas Kollegen, wenn ich mit ihm nach dem Kindergarten noch in der Schule war … und Schüler, von der Schule …«

Anni denkt schnell an das braunhaarige Mädchen mit der tollen Jacke und den schönen Augen; Augen, wie Anni sie auch haben will, wenn sie groß ist. Sie denkt kurz daran, wie das Mädchen bei ihnen im Auto saß, wie Papa sie angeschaut hat, wie er mit ihr geredet hat. Ein schneller Gedanke, nach dem Mama schnappen kann, wenn sie will.

Aber sie schnappt nicht danach, und Anni denkt, dass Mama es vielleicht gar nicht wissen will, jedenfalls nicht doll genug. Mama schmatzt ihr einen Gutenachtkuss auf den Mund und macht das Licht aus. Nur das My-little-Pony-Licht bleibt an, auf dem die Ponys über die Blumenwiese hüpfen. Gut, dass es dieses Licht gibt, dann kann der Maskenmörder nicht kommen. Dann ist Ada in Sicherheit, und Anni muss nicht die ganze Zeit auf Adas Schlaf aufpassen. Dann kann sie die Augen auch selbst schließen, und der schummrige rote Schein der My-little-Pony-Lampe passt auf die schnaufende Ada auf. Der Schein reicht sogar bis in die Zimmerecke, zum Paket der schweren Gedanken, und Anni sieht, dass das Paket nicht mehr zu ist, sondern auf, und dass die schweren Gedanken rausspringen und auf sie zukommen.

Anni lässt sie kommen.

Als Erstes denkt sie an die wütende Sanna. Verwöhnte Göre, Arschloch, hat sie gesagt. Aber das hat sie nicht so gemeint. Sanna will so gern bestimmen, weil sie Annis Freundin ist, so ist es.

Anni seufzt. Sie beschließt, Sanna um Entschuldigung zu bitten. Gleich morgen. Sie wird um Entschuldigung bitten und Sanna versprechen, dass sie ihr ihre Armbanduhr leiht. Aber Sanna will sie sicher ganz haben. Vielleicht wird Anni ihr die Uhr sogar schenken.

Als Nächstes denkt Anni an Mama und Papa und das Mädchen mit den schönen Augen. Und Anni beschließt, dass sie Papa beschützen muss, und auch Mama, dass sie ihr nie und nimmer die ganze Wahrheit sagen darf, die Wahrheit darüber, was gerade passiert oder passieren wird.

Als Letztes denkt Anni an alles im Ganzen, faltet unter ihrer Mumin-Bettdecke die Hände und bittet darum, dass es allen gutgeht und niemandem etwas Schlimmes passiert. Dann macht sie die Augen zu und lässt die My-little-Pony-Lampe aufpassen, auf die Nacht und Adas Schlaf und das Paket der schweren Gedanken.

Julian Während der Klausur beobachtete Julian das Mädchen. Manchmal musste er den Blick bewusst abwenden, damit niemand es bemerkte. Doch das Mädchen war so schön, erst recht jetzt, wo Julian begriffen hatte, was so anziehend an ihr war. Immer wieder musste er hinsehen.

Sie hob den Kopf und sah zurück. Kein Lächeln, nur ihr ernster Blick. Andeutungsweise lächelte er. Jetzt lächelte auch sie; er musste seinen Blick von ihr lösen und wieder ins Buch schauen. Ihr Lächeln war so strahlend, dass die Welt an ihren Platz rückte, wenn man es sah. Allerdings war sie in letzter Zeit ernster gewesen. Ob irgendetwas geschehen war? Der Ernst machte sie irgendwie erhaben und einzigartig. Manchmal sah sie während des Unterrichts gedankenverloren aus dem Fenster, um dann wieder unvermittelt zu ihm zu schauen. In diesen Momenten zeigten sich in ihren Augen der ganze Ernst und die ganze Freude der Welt. Julian begann dann Unsinn zu reden, stammelte herum und bekam keinen geraden Satz hervor; erst wenn er eine Gruppenarbeit anordnete und sich ruhig hinsetzte, fing er sich wieder. Alle Macht lag beim

Mädchen. Julian fühlte sich ihr gegenüber völlig ausgeliefert und schuldunfähig.

Er hatte über den ersten Schritt nachgedacht und wann er ihn vornehmen sollte. Wann und auf welche Art. Er hatte überlegt, ihr ein zweites Kaffeetrinken vorzuschlagen, vielleicht sogar ein Abendessen. Andererseits schien es ihm, als seien sie über diese Phase schon hinweg. Die Bedeutung ihres Kontaktes lag so greifbar zwischen ihnen, dass es vielleicht gar nicht mehr brauchte als die Annäherung, ganz geradeaus, ohne Umwege.

In der nächsten Woche gäbe es eine Möglichkeit; da fand an der Oberstufe die zweimal im Jahr organisierte Abendparty statt. Es gab immer ein Motto, meistens was Witziges – Wilder Westen, 80er Jahre, Saturday Night Fever. Den Abend organisierte das sogenannte Vergnügungskomitee, das sich hauptsächlich aus einem ganz bestimmten Mädchentyp zusammensetzte: strahlende, laute Blondinen mit engen Jeans und rosa Shirts, die zu jedem Thema etwas zu vermelden hatten. Julian hatte sich in den Vorjahren immer über diese Veranstaltung lustig gemacht – der Abend schien bloß dem einen Zweck zu dienen, dass die Mädchen mehr Haut, mehr Make-up und mehr Haarstyling präsentieren konnten als tagsüber. Irgendwann im Lauf des Abends ging dann die Tanzerei los, und ab da wurde er unablässig von den Mädchen auf die Tanzfläche gezogen. Nachdem er seinen Anteil an Pflichttänzchen absolviert hatte, machte er sich regelmäßig aus dem Staub.

Jetzt lag die Sache anders. Der Abend war die perfekte Gelegenheit, sich dem Mädchen zu nähern. Sie würden zwangsläufig beide dort sein und konnten sich wie aus

Versehen über den Weg laufen. Obendrein war an diesem Abend die Hälfte der Klassenräume dunkel und verlassen, als würden sie nur darauf warten, dass jemand eintrat und etwas tat, das nicht für andere Augen bestimmt war.

Julian stellte sich vor, wie es wäre, sie zu berühren. Die weiche, glatte Haut und die unfassbar weiße Zartheit ihrer Brüste. Vielleicht hatte kein Mann zuvor sie berührt. Wenn er sich dem Mädchen näherte, müsste das von hinten geschehen, zuerst würde er ihren feinen Nackenflaum berühren. Dann die Hände zwischen ihre Schulterblätter legen, sanft Wirbel für Wirbel drücken, einen Pfad markieren, um später den Weg wieder zurück zu finden, zurück aus dem Land des Vergessens, das die zarte und unberührte Haut des Mädchens ihm bot.

Julian dachte an die Innenseite ihrer Schenkel und den Genuss, der sich dort verbarg. Er spürte, wie sein Penis sich aufrichtete. Das war absolut unpassend. Er musste sofort an etwas Unerotisches denken. Er beschwor das Bild seines Kollegen vor sein inneres Auge. Tanskanen unterrichtete Englisch. Er war ein attraktiver Mann, Typ Alleinunterhalter, mit einem lauten Lachen und Frauen an jedem Finger. Die Oberstufenmädchen nannten ihn *Po*. Vermutlich hatte das was mit seinem muskulös geformten Hinterteil zu tun. An diesen Po dachte Julian jetzt.

Manchmal ging er mit Tanskanen ins Fitnessstudio. Er rief sich dessen trainingsgestählten Hintern in Erinnerung und wie dieser Hintern sich bei Tanskanens Kniebeugen hob und senkte. Einmal hatte Julian den Fehler begangen, sich während der Übung hinter Tanskanen zu stellen; so bekam er zwangsläufig mit, wie dessen Hoden in der niedrigsten Position der Kniebeuge hervorquoll. An diesen

Anblick dachte Julian jetzt, und schon war Schluss mit der Erektion.

Die schnelleren Schüler gaben bereits ihre Aufsätze ab. Marie gehörte immer zu den Letzten, und Julian hoffte, sie würde heute als Allerletzte abgeben; dann hätten sie noch einen Moment zu zweit.

Er ertappte sich erneut bei dem Gedanken, das Mädchen zu berühren. Mit ihr zu schlafen würde vollkommenes Vergessen bedeuten, vollständiges Loslassen. Julian hatte mal gelesen, dass im Moment der absoluten Gegenwärtigkeit keine Erinnerung entsteht. Voraussetzung für Erinnerung war eine Distanz zum Erlebten, ein reflexives Bewusstsein, das das Geschehen mit einem gewissen Abstand aufnimmt, so dass diese Betrachtung später als Bild zurückkehren kann. Die Momente jedoch, in die man ganz tief eintaucht, die Momente, die in ihrer Intensität letztlich den Sinn des Lebens ausmachen, werden vom Schleier des Vergessens umhüllt, und zwar deshalb, weil das Bewusstsein durch die Wucht dieser Momente außer Kraft gesetzt wird. Solche Momente werden vollkommen zufällig in die Lebensrealität der Menschen hineingeschleust und hinterlassen keine Spur. Es sind verlassene Inseln im Strom des Bewusstseins, ein weites Land, in dem die Melodie der Stille herrscht. So wäre es mit dem Mädchen, dachte Julian. Keine Erinnerung. Ein Moment vollkommener Gegenwärtigkeit, und in dieser Gegenwärtigkeit die reine Dauer.

Das weite Land des Vergessens.

Julian erwachte aus seinen Gedanken, als der vorletzte Aufsatz abgegeben wurde. Jetzt schrieb nur noch das Mädchen. Er sah zu ihr hinüber, versuchte festzustellen, ob sie bemerkt hatte, dass sie zu zweit waren. Doch sie schrieb noch immer konzentriert vor sich hin.

»Marie«, sagte er, »du musst langsam aufhören, die Stunde ist gleich um.«

Sie hob den Kopf und lächelte. Julian registrierte, wie die Erregtheit von vor wenigen Minuten erneut erwachte. Nein, wirklich: Er konnte nichts dafür, alle Macht lag beim Mädchen.

»Ich bin fast fertig«, sagte sie und beugte sich wieder über das Papier.

Julian ging zu ihr und verspürte den unwiderstehlichen Drang, seine Hand auszustrecken, sie anzufassen. Kurz berührte er ihre Schulter, wie aus Versehen.

»Ich gebe dir sowieso die volle Punktzahl«, flüsterte er. »Deine Aufsätze sind so gut, dass ich gar keine andere Wahl habe.«

Wieder hob sie lächelnd den Kopf.

»Okay, dann bin ich jetzt also fertig«, sagte sie, stand auf und reichte ihm ihre Seiten.

»Gut, gut«, sagte Julian langsam.

Er wollte den Augenblick der Zweisamkeit hinauszögern, wollte einfach nur still dastehen, im Kraftfeld ihrer Gegenwart.

»Kommst du nächste Woche zu der Abendveranstaltung? Na ja, garantiert kommst du, für euch Schüler ist das ja ein Pflichttermin.«

Julian bemerkte seinen beschleunigten Herzschlag. Wie peinlich. Er fürchtete, sie könnte bemerken, dass er verwirrt war und immer weiter in diese Verwirrtheit abglitt. Aber sie lächelte nur.

»Diesmal ist mein Aufsatz vielleicht eine Enttäuschung«, sagte sie mit leichter Nervosität in der Stimme. »Irgendwie konnte ich mich nicht konzentrieren und hatte keine guten Einfälle.«

Er ging ihrem Wink nach: »Ah, so? Hast du irgendwelche Sorgen? Etwas, worüber du sprechen möchtest?«

Sie wandte den Blick ab. Vielleicht hatte er einen wunden Punkt getroffen. Womöglich gab es in ihrem Leben Schwierigkeiten. Ohne nachzudenken, streckte er die Hand aus und berührte sanft die Wangenlinie, die Grenze ihres Gesichts, strich ihr eine Strähne aus der Stirn. Sie zuckte leicht zusammen, wich aber nicht zurück. Julian wurde mutiger und strich mit dem ganzen Handrücken über ihre Wange, vernahm auf der Höhe ihres Mundes ihren feuchten Atem auf seinem Handgelenk. Das Mädchen sah ihm beinahe entsetzt in die Augen. Auch in Julian regte sich ein starkes Gefühl, dem Entsetzen beigemischt war, und durchbohrte sein Bewusstsein. Das weite Land des Vergessens; hier lag seine Pforte.

»Du bist … außergewöhnlich«, hörte Julian sich sagen, rau und wie von fern.

Jetzt wich sie zurück, der Zauber zerbrach. Sie sammelte hastig ihre Sachen zusammen, wobei sie erregt atmete. Mit rastlos umherwanderndem Blick stammelte sie ein Tschüs und eilte aus dem Klassenraum.

Julian stand lange auf der Stelle, die Uhr tickte in der Trübheit des Nachmittags, und er spürte, wie seine Erregtheit sich allmählich legte. Doch immer noch war die Gier irgendwo pochend und fordernd vorhanden, fesselte seine Gedanken an die weiche Haut des Mädchens und das warme Versprechen ihres Atems auf das, was kommen würde.

Um fünf war Julian zu Hause. Jannika hantierte in der Küche und kochte. Julian legte seinen Mantel ab und blieb an der Küchentür stehen, versuchte an Jannikas Bewegungen zu erkennen, in welcher Stimmung sie war, ob er sich entspannen und locker mit ihr plaudern konnte oder ob er aufpassen musste. Eigentlich hatte er das satt. Immer musste man Jannika interpretieren, immer empfänglich sein für ihre Launen, immer musste man sich ihr wie einem Rätsel nähern, und nur winzige Gesten gaben Hinweise auf ihren Gemütszustand.

Jannika stand mit dem Rücken zu Julian, hatte sein Kommen nicht gehört. Er trat näher und versuchte, ein Stück ihres Gesichts zu sehen zu bekommen. Ein seltsames Gefühl; fast, als habe man Angst vor der eigenen Frau. Jannika hob lächelnd den Kopf. Julian war erleichtert.

»Wo sind die Mädchen?«, fragte er und berührte mit seinen Lippen ihre Wange.

»Drüben bei den Nachbarn.«

»Aha. Und was kochst du?«

»Huhn. Dazu gibt's Wein«, sagte sie freundlich und schaute ihm in die Augen.

Julian lächelte. Heute würde alles gut laufen. Irgendwo tief unten regte sich ein seltsames Gefühl – als würde er das Vertrauen des Mädchens enttäuschen, indem er einer anderen zulächelte, eine andere berührte. Julian begriff, wie dumm dieses Gefühl war, und realisierte zum ersten Mal, dass er drauf und dran war, seine Frau zu betrügen. Wohlüberlegt und ohne Gewissensbisse. Doch Jannika war schon längere Zeit schwierig gewesen. Ihr musste klar sein, dass es zwischen ihnen nicht zum Besten stand. Sie musste wissen, dass sie mit ihrer Launenhaftigkeit die

Beziehung belastete und eine Distanz hereinbrachte. Distanz berechtigte natürlich nicht zu anderen Beziehungen, aber sie war ein lindernder Tatbestand.

Sie deckten den Tisch und gossen Wein in die Gläser, aßen im Kerzenschein und genossen die Ruhe; ab und zu sagte einer von beiden etwas, und der andere nickte, als wäre ein angeregtes Gespräch auf gemeinsamen Beschluss hin überflüssig und die Ruhe willkommen.

Beim zweiten Glas Wein ging es los. Der Alkohol entspannte ihn, und Julian vergaß vorsichtig zu sein.

»Ich dachte, ich könnte wieder mit meiner Dissertation anfangen«, sagte er. »An der Uni gibt es gerade ein paar gute Vorlesungen. Ich könnte die eine oder andere neben der Schule besuchen, wieder ein bisschen auf Tuchfühlung gehen mit dem Projekt.«

Er hatte diese Dissertation schon seit Jahren im Sinn, hatte bereits zweimal zu schreiben begonnen. Aber beide Male war etwas dazwischengekommen, Adas Geburt, dann eine Festanstellung für Jannika. Jetzt endlich schien genug Zeit für dieses Vorhaben zu sein.

Julian erzählte begeistert von seinen Plänen, anfangs ohne Jannikas Schweigsamkeit zu bemerken. Er hatte eine großartige Theorie: der tragische Mensch und die Freiheit. Schon in seiner Magisterarbeit hatte er das Thema behandelt, doch in einer Dissertation könnte er es richtig vertiefen. Am Anfang der Beziehung war Jannika von seinen Plänen geradezu begeistert gewesen. Er erinnerte sich an ihren brennenden Blick und ihre vorgebeugte Körperhaltung, wenn sie gespannt zuhörte, wie er ihr in weinberauschten Morgenstunden atemlos die philosophischen Dimensionen der Tragödie erklärte. Damals war Jannika eine andere gewesen. Damals hatte Jannika jedes seiner Worte aufgesogen und bewahrt.

Jetzt saß sie mit abwesendem Ausdruck vor ihm, blickte zum Fenster, in dem sich in endloser Serie der deprimierende Weihnachtsstern spiegelte. Julian brach mitten im Satz ab.

Ihre Auseinandersetzungen entzündeten sich immer an den lächerlichsten Dingen. Und Jannikas passiver Rückzug ärgerte Julian. Wenn sie gereizt war, beschränkten sich ihre Antworten auf bloße Laute, wohingegen Julian ernsthaft zu reden versuchte. Jetzt fing das wieder an, ohne Vorwarnung, nur weil er von der Doktorarbeit gesprochen hatte. Jannika wandte das Gesicht ab, verschwand in einer anderen Wirklichkeit.

»Was ist denn los?« Noch gab Julian sich Mühe.

»Hmmm.«

Sofort war er auf hundertachtzig. »Aha«, sagte er in resigniertem Ton, »es interessiert dich also nicht.«

Jannika brummte noch einmal, wandte ihre Augen nicht vom Fenster ab.

»Schreib du nur deine Doktorarbeit, wenn du deine Zeit dafür verwenden willst«, murmelte sie schließlich.

Da war es. *Wenn du deine Zeit dafür verwenden willst*. Sie versuchte erst gar nicht, den Angriff zu vertuschen. Das war eine Aufforderung zum Streit, mehr brauchte es nicht. Julian spürte prompt seine Wut aufbrodeln. Er bemerkte auch einen Hauch Genugtuung, der die Wut mit einfärbte, verwendete aber keinen weiteren Gedanken darauf.

»Was soll das denn jetzt? Habe ich hier zu Hause etwa irgendwas vernachlässigt? Meine Zeit ist ja wohl eindeutig zugunsten der Familie eingeteilt.«

Jannika brummte wieder. »Das sage ich auch nicht.«

»Was denn dann?«

»Ich sage nur, dass Karriere nun mal Karriere ist. Wenn man sich auf die Wissenschaft konzentrieren will, muss man sich wohl oder übel zwischen Karriere und Familie entscheiden.«

»Verdammt! Und du willst hier die Einzige sein, die Karriere machen darf?«

In den letzten Jahren war Jannika diejenige gewesen, die mehr gearbeitet hatte. Julian war nach Adas erstem Geburtstag ein halbes Jahr zu Hause geblieben, während Jannika nach der Elternzeit ein überraschend gutes Jobangebot in den Staatlichen Museen angenommen hatte. Damals hatte Julian darauf spekuliert, dass er mit seinem Dissertationsprojekt zu einem späteren Zeitpunkt drankäme.

»Es ist alles egal«, sagte Jannika nur. Ihr Gesichtsausdruck ging von Selbstverteidigung in Schroffheit über.

»Ich werde allerdings nicht zu Hause deine Socken waschen, wenn du anfängst, den Wissenschaftler zu spielen. Aber tu, was du willst, schreib deine Dissertation, schreib meinetwegen gleich zwei, verdammt noch mal.«

»Das werde ich vielleicht sogar tun! Dann muss ich wenigstens nicht zu Hause sein und mir diesen Scheiß anhören.«

Jannika knallte ihr Weinglas auf den Tisch. Es zerbrach fein säuberlich in der Mitte des schlanken Stiels. Wein ergoss sich aufs Tischtuch. Jetzt sah Jannika zu ihm, starrte ihn unverwandt aus zornverdunkelten Augen an. Wie Glut flackerte der Zorn in ihrem Blick, doch dann erlosch er, genauso schnell, wie er entbrannt war. Jannika kapselte sich wieder ab. Der Rotwein breitete sich langsam zu einer dunklen Pfütze aus, sog sich lautlos ins Gewebe. Jannika sah durch Julian hindurch. Ihr Gesicht war vollkommen ausdruckslos. Sie hatte Julian in seiner Wut allein gelassen.

Irgendwann stand sie mit langsamen, steifen Bewegungen auf, ging zum Schrank und holte den Salzstreuer. Sie kam ebenso langsam wieder an den Tisch zurück, wie eine Schlafwandlerin, ließ Salz auf den Weinfleck rieseln.

Angesichts ihrer Gleichgültigkeit wuchs Julians Wut erst recht. Er stand auf und packte ihren Arm. Als Reaktion sah sie wieder nur zum Fenster. Ihre Miene war beinahe abgestumpft, als fände sie das Familienleben mitsamt den Problemen einfach nur zutiefst uninteressant. Es war unmöglich, richtig mit ihr zu streiten, doch Julian war derart am Kochen, dass er die Situation auf keinen Fall so stehenlassen konnte. Am liebsten hätte er Jannika kräftig geschüttelt. Er griff noch härter um ihren Arm, wusste schon, dass er zu fest drückte; sie würde einen blauen Fleck bekommen. Doch Jannika schien sich nur noch weiter von ihm zu entfernen. Die Situation entsprach ganz genau all ihren vorherigen Auseinandersetzungen.

»Jetzt sag verdammt noch mal was«, zischte Julian und drückte noch kräftiger.

Nun wandte Jannika ihm den Kopf zu. Ihr Gesicht hatte weiterhin diesen stumpfen Ausdruck.

»Es ist alles egal. Tu, was du willst. Es ist egal«, sagte sie.

Fast glaubte Julian, einen Knacks in seinem Kopf zu hören. Irgendwo in seinem Gehirn setzte ein pfeifender Ton ein, und er konnte die Situation wie ein Foto mit glimmenden Umrissen betrachten: der trübe Fleck auf dem Tischtuch mit dem Salz darauf, daneben der Stiel des Weinglases, wie ein verlassen aufragendes, absurdes Fragezeichen. Jannikas eingefrorene Gesichtszüge und der Papierstern vor dem Fenster. Dazu seine freie Hand, zum Schlag erhoben, und er selbst bereit, einen Weg zu betreten, von dem es kein Zurück mehr gab. Die Zeit blieb stehen und verdichtete sich um die Geste der erhobenen Hand. Jetzt schaute Jannika ihm direkt in die Augen. In ihrem Blick lag weder Angst noch Irritation. Weder Erstaunen noch Enttäuschung. Nur diese Ruhe, die die Dinge zur Kenntnis nahm.

»Papa?«

Anni und Ada standen an der Tür, erschrocken. Anni sah ihn fragend an. Jannika warf einen kurzen Blick auf ihre Töchter. Ihr Blick veränderte sich noch immer nicht. Julian gab ihren Arm frei und ließ die andere Hand sinken. Jannika nahm den Salzstreuer und stellte ihn mit leerem Gesichtsausdruck zurück in den Schrank. Die Mädchen standen noch immer an der Tür. Sie hielten jede ein buntes Lebkuchenherz in den Händen, umklammerten es wie einen Schutzschild im Sturm, mit allen zehn Fingern.

Julian ließ sich auf seinen Stuhl sinken. Er verspürte Übelkeit und totale Erschöpfung. Der Weihnachtsstern am Fenster bewegte sich im Luftstrom und beleuchtete die Küche mit seinem weichen, rötlichen Schein.

Anja Anja sammelte die auf ihrem Schreibtisch verstreuten Kopien für die Vorlesung ein. In Zukunft musste sie das besser organisieren. Die Vorlesung begann in einer Viertelstunde, und noch immer hatte sie nicht alle Unterlagen beisammen. Sie öffnete die Schublade. Darin lag ein schwarzes Notizbuch. Es war nicht das Notizbuch, das vor einigen Jahren die schmerzhafte Erkenntnis ausgelöst hatte. Es war nur das *gleiche*, schwarz, klein, mit glattem Umschlag, unschuldig. So unschuldig, dass man dem Büchlein nie solch eine verwandelnde Kraft zugetraut hätte.

Anja putzt im Arbeitszimmer ihres Mannes. Der Schreibtisch liegt voller Papierkram. Ständig lose Blätter, Skizzenblöcke, Kopien und Besprechungsprotokolle. Der Staubsauger stößt gegen den Schreibtischstuhl. Der Stuhl wackelt, fällt um und reißt im Fallen noch einen Bücherstapel mit sich. Ein Notizbuch poltert aufgeklappt zu Boden, so dass Anja die Schrift ihres Mannes sehen kann.

Warum will man darin lesen? Der Mensch ist neugierig, das ist seine Natur. Man muss einfach hinschauen, sogar wenn man weiß, dass man lieber gar nichts finden, gar nicht Bescheid wissen will.

Und genau so schaut Anja in das Notizbuch, seinen anfangs noch unschuldig aussehenden Inhalt: Sie will nichts wissen, schaut aber dennoch. Es sieht aus wie ein Tagebuch. Unter den Daten für die Tage stehen schlichte Eintragungen; Namen, die Anja als die seiner Kollegen identifiziert, Orte in der Stadt und wie man sie erreicht, eine detaillierte Schilderung, wie man mit dem Auto nach Hause gelangt.

Jetzt muss Anja das Offensichtliche anerkennen.

Das Buch ist kein Tagebuch.

Es ist ein Erinnerungsbuch.

Ihr Herz macht zwei bedeutungsvolle Sätze, und dann kommt ihr der bestürzende, beinahe belustigende Gedanke: Das Leben ändert sich vollkommen. Jetzt endlich ändert sich das Leben, in genau diesem Augenblick. Ausgelöst durch dieses unschuldig aussehende Notizbuch.

Mit zitternder Hand nimmt Anja es an sich.

Sie muss einfach weiter darin blättern.

Ehefrau steht auf einer Seite. Unter dieser Überschrift stehen ihr kompletter Name, ihr Geburtstag, ihre Studienfächer, das Thema ihrer Dissertation, ihr Titel, die Anzahl ihrer Ehejahre, der Tag ihrer ersten Begegnung, Anjas Lieblingsessen und ihre Lieblingsfilme, ihre literarischen Vorlieben. All das, was ein Mensch eigentlich fest im Kopf hat, woran er sich nicht mit Hilfsmitteln erinnern muss.

Anja hält das Buch einen langen Moment in der Hand, wartet auf ein Weinen, das nicht kommt, schaut durchs Fenster hinaus in den Sommer, sieht die Vögel in den Bäumen und die Kletterrose am Tor. Deren Blüten sind irritierend rot, fast schmerzt ihr Anblick in den Augen. Panik will aufkommen, doch wenn man seine Gedanken auf die Rosen und ihre schmerzhafte Farbigkeit konzentriert, dringt das neue Wissen ganz langsam ins Bewusstsein, löst keine Panik aus.

Als ihr Mann nach Hause kommt, sitzt Anja im Wohnzimmer auf dem Sofa. Er zieht Jacke und Schuhe aus und fängt an, vom reifen Licht des Sommers zu reden. Ob dieses Licht, das Licht des Juli, schwer sei, fragt er, mehr sich selbst. Nein, es ist noch nicht schwer, nur ausgeprägt, auf eine Weise, in der nur Licht ausgeprägt sein kann, wissend. Und so gern Anja auch über das Licht sprechen möchte, ausschließlich darüber, das ausgeprägte Licht des Juli, über Pfingstrosen und Kürbisse, die still im Gemüsebeet wachsen, ohne jeglichen Laut, ihrer eigenen Bestimmung gewiss, so gern sie auch über all das sprechen möchte – sie sagt etwas ganz anderes, etwas, das ihr Leben vollkommen verändern wird:

»Du erinnerst dich nicht mehr.«

»Wie?«

»Du hast angefangen zu vergessen.«

»Ja«, gesteht er. »So scheint es wohl zu sein.«

Er kommt zu ihr und setzt sich neben sie aufs Sofa, streckt hilflos die Hand nach ihr aus. Das Wissen wabert zwischen ihnen, trostlos, groß wie das Leben. Jetzt ist es gesagt, jetzt ist es Wirklichkeit geworden. Ihr Mann nimmt sie in den Arm, so wie er es immer tut, sie sitzen umschlungen in der Ecke des Sofas, und Anja denkt: Immerhin haben wir noch das, immerhin. Das Umarmen.

Ihr Mann unterbricht die Stille, indem er ausspricht, was beide denken: »Ich muss mich untersuchen lassen«, sagt er und drückt Anja noch fester. »Ich muss mich sofort untersuchen lassen.«

»Ich komme mit. Das machen wir zusammen«, sagt Anja.

Mehr sagen sie nicht. Da sitzen sie, schauen in das ausgeprägte Licht des Juli, teilen das Wissen darüber, dass es Momente gibt, die das Leben vollkommen verändern, unwiederbringlich. Dies ist ein solcher Moment; ihr Leben hat sich innerhalb von wenigen Sekunden vollkommen und unwiederbringlich verändert. Und diese Veränderung hat sich vollzogen, obwohl das Licht des Juli genauso ausgeprägt und wissend ist wie in allen früheren Jahren und obwohl die Kürbisse still im Gemüsebeet wachsen.

Anja legte das Notizbuch zurück in die Schublade. Sie musste jetzt ohne Kopien auskommen. Entschlossen machte sie die Tür hinter sich zu.

Der Vorlesungssaal war nahezu voll. Anja setzte ihr Professorinnengesicht auf – offen und freundlich, ein selbstbewusstes Halblächeln, der Ausdruck einer Frau, die ihren Platz in dieser Welt kennt – und trat vor die Studenten.

Ein kurzer Blick in die Reihen: Guten Tag, guten Tag. Garantiert hielten die Studenten sie für alt, sprachen eventuell mit einem Lachen über sie, vielleicht aber auch bewundernd. Doch das war nicht wichtig, Anja beherrschte die Situation. Gefühle der Unsicherheit kannte sie von anderen Gelegenheiten. Aber nicht hier, nicht im Vorlesungssaal.

In der zweiten Reihe saß ein neuer Zuhörer. Anja erinnerte sich entfernt an ein Doktorandenseminar, an dem er teilgenommen hatte. Engagiert, älter als die meisten Studenten, doch immer noch irritierend jung. Jetzt beugte er sich gespannt nach vorn, erwartete ungeduldig, was sie zu sagen hatte. Dieser Blick, Räuber und Retter zugleich.

Am Ende der Vorlesung kam der junge Mann zu ihr. Ein Junge, dachte Anja, ehe er vor ihr stand.

»Julian Kanerva«, sagte er; sie reichten einander die Hand.

Anja fiel der Verlobungsring an seiner Linken auf. Vielleicht war es auch ein Ehering. Also doch kein Junge mehr.

»Nett, Sie kennenzulernen. Anja Aropalo.«

Er sammelte sich einen Moment.

»Ich plane, eine Dissertation zu verfassen«, sagte er. »Mein Thema ist offensichtlich Ihr Spezialgebiet. Ich dachte, ich könnte mal zu Ihnen in die Sprechstunde kommen, um über mein Vorhaben zu sprechen.«

»Prima«, sagte Anja. »Meine Sprechstunde ist mittwochs von eins bis drei. Sie können sich gern per E-Mail eine Zeit reservieren.«

»Danke«, antwortete Julian Kanerva. »Das werde ich tun. Bis bald also.«

»Ja«, sagte Anja lächelnd.

Julian Julian saß im Auto und schaute auf den Parkplatz hinaus. Schneeflocken fielen auf die Windschutzscheibe. Das Mädchen würde Schneeflocken im Haar haben, wenn sie eintraf. Seit der verwirrenden Episode im Klassenzimmer vorige Woche hatten sie nicht miteinander gesprochen. Aber sie hatte ihm am Montag in der Schlange an der Essensausgabe zugelächelt. Ihr Lächeln hatte ihn erregt. Ihr Lächeln war eine Einladung. Es war ein Versprechen.

Julian stieg aus dem Auto, schloss es ab. Auf dem Hof standen Schüler. Er musterte rasch die Menge; sie war nirgends zu entdecken. Er ging hinein.

An der Tür zum Lehrerzimmer kam ihm Tanskanen entgegen und zwinkerte ihm zu.

»Wie schaut's, Kumpel?«, posaunte er.

Sie begrüßten sich immer auf dieselbe Weise. »Wie

schaut's, Kumpel?«, war Tanskanens Part, und er antwortete immer »Gut schaut's, Kumpel«. Das war stumpfsinnig, doch irgendwie hatte es sich zu einem Ritual entwickelt. Vielleicht, weil es immer für Lacher sorgte, wenn Mädchen in der Nähe waren und diese Begrüßung hörten.

»Gut schaut's, Kumpel«, sagte Julian also.

Tanskanen hatte Beziehungen mit Schülerinnen. Und er wurde dessen auch durchaus verdächtigt, doch nur hinter vorgehaltener Hand. Er ließ sich nicht erwischen. Er war schlau: keine Treffen an öffentlichen Orten, keine längeren Beziehungen, die ernst werden konnten, und niemals mit Mädchen, die verletzlich waren und sich rächten, indem sie die Sache öffentlich machten. Tanskanens Mädchen waren die Lauten, die mit dem sprudelnden Lachen, funkelnde Erscheinungen, vor denen Julian sich immer ein wenig fürchtete. Vor allem waren diese Mädchen eines: Sie waren loyal. Kein Weitertratschen, keine Gerüchte.

Die Bekanntschaft zu Tanskanen hatte Julian ermutigt, sich eine Beziehung mit dem Mädchen auszumalen. Und letztlich war doch auch gar nichts Falsches daran. Oberstufenschülerinnen waren quasi Erwachsene. Wenn beide es wollten, konnte man es doch so betrachten, dass zwei Erwachsene aus freiem Willen etwas taten, wozu sie Lust verspürten und was nur vollkommen natürlich war. Also, sofern beide es wollten. Und in diesem Fall schien das ja zuzutreffen.

»Ich bin übrigens beim Tortenwettbewerb eingeteilt«, sagte Tanskanen grinsend. »Dabei hätte ich doch so gern bei der Yogagruppe mitgemacht.«

Julian griff den witzelnden Ton seines Kollegen auf.

»Klar, am besten gleich vorn in der ersten Reihe. Um deinem Spitznamen alle Ehre zu machen.«

»Na ja, ich praktiziere Yoga eigentlich nur vor ausgewählten Zuschauerinnen, in Privaträumen und ausschließlich nachts«, erwiderte Tanskanen mit Pokerface.

»Das kann ich mir gut vorstellen. Aber sag mal, zu was bin ich denn eingeteilt?«

»Soweit ich informiert bin und wenn die Sterne und Zeichen entsprechend stehen, machst du dich heute Abend zum Gespött der Frauen«, sagte Tanskanen und zwinkerte ihm erneut zu.

Julian erstarrte. Tanskanen grinste noch breiter.

»Auf der Liste an der Pinnwand steht dein Name beim Tanzkurs.« Tanskanen lachte.

»Ach, das ist okay«, sagte Julian erleichtert.

»Aber eins sag ich dir, Kumpel: Pfoten weg. Du weißt ja, nur eine leichte Berührung an der Taille der Damen – nicht zum Po runterrutschen!«

»Musst du gerade sagen«, konterte Julian und grinste zurück.

Julian sah das Mädchen an der Tür zur Sporthalle um genau 19:07 Uhr. Eigentlich hatte er bloß zerstreut auf die Uhr über der Tür geschaut und sich die Zeit gemerkt, als er das Mädchen registrierte. Die helle Beleuchtung in der Aula strahlte bis in die Halle, das Mädchen stand genau im Licht, die Türrahmen rechts und links gaben ihrer Silhouette von außen Kontur, und für einen Moment strich auch das Spotlight, das für den Abend in der Halle installiert war, über ihren Körper. Es war genau, wie er es sich vorgestellt hatte: Sie hatte Schneeflocken im Haar.

Julian ging näher heran. Auf einmal wurde er sich auf einschüchternde Weise seines eigenen Körpers bewusst. Wie als Konfirmand oder Oberstufenschüler, dachte er. Auf den Spitzen ihrer Winterstiefel lag ebenfalls Schnee, stellte er fest. In ihrer Hand baumelte etwas. Es waren Tanzschuhe. Rot, mit schmalen Riemchen. Der Gedanke an ihre Füße in diesen Schuhen ließ Julian vor Lust tief Atem holen.

»Ich bin zu spät«, sagte sie mit einem Lächeln.

Julian versuchte sich zusammenzureißen.

»Nein, du hast noch nichts verpasst.«

Das Mädchen zog die Jacke aus und bückte sich, um die Tanzschuhe anzuziehen. Dabei glitt ihr Rock zehn Zentimeter höher. Julian entdeckte weiter oben an ihrer Beininnenseite ein kleines, Zärtlichkeit erweckendes Muttermal, das als blasser Punkt durch die dünne Strumpfhose schimmerte. Es war auf bestürzende Art faszinierend; und es fühlte sich verwirrend an, diese intime Stelle auf der Innenseite ihres Oberschenkels zu kennen – dort, wo noch keine fremde Hand zuvor gewesen war, mitten in der weißen Weite ihrer unberührten Haut, dachte Julian. Er prägte sich das Mal gut ein, markierte in seiner Erinnerung hastig die Konturen, wie die einer Landmarke am Rande eines unbekannten Pfades.

Als das Mädchen sich wieder aufrichtete, war sie deutlich größer als vorher. Ihre Augen fanden seine – ein rascher Blick, der sich verlegen wieder abwandte. Julian merkte, dass er sie zu lange angeschaut hatte, drehte sich weg und spazierte weiter.

Die Schüler hatten einen Tanzlehrer gebucht. Ein Mann mit geschmeidigen Hüften. Jetzt dämmerte Julian, dass der Abend erniedrigend sein würde. Er tanzte nicht sonderlich gern.

Einmal noch sah er zu ihr hinüber, ehe die Tanzstunde losging. Ihre beste Freundin hatte sie zur Tanzpartnerin erwählt, sie unterhielten sich angeregt. Er konnte ihr Lachen deutlich aus dem allgemeinen Stimmengewirr heraushören. Es erhob sich über die anderen Stimmen, durchteilte die Luft und drang pochend, forcierend, aufheizend in sein Bewusstsein. Ihr Lachen war wunderbar: Es kletterte aus der Tiefe eines rauen Gurrens hoch in ein helles Falsett. Julian wollte dieses Lachen wieder und wieder hören. Und er empfand Eifersucht, weil jemand anderes dieses Lachen weckte. Er beschloss, nicht mehr zu ihr hinzuschauen. Jetzt musste Distanz gewahrt werden. Eine willkommene Spielphase: die Erfüllung hinausschieben, aufsparen, bis der Höhepunkt unvermeidlich war. Außerdem wollte er nicht, dass ihr sein Gestarre auffiel.

Der Tanzlehrer bat alle zu sich nach vorn und erklärte den Ablauf seines Unterrichts. Julian lächelte einer Abiturientin zu; schon stand sie vor ihm und fragte, ob er ihr Tanzpartner sein wolle. Julian willigte ergeben ein; was nun folgte, würde nicht ohne Peinlichkeiten bleiben.

Er nahm die Hand der Abiturientin. Ein letztes Mal schaute er durch den Raum. Ein unbemerkter, erstohlener Blick: Das Mädchen hielt die Freundin an der Hand gefasst, auf einmal sah sie zu ihm. Er konnte ihren Gesichtsausdruck nicht deuten. Aber ihr Blick schoss wie ein Stromschlag durch die Luft. Julians Herz schlug heftiger.

Es folgten demütigende Sambaschwünge und Schrittfolgen, die Julian nicht beherrschte. Dem Tanzlehrer fiel seine Ungeschicktheit schnell auf, ab da hatte er ihn ständig im Visier und kam lästigerweise alle paar Minuten vorbei, um seine Haltung zu korrigieren. Julian versuchte Humor zu bewahren. Aus dem Augenwinkel verfolgte er die ganze Zeit das Mädchen. Sie schien die Tanzschritte zu beherrschen, lächelte, strahlte, lachte. Jede ihrer Bewegungen war ein Gedicht.

Der Unterricht dauerte eine geschlagene Stunde. Die Demütigung hatte ihren Höhepunkt bereits überschritten, als der Tanzlehrer Julian endlich in Frieden ließ. Die Musik ging von Latinorhythmen in einen Walzer über. Julian lächelte seiner Tanzpartnerin ein letztes Mal zu und glitt dann schleunigst an den Rand der Halle.

Der Abend endete traditionellerweise damit, dass sich alle in der Turnhalle zu einem gemeinsamen Fest einfanden. Feierlich wurden die in den Kochgruppen hergestellten Speisen aufgetragen. Julian schnappte sich ein paar große Oliven aus einer Salatschüssel und hielt sich weiterhin am Rand. Sofort hatten seine Augen das Mädchen wiedergefunden; sie stand mit ihrer Freundin an der gegenüberliegenden Wand. Sie hatte ihr Knie verführerisch angewinkelt und streckte das andere Bein lang aus, wie ein Fohlen. Die Vorstellung von ihr als einem wilden, fohlenhaften Mädchen, das Führung brauchte, und ihm als demjenigen, der diese Führung gab, steigerte seine Erregtheit noch. Julian ging in die nächste Spielphase über; er sah sie so lange an, bis sie den Kopf abwandte. Dann kreuzten sich ihre Blicke erneut, wieder wandte sie sich ab. Julian schaute weiter hin. Ein Moment verging. Sie tat so, als würde sie nichts bemerken. Lächelte ihrer Freundin zu. Die Freundin blickte zu Julian und flüsterte ihr etwas ins Ohr. Daraufhin sah das Mädchen wieder zu ihm, diesmal länger. Sie lächelte. Ihr Lächeln war schmerzhaft strahlend, eines, durch dessen Kraft sich Berge nach Osten und Wolken nach Westen schoben. Doch Julian entdeckte in dem Strahlen dieses Lächelns auch eine Spur von Angst: Die Situation entwickelte sich unweigerlich auf das erregende Ende zu.

Marie Marie steht in der Aula vor der Sporthalle, gleich an der Tür. Bevor sie hineingeht, mustert Tinka sie wohlwollend; sie haben sich den ganzen Nachmittag hingebungsvoll für den Abend vorbereitet, und der Aufwand hat sich Tinkas Blick zufolge gelohnt. Tagelang haben sie über ihre Klamotten nachgedacht, haben sich Kombinationen überlegt, die so atemberaubend sind, dass die Mitschülerinnen nur neidisch werden und die Jungs nur nervös glotzen können.

»Kapierst du's endlich?«, flüstert Tinka. »Die Sache ist die, dass wir umwerfend aussehen – aber trotzdem superlässig. Als hätten wir absolut nichts dafür getan.«

»Ja«, sagt Marie folgsam.

Tinka lächelt.

»Jetzt brauchen wir nur noch zu lächeln.«

Bei Tinka wird das Lächeln untermauert durch einen flauschigen rosa Wollpulli und einen kurzen Jeansrock. Ihre Strumpfhose hat fünfzehn Euro gekostet, ein samtiges Spinnennetzmuster. Tinkas Beine haben nie besser ausgesehen. Der Gesamteindruck wird gekrönt von hochhackigen Schuhen, in denen man kaum laufen, geschweige denn tanzen kann. Doch Blasen an den Zehen sind ein geringer Preis für die verknallten Blicke der Jungs, so Tinka.

Marie betrachtet sich im Spiegel und findet gut, was sie sieht: Sie trägt einen schwarzen Rock, genau den richtigen – Tinka hat ihn ausgesucht. Ihre Haare umrahmen als dunkles Wellenmeer ihr Gesicht. Auch ihre Haare hat Tinka gestylt und ihr die Augen geschminkt. Heute kann Marie es zugeben: Sie ist schön. Tinka hat sie schön gemacht.

»Du bist Aschenputtel«, sagt Tinka liebevoll und legt ihren Arm um Marie.

Marie weiß es: Sie ist Tinkas Aschenputtel-Projekt. Wie weiche Knetmasse überlässt sie sich Tinkas Händen, die ihre Schönheit formen. Und heute ist der Abend, an dem Aschenputtel den Ballsaal betritt, der Moment, in dem sich ein unscheinbares Mädchen in ein märchenhaft schönes Geschöpf verwandelt, nach dem alle den Kopf recken, vor lauter Entzückung »Ah!« rufen, den Blick nicht mehr abwenden können.

Marie schaut weiter in den Spiegel, doch jetzt zu Tinka, und sieht in deren Blick erstmals etwas, das ihre Unruhe weckt. Ist Tinka neidisch? Marie weiß, es war nicht Tinkas Absicht, sie zur Schöneren zu machen. Da stehen sie nebeneinander vor dem Spiegel, und Marie befürchtet, die Schönere zu sein.

Tinkas Gesicht nimmt kurz einen vagen Ausdruck an. Dann versucht sie entschlossen weiterzulächeln.

»Vielleicht lasse ich die roten Schuhe lieber weg«, schlägt Marie vor.

Sie haben die perfekten Tanzschuhe für sie ausgesucht, rote, unwiderstehliche Aschenputtelschuhe, doch jetzt hat Marie den Eindruck, sie könnten zu viel sein. Die Schuhe liegen noch in ihrer Tasche, Marie trägt ihre dunklen Winterstiefel.

Jetzt ist Tinkas Lächeln wieder voll da.

»So ein Quatsch, klar ziehst du die an.«

»In denen bin ich größer als du.«

»Na und? Macht doch nichts.«

Tinka lächelt. Marie bekommt die Erlaubnis, heute schön zu sein, die Schönste von allen. Heute jedenfalls, heute.

Als Marie in die Sporthalle geht, braucht sie nur kurz zu Kanerva zu schauen und weiß: Es funktioniert. Es funktioniert genau so, wie es soll. Marie sieht zu Tinka, will ihre Begeisterung mit ihr teilen, aber Tinka lächelt nicht. Wieder dieser Blick, der vielleicht Neid ist, vielleicht Traurigkeit, vielleicht beides zugleich.

Als der Unterricht beginnt, zieht Tinka sie mit auf die Tanzfläche. Maries Blick sucht nach Kanerva, und Kanerva schaut zurück, starrt sie geradezu an. Wonne durchströmt Marie.

Der Tanzlehrer wiederholt seine Schrittfolgen eine Stunde lang. Tinka macht alles mit schmalen Lippen nach, konzentriert, eine Kräuselung der Gereiztheit in den Augenwinkeln. Marie kann sich nicht konzentrieren. Immer wieder blickt sie sich um, und immer sieht Kanerva zu ihr, er sieht die ganze Zeit zu ihr.

Der Unterricht endet, Marie sieht Kanerva an den Hallenrand gehen. Er lehnt sich an die Wand und schaut weiter zu ihnen herüber.

»Der starrt uns an, siehst du, wie der uns anstarrt?«, flüstert Tinka in ihr Ohr.

Marie lächelt, wagt nicht hinzusehen, tut es dennoch, jetzt richtig lange, lächelt. Das ist Erwachsensein, denkt sie.

Sie schaut Tinka an und kann ihr Glück nicht verbergen. Tinkas Lächeln ist ein angespanntes Grinsen, auf Höhe der Wangenknochen festgefroren. Sie wirkt verärgert, aber Marie hat jetzt keine Lust, darüber nachzudenken.

»Wollen wir tanzen?«, fragt sie.

»Bist du blöd? Wir können jetzt nicht mehr zusammen tanzen. Wir müssen warten, dass uns jemand auffordert«, sagt Tinka schroff, mit Verachtung in der Stimme.

»Ach so«, sagt Marie.

Tinka wendet sich ab, doch Marie entgeht ihre Gereiztheit nicht. Vielleicht ist das Aschenputtelspiel zu weit gegangen; vielleicht ist Marie wirklich schöner als Tinka. Oder Tinka will Kanerva selbst erobern.

»Na gut, tanzen wir halt«, sagt Tinka plötzlich und wendet sich ihr wieder zu.

Sie haben gerade mal ein halbes Lied lang getanzt, als Marie aus dem Augenwinkel registriert, wie Kanerva sich ihnen nähert.

Julian.

In dem Augenblick, als er auf sie zugeht, ist er nicht mehr Kanerva oder ihr Lehrer, sondern Julian. Julian, Nailuj. Julian, der alles hat, was in der Welt von Bedeutung ist. Den ganzen Abend hat sie gewusst, dass es passiert, dass es genau so passiert: Julian geht ein paar Schritte auf sie zu, ohne zu ihr zu sehen, blickt erst woandershin, als würde er sich nichts aus ihr machen. Aber dann schaut er zu ihr. Und jetzt können sie es beide nicht mehr verbergen oder aus dem Bewusstsein verbannen: In diesem Raum und in dieser Zeit gibt es keine anderen mehr, nur noch diese zwei Menschen, deren Umlaufbahnen einander schneiden werden. Mit derselben unausweichlichen Gewissheit, in der die Bahnen von Sternen einander begegnen, gehen sie jetzt aufeinander zu. Für Tinka hat Marie keine Augen mehr. Vielleicht sagt Tinka etwas, aber Marie hört es nicht mehr. Später wird Marie sich womöglich für diese Situation schämen, für ihren eigenen Mut und die Selbstverständlichkeit, mit der sie den Platz in Julians Blickkegel einnimmt. Doch jetzt schämt sie sich nicht. Jetzt fürchtet sie sich nicht. Julians Blick lässt sie klar umrissen hervortreten.

Er stellt sich vor sie hin, verbeugt sich leicht und nimmt ihre Hand. Es ist eine Aufforderung zum Tanz, die für die anderen Anwesenden ganz alltäglich aussehen mag. Aber es ist alles andere als das. Julian berührt Marie, und im gleichen Moment tritt Marie aus ihrer Selbstbestimmtheit heraus. Sie weiß dies: Indem sie Julians Land betritt, wird sie fortan auch bei ihm wohnen. Dort ist ihr Zuhause, ihr Platz in der Welt.

Marie spürt das Gewicht seiner Hand auf ihrem Rücken, auf dem Bogen ihrer Rippen. Ihre Finger haben sich mit seinen verschränkt, und noch nie hat sich etwas wirklicher angefühlt als diese Berührung. Der Blick, den sie teilen, ist eine spitz zulaufende Kluft, in die Marie nun hineinfällt. Es ist eine Kluft des Schreckens und der Verwirrung, und Marie sieht, dass sie dieses Empfinden teilen: Wie kann etwas so neu und zugleich so urvertraut sein.

Julian beugt sich näher heran, Marie spürt seinen Atem auf ihrem Gesicht. Dieser warme und feuchte Hauch ist ein so intimes Zeichen der Nähe, dass ihre Knie weich werden und Feuchtigkeit in ihre Unterhose sickert. Ein heißer, bebender Strom wandert durch ihren Körper und verschlingt sich zu einer zärtlichen Erwartung, einem Knoten in ihrem Schoß.

Julian lächelt. Marie hat nicht auf die Musik geachtet, zu deren Takt sie tanzen, sie hat nicht einmal bemerkt, dass sie ihre Füße bewegt. Doch jetzt, als Julian sich noch näher heranbeugt, hört sie ihn die Worte des Liedes flüstern, zu dem sie tanzen. Marie lächelt auch. Sie möchte Julian jetzt küssen, hier.

Es ist, als würde er ihre Gedanken lesen. Er atmet direkt in ihr Ohr – Marie weiß gar nicht mehr, ob er nur atmet oder ob er ihr Ohrläppchen küsst – und fragt sie schließlich mit gesenkter, vor Begehren erstickter Stimme: »Sollen wir irgendwohin gehen, wo wir zu zweit sind? Um zu reden oder so?«

Marie nickt. Ein sonderbares Gefühl überkommt sie, ein Gemisch aus Freude über seine Frage, unbändigem Jubel und lähmender Angst vor dem Unausweichlichen.

Julian tritt einen Schritt zurück, blickt zum ersten Mal umher, um sicherzustellen, dass niemand sie beobachtet. Auch Marie lässt ihren Blick durch die Menge schweifen. Tinka fällt ihr ein. Sie entdeckt sie an der Wand neben den Esstischen. Tinka schaut zu ihr herüber. In ihrem Blick liegt wieder diese Trauer, Marie sieht es. Aber sie sieht auch noch etwas anderes in diesem Blick. Ist es Sorge? Wie kann Tinka jetzt besorgt sein, wo doch genau das geschieht, worauf Marie sich vorbereitet hat?

Marie beschließt, sich nichts daraus zu machen. Sie beschließt, dass Tinka jetzt alleine klarkommen muss.

Julian berührt sie zart am Rücken und lenkt sie Richtung Ausgang. Niemand beachtet sie. Sie gehen durch die Tür der Sporthalle in die Aula, spazieren hinaus, als handele es sich um ein harmloses Entfernen von den anderen. Niemand erkennt die Bedeutung, die das Überschreiten der Türschwelle hat: Sie verlassen die Zeit der anderen und betreten einen gemeinsamen Raum, eine Welt, die sich innerhalb der eigentlichen Welt öffnet, als eigene, unbekannte Weite. Dies ist ihr gemeinsamer Raum, das gewaltige Land ihrer Haut, wo die Zunge in der Nabelgrube verweilt, einen Rastplatz auf der Erhöhung des Hüftknochens sucht; die Augenhöhle ihren Platz auf der Erhebung des Wangenknochens findet, perfekt dorthin passt, wie ein urzeitliches Puzzleteil.

In der Aula vor der Sporthalle ist es jetzt dunkel. Julian nimmt Maries Hand. Sie gehen durch das Dämmerlicht auf die Doppeltür zu, die in den Flur führt.

Zuerst denkt sie, dass diese Tür zwei Duftwelten voneinander trennt. Der Geruch vor der Sporthalle ist eine Mischung aus Zitrusreiniger und der dumpfen Note von Gummimatten, die im Sportunterricht Verwendung finden. Als sie die Tür öffnen, geht der Geruch über in feinere Nuancen, wie immer riecht es nach Kaffee, auch jetzt am Abend, und nach dem harmlosen Staub der Rechner aus dem Informatikraum.

Der zweite Gedanke: Julians Hand ist warm. Diese Wärme schubst alle anderen Gedanken weg, das Bewusstsein dieser Hand legt sich als Hülle um Marie und schließt sie wohlig in sich ein.

In der Dunkelheit des langen Flures keimen zum ersten Mal leise Zweifel auf. Nur ein Anflug, ein dünner Faden, der ihre Schritte verlangsamt und sie zurücklocken will ins Sicherheit spendende Licht der Sporthalle, ins muntere Stimmenwirrwarr und zu Tinka. Julians Hand liegt noch immer warm in ihrer eigenen. Trotzdem.

Und dann doch nicht: Die Entscheidung ist bereits gefallen. Hier schaut niemand ihnen zu, niemand hindert sie. Darauf hat sie gewartet, darauf hat sie sich vorbereitet. Jetzt passiert es.

Links und rechts warten dunkle Klassenräume mit offenen Türen. Wie auf Vereinbarung gehen sie Hand in Hand auf Julians Klassenraum zu. Drinnen ist alles wie auch tagsüber, nur dass die Dunkelheit die Konturen weich werden lässt. Zugleich ist alles vollkommen anders. Einander zugewandt bleiben sie am Fenster stehen, im Schutz des großen Philodendron, dessen freundliche, tiefgrüne Blätter Maries Schultern streicheln. Julian kommt einen Schritt näher. Er hebt seine Hand, als wolle er die Reise da fortsetzen, wo sie abbrach, und streicht mit der Außenseite seiner Finger über die Linie von Maries Wange. Sie spürt, wie ihr Herz lauter schlägt. Sie versucht, ein Zögern in seinem Blick zu erkennen, doch sie findet nur erwartungsvolle Zärtlichkeit.

Als ihre Gesichter sich begegnen, macht Marie die Augen zu und beschließt, die Schwelle, ohne zurückzuschauen, zu übertreten. Sie spürt das Kratzen von Julians Wangen, und mit einem halb panischen, halb triumphierenden Pochen im Bauch und in der Brust denkt sie: Der da ist ein Mann, ein erwachsener Mann, und er will mich jetzt mehr als alles andere.

»Wollen wir küssen?«, fragt Julian heiser.

Ihre Lippenspitzen liegen einen Moment aneinander. Marie lässt alle Gedanken los und versinkt tief in Julian. Ihre Zungen erkunden sich zuerst scheu, verwundert. Julian schmeckt wie ein Mensch. Er schmeckt nach Wünschen und Erwartungen, nach sanften Sommernächten, einem See, auf dessen klarer Oberfläche sich der flatternde Schatten eines davonfliegenden Wasservogels spiegelt, nach einem Moment, in dem man sich nicht mehr woandershin sehnt, und nach Glück, das greifbar ist, fast schon da. Die zu einem Knoten verschlungene Zärtlichkeit in Maries Unterleib, in der Gegend ihrer Gebärmutter, löst sich und lässt ihren Saft fließen und lässt Marie ganz nass werden und ihre Klitoris im Takt ihres Herzens pochen. Alle Gedanken sind aus ihrem Bewusstsein gewichen, in ihre Fingerspitzen gewandert und von dort, bedeutungslos, aus Marie herausgefallen.

Der Kuss wird tiefer, und sie werden zu einem einzigen atmenden, seufzenden, feuchten Wesen, dessen Grenzen in der weichen Dunkelheit des Klassenraums zerfließen. Marie spürt Julians Penis härter werden, ein verwirrendes Triumphgefühl durchstürmt sie. Sie fühlt sich wie eine Frau.

Ohne Absicht, ganz aus einem Reflex heraus wandert ihre Hand zwischen Julians Beine, befühlt diese seltsame Reaktion, die ihr an Julian gepresster Körper ausgelöst hat. Julian lehnt seinen Kopf nach hinten und stöhnt heiser auf. Marie versucht, seinen Blick zu erkennen: Ist sie zu weit gegangen? Aber Julian hat die Augen geschlossen und hält Marie mit beiden Händen umfasst. Marie wagt sich weiter vor und massiert Julians jetzt fordernd harten

Penis durch die Hose hindurch. Müsste sie sich trauen, den Reißverschluss aufzumachen? Müsste sie sich trauen, ihn in den Mund zu nehmen? Auf einmal flößt ihr das zuckende Ding Angst ein. Marie weiß nicht, wie lange man an einem Penis saugen kann, bis er explodiert und seine muffige Flüssigkeit rausschießt. Marie will diese Flüssigkeit nicht in ihrem Mund haben.

Julian öffnet die Augen und lässt seine Hand langsam unter Maries Bluse gleiten, fährt sanft an der Linie ihres BHs entlang. Er schiebt ihn vorsichtig höher, so dass Maries glatte kleine Brüste und ihre fest zusammengezogenen Brustwarzen frei liegen. Er zieht ihr die Bluse über den Kopf, lässt sie zu Boden fallen. Marie geniert sich. Auf einmal fühlt sie sich nackt und hilflos. Doch Julian bemerkt davon nichts. Julians Blick ist auf ihre Brüste geheftet, wie verzaubert schaut er sie an, und Marie verspürt entfernte Verlegenheit. Julian legt seine rechte Hand leicht auf ihre linke Brust und streicht mit seiner rauen Handfläche über ihre rot schimmernde Brustwarze. Marie versucht Luft zu holen. Ihr Atem steigt wie zittriger Dunst in den Raum.

Julian scheint dies als Zeichen der Erregung zu deuten, denn nun kommt er noch näher, steht so dicht an Marie, dass sie seinen steinharten Penis an ihrem Bauch fühlt. Julian senkt den Kopf und nimmt Maries Brustwarze in den Mund. Schockiert sieht sie seinem Lutschen zu, unfähig, es zu genießen, weil es sich kratzig und seltsam und übertrieben anfühlt. Vielleicht ist noch ein Rückzug möglich, überlegt sie und schaut kurz zur Tür, während Julian weiterlutscht. Doch da hebt Julian den Kopf, atmet heiß in Maries Gesicht und schiebt seine Zunge tief in ihren

Mund. Es lässt sich nichts mehr machen, zu spät, denkt Marie.

Ihr fällt ein, wie sie als Achtjährige an Schwimmwettkämpfen teilnahm. Ihr Vater hatte sich das in den Kopf gesetzt und Marie beim Schwimmtraining angemeldet. Die ersten Wettkämpfe waren ein Schock. Plötzlich wollten alle gewinnen, Freunde waren auf einmal Gegner und warfen Marie feindselige Blicke zu. Ihr Vater wollte natürlich, dass Marie gewann, saß in der zweiten Reihe der Zuschauertribüne und starrte konzentriert auf die Stoppuhr in seiner Hand. Und Marie stand kurz vor dem Kommando in Startposition am Beckenrand und überlegte, wie sie einen Rückzieher machen könnte. Sie könnte sagen, dass ihr übel sei. Sie könnte so tun, als falle sie in Ohnmacht. Sie könnte sich tot stellen, ganz egal was, Hauptsache, sie brauchte nicht zu springen. Doch in der letzten Sekunde vor dem Kommando stellte sich eine erschreckende Ruhe ein, eine süße Gleichgültigkeit. Es ist egal, dachte Marie. Alles ist egal. Es macht sowieso keinen Unterschied, dachte sie und beobachtete, wie sie in die kalte Wiege des Wassers sprang, die sie erwartete wie ein erlösender Traum.

Jetzt erinnert sich Marie an diesen Moment. Sie ist durchdrungen von einer kühlen Gleichgültigkeit und einer entfernten Genugtuung – die Folge der plötzlich eingetretenen Bedeutungslosigkeit aller Dinge. Jetzt passiert es, und es ist egal, sie lässt es geschehen. Und mehr aus einer ertränkenden Betäubtheit heraus als aus dem Befehl der Lust öffnet Marie den Reißverschluss von Julians Hose, zieht seine Unterhose ein Stück herunter und lässt seinen Penis frei. Sie denkt an ihr Erlebnis mit dem Jungen bei der Party und geht schnell noch mal seine Anweisungen durch, bevor sie sich bückt und das warme, nach Mann riechende Organ zwischen die Lippen nimmt. Ihr letzter Gedanke vor dem Sprung, ehe sie in den fleischigen, behaarten, feuchten Moment eintaucht, der sich zu einer Ewigkeit ausdehnt, ist eine schwache Selbstermutigung. Nicht nachdenken, sagt Marie sich leise. Einfach nur loslassen und es geschehen lassen.

Julian Das französische Wort *désir* stammt vom lateinischen *desiderare* ab. Dessen konkrete Bedeutung ist die *Loslösung vom Bestimmtsein durch die Sterne*. In der traditionellen Philosophie wurde die menschliche Lust seit jeher als eine Schwäche betrachtet, als etwas Vorherbestimmtes und Unausweichliches, Animalisches sogar. Als etwas, das den Menschen weniger gottgleich macht. Und ebenso lange, seit jeher, hat man gemeint, dass der Lauf der Sterne das Handeln des Menschen bestimmt. Aber auf der Grundlage der Etymologie, der Loslösung vom Bestimmtsein durch die Sterne, ist *Desideration* gerade die Bekämpfung des Unausweichlichen. Ist es somit Freiheit, ist es die radikale Ablösung vom Vorherbestimmten, von einem definierten Schicksal? Was für ein schöner Gedanke: Der Mensch braucht nicht gottgleich zu sein, um frei zu sein. Er muss nur Lust empfinden, wollen.

Alles geschah genau so, wie Julian es sich erträumt hatte. Das Mädchen wollte ebenfalls, Worte waren nicht nötig, der pure Blick des Einverständnisses genügte.

Julian hatte befürchtet, dass sie vielleicht gar nicht erregt war, dass sie so unerfahren war, dass sie bei seinen Berührungen erstarrte. Aber das Mädchen war willig und heiß, wollte ihn sofort in den Mund nehmen, kaum dass sie vor den Blicken anderer sicher waren. Julian ließ sie so lange saugen, bis er fast kam; sie saugte gierig, mit geschlossenen Augen, als käme ihre einzige Nahrung allein aus ihm. Julian starrte auf ihre Lippen, die sich um sein pochendes Glied spannten. Dieser Anblick erregte ihn noch mehr. Gierige kleine Schlampe. Er hatte Lust, das laut auszusprechen. Gierige kleine Schlampe.

Sie unterbrach und stand auf. Jetzt hatte Julian Lust, in sie einzudringen. Zärtlich strich er ihr die Haare aus der Stirn. Sie sah an ihm vorbei.

»Möchtest du, dass es noch weitergeht?«, hörte Julian sich flüstern und betete, dass sie wollte.

Sie nickte, presste ihren Kopf an seine Brust und griff wieder nach seinem Penis.

Julian drehte sie um, mit dem Rücken zu sich, und schob ihr den Rock auf die Hüften. Er zog ihre Strumpfhose und die rosa Unterhose bis zu ihren Füßen herunter. Der einzige kurze Zweifel kam ihm, als er ihre Unterwäsche knautschig zwischen ihren Fußknöcheln sah, zwischen den roten Tanzschuhen. Der Anblick war irgendwie kindlich, und ihm fiel für einen Moment Anni ein, die es nicht ausstehen konnte, wenn ihr die Strumpfhose runterrutschte und wurstige Falten bildete.

Doch als er die Hand zwischen ihre feuchten Beine schob, verschwanden seine Zweifel. Wunderbare kleine Schlampe. Ganz nass.

Julian steckte seinen rechten Zeigefinger in ihre enge Muschi.

»Du bist ganz nass«, flüsterte er, gerade soeben hörbar.

Er musste noch die unvermeidliche Frage stellen. Sie erriet sie, antwortete ihm, bevor er fragen konnte.

»Ich nehme die Pille. Wegen meiner Tage.«

Julian bewegte seinen Finger vorsichtig und drückte mit dem anderen Zeigefinger auf ihre Klitoris. Wunderbare enge Muschi, dachte Julian. Sie stöhnte und drängte ihren Hintern seinem Schwanz entgegen. Er packte sie mit beiden Händen an den Hüften, zog ihr Hinterteil zu sich und drang in sie ein.

Was für eine herrliche Fotze, dachte Julian, ehe er alle Gedanken losließ und in den rauschenden Moment stürzte, der sich zu einer Ewigkeit ausdehnte.

Marie Marie geht den Schulweg nach Hause und spürt, wie Julians Körpersaft in ihre Unterhose fließt. So geht es. Das will ich, denkt Marie. Sie schließt die Tür auf. Das sonst so vertraute Geräusch hört sich ganz anders an. Im Flur kommt ihr der Hund entgegen. Zerstreut tätschelt Marie ihm den Kopf.

Marie weiß nicht, ob sie sich waschen soll oder ob sie Julian mit diesem fließenden Gefühl in sich drinlassen möchte. Das Gefühl ist seltsam und eklig.

Nein, es ist wundervoll. Wundervoller Julian. Meiner.

Marie holt die Domino-Schokokekse aus dem Schrank und löffelt Kakaopulver in kalte Milch. Aus dem Arbeitszimmer ihrer Mutter tönt das übliche Tastaturklacken. Marie hofft, dass ihre Mutter nicht in die Küche kommt. Sie befürchtet, dass man Julian auf ihrem Gesicht sehen kann. Sie befürchtet, dass man Julian an ihr riechen kann.

Der Kakao bleibt in leicht blubbernden Inseln oben auf der Milch liegen. Als Marie die Milch umrührt, gehen die Inseln im spiraligen Strudel unter. Marie denkt an früher, als sie im Kindergartenalter war, es war der gleiche Kakao. Immer das Gefühl, als hätte sie keine Kraft zum Wachwerden, und der Kakao blieb in einer fettigen Schicht an ihrem Gaumen kleben. Trotzdem musste sie sich aufrütteln und die Spielhose für draußen anziehen. Immer noch muss sie aufwachen und Kakao trinken. Manches ändert sich nie.

Marie trennt die Hälften des Schokokekses. Wenn die Creme dazwischen heil auf nur einer Seite haftet, ist es ein gutes Zeichen. Marie schließt die Augen. Das perfekte, unversehrte Rund der Cremefüllung ist plötzlich die wichtigste Sache der Welt. Alles ist gut, und Julian liebt mich, und Sex ist wundervoll, und das Leben von Erwachsenen ist gut und richtig, wenn die Füllung des Schokokekses nicht kaputtgeht, sondern heil auf einer Kekshälfte klebt, denkt Marie. Sie öffnet die Augen. Die Füllung klebt unversehrt auf der rechten Hälfte.

Marie seufzt und leckt die Füllung ab. Sie spürt das Fließen von Julians Flüssigkeit. Sogar im Sitzen spürt sie es. Wundervoller Julian. Das ist gut, denkt Marie. Das ist absolut gut.

Wenn man einmal untergetaucht ist, kann man nicht mehr zurück an die Oberfläche. Wie viel kann man an einen anderen denken? Zählt man das An-den-anderen-Denken als Anwesenheit, dann wohnt Julian in Marie.

Es kommt der Dezember und mit ihm die Klausurenwoche. Marie lernt für die Klausuren, Erdkunde und Geschichte, rechnet Matheaufgaben durch. Merkantilismus und Kontinentalplatten, Ableitungen und Gleichungen. Die ganze Zeit ist Julian da, schaut ihr über die Schulter, während sie mit dem Lineal Linien in ihr Matheheft zieht. Nicht mehr Kanerva, sondern Julian. Julian ist in ihrem Kopf, wohnt hinter ihrer Stirn, hat sich um ihren Brustkorb geschlungen. Julian ist in ihr. Das fühlt sich wunderschön und beängstigend zugleich an.

In der Klausurenwoche hat Julian Aufsicht bei der Literaturklausur. Marie sieht, dass er die ganze Zeit zu ihr schaut. Er kommt zu ihr, beugt sich über ihr Papier, so dass es für andere wirken muss, als würde er ihr etwas erklären. Er legt seine Hand auf die Haare in ihrem Nacken. Niemand bemerkt es, alle sind auf die Klausur konzentriert; Julian lässt seine Hand Maries Rücken hinabgleiten. Er nimmt einen Stift und schreibt sechs Worte auf den Rand ihres linierten Papiers: *Ich will dich die ganze Zeit*.

Nach der Klausur gehen sie nebeneinander den stillen, langen Gang entlang bis ins Schülerzimmer, und während an der Wand leise die Uhr tickt, leckt Julian Marie so leidenschaftlich, dass sie in den groben Sofastoff beißen muss, um nicht laut zu schreien.

Bei der Weihnachtsfeier sitzt Marie mit Tinka in der letzten Reihe und schaut auf Julians Nacken. Sie versucht, sich dessen Kontur genau einzuprägen. Über die Weihnachtsferien haben sie noch nicht gesprochen; womöglich werden sie einander gar nicht sehen.

Tinka ist seltsam. Mit keinem Wort hat sie Julian erwähnt. Marie würde ihr gern alles erzählen, all die kleinen Dinge und die großen, von dem Bogen, den Julians Rücken formt, der Feuchtigkeit seiner Haare im Schnee, dem Stöhnen, das ihre Hände bei ihm auslösen. Aber Tinka fragt nicht, und Marie traut sich nichts zu sagen. Tinka spricht von der Klausurenwoche und dem nächsten Jahr, der Fahrt auf die Hütte und der Jacke mit Fellkragen, die sie zu Weihnachten bekommen wird.

»Was ist deine beste Zensur? Hast du irgendwo eine Eins gekriegt?«, fragt Tinka flüsternd, während der Musikkurs *Stille Nacht* singt.

»In Geographie und Literatur.«

»Streberin«, sagt Tinka lächelnd. »Ich hab überall Dreien, nur in Französisch habe ich eine Vier.«

Marie lächelt. Vielleicht ist Tinka doch nicht sauer auf sie.

»Trinken wir abends was? Komm, wir kaufen Sekt und machen es uns bei mir im Zimmer gemütlich. Wir können Brownies backen und uns die Haare färben.«

»Klar, gerne«, sagt Marie.

»Oder wir machen eine Sekt-Kaltschale! Das schmeckt super, und man muss gar nicht viel essen, schon ist man beschwipst.«

Einen Augenblick lang ist alles perfekt. Tinka lächelt Marie wieder an, und Julian dreht sich in der ersten Reihe nach ihr um, sucht sie mit seinen Blicken. Als er sie entdeckt, leuchtet in seinem Lächeln eine verborgene Zärtlichkeit auf, die nur für ihre Augen bestimmt ist. Der Musikkurs singt *Stille Nacht*, und abends gibt es Sekt-Kaltschale.

Auf dem Schulhof geht Julian hastig an Marie vorüber. Marie dreht sich um und schaut ihm nach. Julian macht eine kurze Geste mit der Hand: *Wir telefonieren*. Marie nickt ernst und sieht, wie Julian durch die Tür ins Schulgebäude verschwindet. Neben ihm gehen noch andere Lehrer; sie kann ihm jetzt nicht hinterherlaufen. Marie schaut auf ihr Handy, auf dessen Display eigensinnig der kleine Bär prangt. Schon jetzt weiß sie, dass die nächsten zwei Wochen nichts als Warten sein werden. Beim J steht in ihrem Nummernverzeichnis *Julian*. Julian ruft sie an. Julian will sie und ruft sie an. Julian will sie die ganze Zeit.

Abends trägt Marie für Tinka mit einem kleinen Bürstchen Aufheller auf einzelne Haarsträhnen auf. Die rote Farbpackung hat schon eingewirkt und ist rausgespült, in der Schachtel lag noch eine Extra-Aufhellerflüssigkeit. Tinka löffelt sich das wackelnde Sektgelee in den Mund.

»Ich hatte am Wochenende was mit einem Typen, der einen echt komischen Schwanz hatte.«

Marie ist inzwischen an Tinkas Gesprächseröffnungen gewöhnt.

»Erzähl«, sagt sie und streicht den Aufheller auf Tinkas Scheitel.

»Na ja, das ging schon mal damit los, dass …«, setzt Tinka an, und Marie weiß sofort, dass jetzt Übertreibungen folgen.

»Dass der Schwanz riesengroß war. Und gebogen.«

Marie merkt, dass Tinka sich wilde Details auszudenken versucht.

»Und dann …«, redet sie betont langsam weiter, um die

Spannung zu erhöhen. »Dann war er auch noch wahnsinnig ausdauernd. Wir haben es ständig gemacht, und er hätte noch wer weiß wie oft gekonnt.«

»Aha«, erwidert Marie.

»Und jetzt ruft er mich jeden Tag an. Und schreibt perverse SMS. Der ist echt kein Weichei.«

Marie schweigt. Sie weiß, worauf Tinka anspielt. Oder auf wen.

»Es wäre so schön, wenn auch du einen echten Typen finden würdest, einen Mann, keinen Heimlichtuer«, sagt Tinka mitleidig und betrachtet ihr Spiegelbild, während der Aufheller einwirkt. »Dann würdest du wenigstens richtig was lernen«, schiebt sie nach und dehnt mit ein paar lässigen Kopfbewegungen ihren Nacken.

Marie krümelt stumm an einem Brownie herum. Tinka kapiert überhaupt nichts.

»Oder was soll das bitte zwischen dir und Kanerva sein?«, fragt sie, jetzt auf einmal mit nöliger Stimme. »Der fickt dich doch, oder? Du lässt dich von dem ficken.«

Marie läuft knallrot an. Tinka hat wirklich absolut keine Ahnung.

»Bitte keine solchen Wörter«, sagt sie pikiert.

»Welche Wörter meinst du denn?«, fragt Tinka angriffslustig. »Komm, ich seh schließlich, was da läuft. Die halbe Schule sieht es. Alle Lehrer sehen es. Ihr fickt. Bestimmt weiß auch seine Frau, dass ihr fickt.«

Marie wird fast wahnsinnig. Mit welchem Recht mischt Tinka sich in Julians und ihre Sache ein? Was geht das überhaupt jemand anders an? Tinka ist aufgestanden, ihre Wangen sind fleckig vor Aufregung. Die mit Aufheller behandelten nassen Strähnen klatschen auf ihre Gesichtshaut, als sie unwillig den Kopf schüttelt. Tinka ist hässlich, denkt Marie und empfindet Zufriedenheit. Wie hat sie Tinka nur für schön halten können.

»Das ist kein Ficken«, verkündet Marie sachlich. »Kein dreckiges Rummachen so wie bei dir und deinen dummen Typen.«

Dann schweigt sie. Tinka schaut sie voller Verachtung an. Die Verachtung bohrt zwischen den Brauen ein Loch in ihre Stirn und dringt, nach Erklärungen verlangend, in ihr Gehirn. Marie verhärtet ihr Gesicht. Tinka ist ein unwichtiges, kindisches Mädchen. Tinka weiß nichts über das wirkliche Leben.

»Das ist kein Ficken«, sagt Marie noch einmal langsam, eisig. »Es ist Liebe. Wir sind verliebt.«

»Scheiße noch mal!«, schreit Tinka, Tränen fließen über ihre fleckigen Wangen. »Kapierst du denn nicht, dass Kanerva dich nur benutzt?«

»Hör auf!«, brüllt Marie wütend. »Ich liebe Julian. Und er liebt mich, kapierst du das nicht? Er liebt mich!«

»Nein, Marie, nein. Nein.«

Tinka weint leise vor sich hin. Die Tränen laufen ihr über die Wangen. Marie sieht ihre Freundin irritiert an. Es ist Tinka ernst. Zum ersten Mal sieht Marie eine Tinka, die weint und der es ernst ist.

»Ich geh jetzt nach Hause«, sagt Marie betont ruhig.

Tinka versucht sie ein letztes Mal herauszufordern. »Kanerva ist ein Arschloch.«

Ihre Tränen erweichen Marie beinahe. Doch dann kommt ihr ein neuer Gedanke: Tinka ist neidisch.

»Wieso sagst du so einen Mist?«, fragt Marie mit kalter Wut in der Stimme.

Noch immer strömen Tränen über Tinkas Gesicht, tropfen lautlos auf ihren Pulli.

»Ich bin deine Freundin«, sagt Tinka.

»Dann sei nicht so gemein zu mir.«

»Kanerva ist ein erwachsener Mann, er ist verheiratet.«

»Jetzt komm nicht mit so was«, wehrt Marie ab. »Du bist ja nur neidisch.«

Sie nimmt ihre Tasche und stopft die Sachen, die sie zum Übernachten mitgebracht hatte, wieder hinein. Tinka steht stumm daneben, hört nicht auf zu weinen. Marie meidet jetzt ihren Blick. Sie macht die Tür hinter sich zu, geht die Treppe ins Erdgeschoss hinunter, stammelt Tinkas Eltern gegenüber etwas von Bauchschmerzen und verlässt das Haus.

Draußen friert es. Der Schnee, der am Nachmittag gefallen ist, hat sich wie eine Hülle auf die Erde gelegt. Am Straßenrand lassen die Tannen ihre schwerbepackten Äste hängen. Tinka ist neidisch, denkt Marie. Das ist es. Denn Julian und sie lieben sich. Tinka weiß gar nicht, was wirkliche Liebe ist. Tinka ist neidisch, wiederholt Marie in Gedanken.

* * *

Ihre Mutter will ein großes festliches Weihnachten. Ihrer Mutter ist es wichtig, genau die richtigen, in einem teuren Einrichtungsgeschäft gekauften Glaskugeln in einen perfekt gewachsenen Weihnachtsbaum zu hängen. Und ein riesiger Weihnachtsschinken muss sein, obwohl es kaum Esser gibt. Es muss einen französischen, dick glasierten Weihnachtszopf geben, auch wenn niemand den haben möchte. Es muss Käse und Spitzenwein und einen Friedhofsbesuch am Heiligen Abend und Weihnachtsliedersingen im Dom geben. Ihr Vater ist mal wieder auf Dienstreise – wieder in Japan – und kommt erst kurz vor Weihnachten zurück. Marie muss mit ihrer Mutter durch die Geschäfte tingeln und nach der perfekten Kombination von Rot und Gold als Deko für die Weihnachtstafel suchen. Servietten. Serviettenhalter. Blumenschmuck.

Marie lässt sich von ihrer Mutter von Stockmann in die Einrichtungsläden in der südlichen Innenstadt und wieder zurück schleifen. Im nassen, matschigen Schnee werden ihre Schuhe feucht. Der Himmel hängt als grauer Teppich über den weihnachtsbeleuchteten Straßen.

Dies ist Tag Nummer drei. Drei Tage lang hat Marie Julian nicht gesehen. Es sind Tage wie einsame Landmassen, weit wie die Einöde. Maries Handy ist stumm wie ein Holzscheit. Sie selbst hat eine lange SMS für ihn geschrieben, die im Ordner *Eigene Nachrichten* gespeichert ist. Jeden Abend formuliert sie sie um. Aber sie abzuschicken, das traut sie sich nicht. Vielleicht liest seine Frau die Nachricht? Oder das kleine Mädchen. Kinder spielen gern mit den Handys ihrer Eltern. Vielleicht findet das Mädchen die Nachricht ganz aus Versehen. Marie versinkt in Hoffnungslosigkeit: Sie kann Julian nicht kontaktieren. Er muss sich bei ihr melden.

An der Ampel vor dem Svenska Teatern will ihre Mutter sie wieder antreiben. Genau da sieht Marie ihn. An der Ampel auf der gegenüberliegenden Straßenseite. Die Straßenbahn poltert zwischen ihnen hindurch und verdeckt ihn für einen Augenblick.

Julian hält das Mädchen an der Hand – das aus dem Auto, das Marie so genau beobachtet hat –, und dieses Mädchen hält wiederum ein noch kleineres Mädchen an der Hand. Die Mädchen tragen die gleichen Bommelmützen und Jacken. Marie stockt der Atem, ihr Herz setzt für eine Sekunde aus, ehe es nervös zu flattern beginnt. Ihre Mutter sieht sie fragend an. Die Ampel ist grün. Es hilft nichts, sie muss losgehen. Da sieht Julian sie. Das Erkennen vollzieht sich blitzartig, sein Blick ist irgendwie unterwürfig.

»Na, hallo!«, sagt er, als sie auf der Verkehrsinsel in der Straßenmitte voreinander stehen.

Marie versucht zu lächeln.

Julian wendet sich ihrer Mutter zu.

»Sie sind bestimmt Maries Mutter«, sagt er freundlich und reicht ihr seine Hand. »Julian Kanerva, Maries Literaturlehrer.«

Aus dem Augenwinkel beobachtet Marie, wie der Blick ihrer Mutter wacher wird.

»Oh, hallo! Ja, in der Tat, ich bin Maries Mutter«, erwidert sie mit nervig heller Stimme und schüttelt ihm die Hand.

Marie beobachtet Julians Kinder. Das kleinere Mädchen zappelt neben der Älteren herum; die Große befiehlt der Kleinen stillzustehen.

Marie schaut zu Boden. Auf ihren Schuhspitzen klebt Schneematsch. Sie kann jetzt unmöglich Julian ansehen. Wie kriegt er es nur fertig, mit ihrer Mutter zu sprechen? Sie schaut doch kurz zu ihm. Wieder entdeckt sie in seinen Augen das, was nur für sie bestimmt ist. Sie lächelt vorsichtig.

»Marie ist wirklich eine Ausnahmeschülerin. Intelligent und sensibel und so weiter.«

Ihre Mutter lacht unnötig laut.

»Tatsächlich? Zu Hause ist sie ganz normal«, sagt sie.

Marie spürt, dass Zorn ihre Wangen rot färbt. Ihre Mutter flirtet. Flirtet sie wirklich?

»Also nein«, sagt Julian entschieden. »Marie hat Poesie. Das ist etwas Schönes und Seltenes.«

Ihre Mutter steht einfach da, sagt nichts, scheint Julian genauer unter die Lupe zu nehmen. Marie zittert vor Panik. Einen Moment schweigen sie alle. Julian sieht ihrer Mutter gelassen in die Augen. Ihre Mutter bemüht sich zu lächeln.

»Na, das ist ja schön, dass es bei meiner Tochter so gut läuft in der Schule. Schön, das mal von jemandem zu hören. Marie erzählt ja kaum was von sich«, sagt sie schließlich.

Julians Töchter werden unruhig. Die kleinere hat nassen Schnee aufgehoben und formt einen Ball. Die größere zupft Julian am Ärmel. Marie nimmt wahr, wie sie alles genau beobachtet, jedes Wort aufnimmt, jedes unachtsam gelächelte Lächeln und Heben und Senken der Stimmen bemerkt.

Um sie herum poltern die Straßenbahnen. Dies wird das einzige Mal sein, dass ich Julian Weihnachten sehe, denkt sie.

Ihre Mutter lässt noch ein strahlendes Lachen aufblitzen.

»Dann frohe Weihnachten, wir sehen uns sicher am nächsten Elternabend.«

»Genau! Frohe Weihnachten«, erwidert Julian.

Mit den Mädchen im Schlepptau verschwindet er. Marie dreht sich um und blickt ihm hinterher. Auch Julian dreht sich um und schaut Marie noch einmal auf diese spezielle Weise an. An diesem Blick hält Marie sich fest. In ihn hüllt Marie sich ein.

»Wieso hast du denn nichts von deinem Literaturlehrer erzählt?«, bohrt ihre Mutter, als sie im Café Esplanad sitzen und Marie ihren Weihnachtsstern aus Blätterteig zerteilt.

»Ach, der wollte nur einfach ein bisschen loben. Seine Lieblingsschülerin bin ich garantiert nicht.«

»Aber klar, der war doch geradezu aus dem Häuschen! Wie heißt er noch mal?«

»Julian Kanerva.«

»Julian«, sagt ihre Mutter langsam und schmeckt dem Namen hinterher.

Marie kommt es vor, als hätte sie sich nackt ausgezogen und ihrer Mutter alles gezeigt. Julians Name gehört ihr. Nur sie darf ihn sagen, ihn schmecken.

»Na ja, immerhin hast du eine Eins von ihm bekommen, oder?«

Marie hat keine Lust zu antworten, schaut stattdessen zum Fenster hinaus. Ihre Mutter tut so, als würde sie die Anspannung nicht bemerken.

»Jedenfalls werde ich diesen Julian Kanerva ja beim Elternabend wiedersehen«, sagt sie betont locker.

Blätterteigstücke stecken in Maries Kehle fest. Langsam rührt sie in ihrem Kaffee. Verstohlen sieht sie ihre Mutter an: Weiß sie es? Ist ihre Mutter so hellsichtig, dass sie es kapiert hat? Auf einmal ist Maries Schal zu eng um ihren

Hals gewickelt, so dass sie kaum Luft bekommt. Beinahe muss sie losweinen. Vielleicht ruft sie Julian an, vielleicht heute noch. Um wenigstens seine Stimme zu hören.

Anja Das Licht des Dezember lag tief, die Morgen waren rötlich, verwandelten sich langsam in den Tag. Dann einen Augenblick lang mehr Helligkeit, die Sonne erhob sich rot bis zum Geäst der Kiefern im Garten, hatte aber keine Zeit, aufzuklaren und sich gelb zu färben, ehe sie schon wieder sank und die Dämmerung anlockte.

Heiligabend würde sie ihre Schwester besuchen müssen. Auch Johannes hatte sie zum Essen eingeladen, aber Anja fühlte sich nach den jüngst vergangenen Ereignissen schon betrügerisch genug. Sie wollte Weihnachten bei ihrem Mann im Pflegeheim verbringen. Erst das Essen bei ihrer Schwester, und dann ins Pflegeheim, wo in allen Fenstern vier große Kerzen angezündet wurden. Sie erinnerte sich daran, wie sie Weihnachten vor zwei Jahren verbracht hatten. Damals stand bereits fest, dass ihr Mann ins Pflegeheim käme, doch sein Geist hatte noch Kraft.

Sie hatten den Spatzen im Garten Vogelfutter hingestreut und Glühwein gemacht. Abends lagen sie nach der Sauna nebeneinander. Ihr Mann hatte ihr ins Ohr geatmet. Das war ihr gemeinsames Zärtlichkeitsritual. Vielleicht machte ihr Mann sich dadurch realer, er atmete kräftig, flüsterte ein oder zwei Worte. Liebste, sagte er vielleicht. Meine Frau. Mein Mädchen. Es wurde unwichtig, ob er sich an Dinge erinnerte oder nicht, war ganz egal, ob er überhaupt noch etwas wusste. Sie waren einander nahe, und ihr Mann konnte sie als ihm zugehörig benennen, als ein Glied seiner selbst. Körperteile, das waren sie einander in all den gemeinsamen Jahren geworden.

Anja ging auch in der Weihnachtswoche in die Universität. Es war angenehm, sich im Arbeitszimmer verkriechen und schreiben zu können. Auf den Fluren traf man niemanden mehr, die Kollegen waren schon in die Weihnachtsferien verschwunden.

Per E-Mail hatte sie für den Mittwoch vor Heiligabend noch einen Sprechstundentermin mit einem Doktoranden vereinbart. Der junge Mann aus der Vorlesung, Julian Kanerva. Ein Name wie von einer Romanfigur.

Julian Kanerva kam um Punkt zwei, wie vereinbart, und wartete an der Tür, stand dort wahrscheinlich schon eine Minute, bis Anja ihren Blick hob. Er wirkte unsicher. Die hohe Tür, die ihn umrahmte, betonte diese Ausstrahlung noch.

»Entschuldigung«, sagte Julian Kanerva, »wir hatten einen Termin vereinbart.«

»Ja«, sagte Anja und lächelte, »wir sind uns ja schon begegnet. Allerdings habe ich Sie die letzten Male nicht in meiner Vorlesung gesehen.«

Er reichte ihr die Hand.

»Ich verdiene meine Brötchen als Lehrer. An der Oberstufe, ich unterrichte Literatur und Finnisch. Dadurch bin ich ziemlich eingespannt. Ich schaffe es nicht so oft zur Uni, wie ich gerne würde.«

Anja suchte auf ihrem Schreibtisch nach dem Ausdruck seiner E-Mail, in der er sein Dissertationsvorhaben beschrieben hatte. Sie hatte ihn für das Gespräch bereitgelegt und mit Rotstift kritische Anmerkungen notiert.

Garantiert war Julian Kanerva ehrgeizig, nahezu arrogant. Seine E-Mail bestand aus atemlosen Querverbindungen zwischen Tragödie und Philosophie. »Die thematische Eingrenzung ist die größte Herausforderung bei der Planung einer Doktorarbeit«, hatte Anja in ihrer Antwortmail diplomatisch angemahnt.

Julian Kanerva saß auf dem Stuhl ihr gegenüber und sah sie fragend an.

»Also«, sagte Anja.

»Also«, wiederholte er.

»Was wollten Sie denn ursprünglich in ihrer Dissertation erörtern?«

»Ursprünglich?«

Julian Kanerva aktivierte seine ganze Energie, um ihr seine Gedanken darzulegen. Ein Junge, dachte Anja. Wie ein kleiner Junge, der sich vor die Klasse stellen und die richtigen Antworten vorlesen darf.

»Ich dachte …«, begann Julian Kanerva, »ich dachte, ich starte mit der Analyse der Struktur der Tragödie. Im Handlungsverlauf einer Tragödie gibt es immer eine Art Hindernis, eine Wende, in deren Anschluss sich die Ereignisse in beschleunigtem Rhythmus auf das Ende zuentwickeln. Irgendein Wendepunkt tritt ein, und die Zeit bleibt quasi kurz stehen. Dieser Punkt bringt eine entscheidende Veränderung, durch die alle Handlungsstränge und Personen der Tragödie zueinander in Bezug gesetzt werden. Dieser Fortgang ist zwingend. Eine Rückkehr zur Ausgangslage ist nicht mehr möglich.«

Julian Kanerva kam in Fahrt. Schon immer hatte es diese jungen Wissenschaftler gegeben, die ihr Leben anhand von Theorien leben, für die das Dissertationsthema eine ganz persönliche Bedeutung hatte. Diese Leute musste man sehr behutsam begleiten, ein wenig loben, von Übertreibung abhalten.

»Mich interessiert vor allen Dingen, über welches Werk Sie sich diesem Thema nähern wollen«, sagte Anja bremsend.

»Nun ja«, fuhr Julian Kanerva fort, »meiner Einschätzung nach ist der Wendepunkt der antiken Tragödie oft an den Tod geknüpft.«

»Sie wollen also eine antike Tragödie analysieren?«

»Ja, ich habe vor, Sophokles' *Antigone* von dieser Perspektive her zu beleuchten.«

Antigone, natürlich, dachte Anja.

»Und welche soll dann genau Ihre Perspektive sein?«

»Ich will die Figur Antigone untersuchen. Vor allem ihren Todeswunsch, die Tatsache, dass Antigone sterben will.«

»Wie begründen Sie diese Annahme?«, fragte Anja provozierend.

Sie sah, dass Kanerva ein Gegenüber brauchte. Sie musste ihm Fragen stellen.

Angeregt beugte er sich näher zu ihr.

»Also. Antigones Weigerung, sich dem Befehl von König Kreon zu unterwerfen – also ihren toten Bruder, der gegen den König intrigiert hat, nicht zu begraben –, führt dazu, dass Antigone den Tod wählt. Sie entscheidet sich lieber für den Tod, als ein aus ihrer Sicht falsches Gesetz – das Beerdigungsverbot – zu erfüllen. Sie sagt: *Schön ist es hernach, zu sterben.*«

»Wieso führt Ihrer Ansicht nach die Weigerung, sich den Gesetzen zu fügen, zu einer Todessehnsucht?«

»Weil Antigones Wunsch maßlos ist. Sie opfert ihr Leben, um ihren Bruder begraben zu können. Das ist unverhältnismäßig, ein übertriebener Wunsch, der letzten Endes in Todessehnsucht münden muss.«

Anja gab nicht auf.

»Aber wie genau begründet sich diese Sehnsucht?«

Julian Kanerva sagte langsam, genüsslich: »Es geht um Bedeutung. Wenn nichts eine Bedeutung hat, ist alles leer. Ohne Sehnsucht keine Bedeutung, und damit nur Leere.«

Anja lächelte. Dieser Mann war tatsächlich kein Dummschwätzer. Sie änderte die Marschroute ihrer Gesprächsführung: »Denken Sie, dass Antigones Tod unausweichlich ist, dass sie keine Alternativen hat?«

Julian Kanerva schien nachzudenken.

»Auf ihr lastet das ganze Familienschicksal. Das führt zu einer gewissen Unausweichlichkeit. Ich schätze, von der kathartischen Eigenschaft der Tragödie her gedacht, ist ihr Tod tatsächlich unausweichlich. Gemäß der Funktion der Tragödie.«

»Ist der Tod in der Tragödie denn grundsätzlich unausweichlich?«, fragte Anja herausfordernd.

»Ja«, sagte Julian Kanerva prompt. Er machte eine kleine Pause, begegnete selbstbewusst Anjas Blick und lächelte. Anja änderte die Position auf ihrem Bürostuhl.

»Nun«, sagte sie zögernd. Sie wollte auf bedachte Weise unterstützend, jedoch nicht unnötig begeistert reagieren. »Das hört sich alles recht vielversprechend an. Ich würde Sie aber dazu ermutigen, sich besonders auf die präzise Eingrenzung des Themas zu konzentrieren.«

»Gern«, sagte Julian Kanerva zustimmend. »Soll ich Ihnen dann eine E-Mail mit der Gliederung meiner Dissertation schicken, wenn ich so weit bin?«

»So verbleiben wir.«

Um zu verdeutlichen, dass das Gespräch beendet war, stand Anja auf. Auch Julian Kanerva erhob sich und wandte sich bereits zum Gehen.

Anja konnte der Versuchung, eine weitere Frage zu stellen, nicht widerstehen: »Ist Ihre Theorie Ihrer Ansicht nach auch auf das Leben, auf unsere Wirklichkeit anwendbar? Dass also Bedeutung an Sehnsucht geknüpft ist, dass Sehnsucht Bedeutung erst offenbart?«

Julian Kanerva drehte sich um und sah Anja erstaunt an. Einen Moment lang schien es, als wüsste er nichts zu antworten. Dann verwandelte sich sein Erstaunen in ein provokantes Lächeln. »Wo steht geschrieben, dass man die Tragödie und das Leben voneinander trennen soll? Oder allgemein gefragt: Wo steht geschrieben, dass man die Kunst und das Leben voneinander trennen soll?«

Anja lachte auf.

»Nirgends«, erwiderte sie. »Aber es kann gefährlich werden, wenn sie sich miteinander vermischen.«

»Wenn sie sich aber, ganz im Gegenteil, gegenseitig erweitern, miteinander verschmelzen und gemeinsam ihre Grenzen ausdehnen?«, fragte Julian Kanerva.

Anja gab nicht nach: »Aber vielleicht ist die Sehnsucht im Leben immer einer Bitte oder einer konkreten Situation unterstellt.«

Julian Kanerva lächelte noch immer. »Das habe ich auch gedacht.«

»Und jetzt denken Sie es nicht mehr?«

»Irgendwas hat mich veranlasst, meine Auffassung zu ändern. Vielleicht ist es möglich, dass Kunst und Leben gegenseitig ihren Raum erweitern. Dass die Kunst ihre Leidenschaft, ihr Begehren, ihr Feuer unvermindert ins Leben trägt.«

Anja sah Julian Kanerva prüfend an.

»Und was ist mit dem Tod? Braucht dieses Konzept der Kunst im Leben dann auch den Tod als wesentliches Element?«

Julian Kanerva lachte.

»Hm, das könnte in der Tat zum Problem werden.«

»Ich würde sagen, es *ist* ein Problem, wenn Veränderungen im Leben nur über den Tod erreicht werden können«, sagte Anja lächelnd.

Julian Kanerva schwieg einen Augenblick, dann erwiderte er: »Offenbar sind wir hier grundsätzlich verschiedener Ansicht.«

Anja lachte.

»Das ist gut. Verschiedene Ansichten sind immer willkommen. Kampf ist aller Dinge Erzeuger.«

Julian Kanerva verstand die philosophische Anspielung und grinste.

»Dann auf Wiedersehen.«

»Auf Wiedersehen.«

Marie Heiligabend ist ein endloser, sich bis zu seinem finalen Tod hinziehender Tag. Am Morgen schmückt Marie den Baum. Um zehn trinkt ihr Vater seinen ersten Kognak. Ihre Mutter deckt pingelig den Esstisch. Das

Geschirr von Villeroy & Boch steht millimetergenau an seinem Platz.

In ihrem Zimmer zieht Marie die schimmernde Strumpfhose an und steigt in das weinrote Etuikleid aus Samt. Sie betrachtet sich im Spiegel und denkt kurz an die wunderbare Klinge des Messers, seinen klaren, befreienden Schnitt. Sie könnte sich einfach ein Messer aus der Küche holen. Könnte zwei oder drei Schnitte in ihren Oberschenkel oder ihren Arm machen, wenn sie will. Der Gedanke ist ein kleiner Trost. Ihre private Insel im ermüdenden Tagesablauf.

Die Gäste kommen um vier. Die Schwester ihrer Mutter und die Familie von Heikki, dem jüngeren Bruder ihres Vaters. Maries Cousins erobern sofort lautstark das ganze Haus. Maries Mutter trägt ihr auf, ihnen Gesellschaft zu leisten. »Spielt doch Monopoly oder Hotel, Hauptsache, sie sind wenigstens mal einen Moment still«, sagt sie. Marie fügt sich dem Willen ihrer Mutter, mimt das Kindermädchen und bringt ihre Cousins dazu, Häuser an der Mannerheimintie und am Erottaja zu kaufen. Sie selber gründet eine Luxuswohnanlage an der Liisankatu und der Esplanade und hat sich in kürzester Zeit das Monopol gesichert. Während der Partie wandern ihre Gedanken zu ihrem Handy. Nein, ich schaue noch nicht nach, denkt sie. Erst in einer Stunde. Sie konzentriert all ihre Kraft auf diese Hoffnung: Julian hat angerufen. Julian hat ihr wenigstens eine SMS geschrieben.

Nach einer Stunde fangen sie mit dem Hotelspiel an, und die Cousins beginnen sofort, um das größte Hotel zu streiten. Marie streckt ihr Bein auf dem Boden aus. In die Haut unter der dünnen Strumpfhose hat sich der waffelartige Abdruck des grellbunten Teppichs geprägt. Marie schaut gelangweilt zu ihrem Vater und Heikki, die die ganze Zeit Wein trinken. Heikki betrachtet seine Nichte offensichtlich mit neuen Augen, und Marie erkennt, was dieser Blick bedeutet: Aus ihr ist eine Frau geworden. Sie wendet sich ab und versucht, nicht an Heikkis Blick zu denken.

Auf ihrem Handy sind zwei entgangene Anrufe und eine SMS. Maries Herz hüpft vorfreudig. Aber die Anrufe sind von Tinka. Enttäuschung kriecht durch Marie, wie ein langsames Tier. Auch die SMS ist von Tinka. »Frohe Weihnachten. Sorry, dass ich rumgestresst hab. Sind wir wieder Freunde?«

Marie schickt ihr ein knappes Ja und wünscht ihr ebenfalls frohe Weihnachten.

Das Essen dauert eine Ewigkeit. Der Steckrübenauflauf pappt an ihrem Gaumen, der Rotwein färbt ihre Lippen lila. Heikki beginnt eine stichelige Diskussion mit ihrer Tante Anja. Das ist Heikkis liebster Zeitvertreib. Der Ablauf ist von sämtlichen früheren Verwandtentreffen bestens bekannt. Kaum ist Heikki ein bisschen beschwipst, fordert er Anja zu einer Diskussion darüber heraus, welche Wissenschaft wirklich wichtig ist. Heute startet er aufgeblasen, betont gutgelaunt:

»Na, Anja, ist das grundlegende Wesen der Wirklichkeit endlich entdeckt?«

Anja nimmt die Provokation gelassen, nippt lange und etwas umständlich an ihrem Rotwein und begegnet Heikkis Blick.

»Noch nicht, aber es kann jeden Augenblick so weit

sein. Und eins verspreche ich dir – du bist der Erste, dem ich es erzählen werde.«

Anja zwinkert Heikki zu. Ironie schwebt über der Tischrunde.

Mit gequältem Gesichtsausdruck sieht Maries Mutter zu Heikki. Ihr Vater konzentriert sich still auf sein Essen. Das Szenario ist den Anwesenden nur zu vertraut. Heikki fühlt sich durch Anjas Kommentar erst richtig angestachelt, bläst sich noch mehr auf.

»Was war noch mal dein Forschungsthema? Die Not des modernen Menschen?«

»Das Tragische«, korrigiert Anja. Ihre Stimme ist bereits kühler geworden.

Heikki schnaubt deutlich hörbar, wie um zu zeigen, dass es nichts Überflüssigeres geben kann.

»Und, was ist deinen Forschungen zufolge das Tragische am modernen Menschen? Was lässt den Menschen Trübsal blasen?«

»Der Schinken ist wirklich köstlich, ganz zart«, wirft Heikkis Frau ein, bemüht, das Thema zu wechseln.

»Wie schön«, erwidert ihre Mutter dankbar, »ich habe ihn selbst gesalzen und gegart.«

Heikki lacht gutgelaunt.

»Ganz genau, Volltreffer. Zu essen hat der Mensch genug, auch an Zerstreuung fehlt es ihm nicht. Und trotzdem bläst er Trübsal. Nicht wahr, Anja?«

»Lass gut sein«, sagt Heikkis Frau beherrscht, lächelt dabei noch ein wenig. Doch die Art des Lächelns lässt Gereiztheit erkennen.

»Aber Moment mal«, sagt Heikki mit gespieltem Erstaunen, »Anja und ich sprechen doch bloß über die Erfolge der Geisteswissenschaften. Das ist extrem wichtig, wirklich! Also, Anja, nun sag doch mal, was belastet uns Menschen denn eigentlich, so ganz allgemein gesprochen?«

Ihre Mutter klappert demonstrativ mit dem Besteck. Marie sieht, wie gereizt sie ist. Sie ist geradezu verzweifelt. Anja scheint die angespannte Situation nichts auszumachen. Gelassen erwidert sie Heikkis Blick.

»Ganz allgemein gesprochen«, beginnt sie und lächelt sogar wieder, »belastet uns der Tod. Unser eigener und der der anderen.«

Heikki lacht laut auf.

»Na, so was aber auch. Und diesen Königsgedanken willst du in deinen wissenschaftlichen Publikationen unters Volk bringen? Über diese gewaltige Entdeckung hältst du Vorlesungen?«

»Genau«, antwortet Anja knapp.

Heikki überlegt einen Moment, schlürft Wein.

»Dann sag uns doch mal, was der Tod *genau* für uns bedeutet. Was ist die Bedeutung des Todes?«, fragt er streitlustig, ohne wirklich auf eine Antwort zu warten.

»Der Tod ist die äußerste Möglichkeit«, sagt Anja.

»Möglichkeit?«, fragt Heikki und tut verblüfft. »Liegt er denn nicht zwangsläufig vor uns allen? Ich würde meinen Tod ja nicht als Möglichkeit bezeichnen«, sagt er stutzend.

»Der Tod ist auch die *äußerste* Möglichkeit«, erwidert Anja, »aber er bleibt eine Möglichkeit. Vor uns allen liegend, unausweichlich.«

»Und was bringt mir das Konzept des Todes als äußerster Möglichkeit?«

»Es hat Auswirkungen auf die Erfahrung von Zeit. Den Sinn der Zeit, letzten Endes.«

Jetzt lacht Heikki unverhohlen.

»Teufel noch mal«, sagt er ungläubig, »der Sinn der Zeit. Und den kannst du uns erklären?«

»Nicht ich, sondern die, die darüber nachgedacht haben. Ich unterrichte, was andere darüber gedacht haben.«

»Dann verrate uns mal, was ist denn der Sinn der Zeit?«

Anja trinkt einen Schluck Wein, hebt den Kopf, sagt mit klarem Blick: »Der Sinn der Zeit ist Erinnerung und Absicht. Erinnerung und Absicht lassen den Sinn eines Momentes hervortreten.«

Heikki schüttelt den Kopf, lächelt spöttisch. »Und ich dachte immer, dass die Zeit die Fortsetzung des jetzigen Moments ist. Ist das nicht sogar unbestritten? Ein Moment folgt dem nächsten. Man muss es ja nicht komplizierter machen.«

Anja lächelt, ehe sie antwortet: »Chronologie ist ein Irrtum. Jeder Moment erhält seine Bedeutung aus etwas, das woanders liegt, in der Vergangenheit oder in dem, was noch kommt. Der Mensch ist nie ganz anwesend an dem Ort, an dem er sich befindet.«

Heikki lacht, schaut die restliche Tischrunde an, gibt sich verblüfft.

»Revolutionär, nein, wirklich. Hast du mal darüber nachgedacht, ob du da vielleicht irgendeinem Zwang unterliegst, wenn du die ganze Zeit um das Thema Tod kreist?«, fragt er und fügt nach einer kurzen Pause hinzu: »Aber kein Wunder. Wenn ein naher Angehöriger so krank ist. Da reicht ja schon viel weniger, um …« – Heikki bedenkt seine Wortwahl – »… eine Zwangsneurose zu entwickeln.«

Maries Mutter sieht Heikki schockiert an, nicht einmal

wütend, nur erstarrt, bekommt keinen Ton raus. Doch Anjas Miene verzieht sich nicht einmal ein kleines bisschen.

»Natürlich kann ich auch aus privater Perspektive über das Thema nachdenken«, sagt sie eisig. »Man kann es zum Beispiel so sehen, dass der Tod eines anderen Menschen ebenfalls eine äußerste Möglichkeit ist. Vielleicht ist sie sogar noch extremer, weil es nicht die eigene Möglichkeit ist. Es könnte zum Beispiel eine Bitte geben, die Bitte, sterben zu dürfen.« Anja macht eine kleine Pause.

»Oder«, fährt sie fort, »sogar die Bitte, beim Sterben Hilfe zu erhalten.«

Anja besiegelt ihre Worte mit einem weiteren Schluck Wein. Ihr Gesichtsausdruck ist noch immer ruhig, beherrscht.

Niemand wagt etwas zu sagen. Eine zähe Stille hüllt die Runde an der Festtagstafel ein. Maries Cousins suchen ängstlich den Blick ihrer Mutter. Heikki lacht kurz auf, scheint aber die Dummheit seiner Reaktion zu erkennen. Marie schaut irritiert zu Anja und dann zu ihrer Mutter, die wie gelähmt ihre Schwester anstarrt. Marie beobachtet, wie Anja sich langsam von Heikki ab- und ihrer Mutter zuwendet. Und in diesem Moment sieht sie noch etwas: Sie sieht, wie ihre Mutter etwas sieht, und dass Anja ebenfalls sieht, wie ihre Mutter etwas sieht. Marie versteht ihre Beobachtung nicht ganz oder will sie nicht ganz verstehen. Auf einmal verspürt sie den dringenden Wunsch, aufzustehen und aus dem Zimmer zu rennen. Sie will Julian anrufen, will nichts so sehr wie jetzt seine Stimme hören. Julian, der wirklich ist, Julian, der existiert. Julian, der ihr gehört.

Die leise Frage ihrer Mutter durchbricht die Stille. Es

ist eine Bitte, fast ein Gebet: »Anja, hilfst du mir beim Abwaschen?«

Heikkis Frau versteht nicht, bietet sich ebenfalls als Küchenhilfe an.

»Nein«, sagt ihre Mutter, nun schon fester. »Anja und ich machen den Abwasch jetzt zu zweit.«

Anja »Verdammt noch mal«, schluchzte ihre Schwester und versuchte, ihre Tränen zu unterdrücken. »Was in Gottes Namen hast du vor? Du sagst mir jetzt, was du vorhast!«

Anja strich mit den Fingern ihrer linken Hand über den gewellten Rand eines Villeroy-&-Boch-Tellers und überlegte, wie sie sich ausdrücken sollte. Ihre Schwester war in Aufruhr. Wieso eigentlich? Verlor sie etwa die Kontrolle? Schon das zweite Mal in kurzer Zeit nahm Anja bei ihr diese Hilflosigkeit, diese flehende Bedrängnis wahr.

Aus der Situation gab es kein Entkommen. Sie musste die Wahrheit sagen. Aber mit den richtigen Worten, und ohne zu viel preiszugeben.

»Also«, begann Anja.

Ihre Schwester stand wie gelähmt vor ihr, die ausgestreckten Hände leicht angespannt, als wären sie jede Sekunde bereit, die Ohren abzuschirmen gegen etwas, das zu furchtbar war.

»Ich denke, dass …«, weiter kam Anja nicht.

Ihre Schwester stöhnte auf und hob die Hände vors Gesicht. »Sag es nicht, du sagst es verdammt noch mal nicht«, rief sie aus.

»Noch habe ich doch gar nichts gesagt.«

»Ich weiß, was du vorhast«, sagte ihre Schwester, jetzt flüsternd, »ich weiß es ganz genau.« Bestürzt sah sie Anja an. In ihrem Blick lag eine uferlose Traurigkeit.

»Es gibt Bitten, auf die man eingehen muss«, sagte Anja.

»Jetzt red nicht so einen Mist! Diesen ganzen ethischen Quatsch gibt es doch gar nicht.«

»Das verstehst du nicht, du wirst es nie verstehen. Niemand wird es verstehen.«

»Garantiert nicht! Kein Mensch wird verstehen, was du vorhast.«

Anja gab nicht auf. »Meine liebe Marita.«

Da fing ihre Schwester an zu weinen. Sie schluchzte und spülte gleichzeitig die Teller mit nach Himbeere duftendem Fairy ab, verweigerte jetzt den Blickkontakt.

Anja trat zu ihr. Schwächer konnte ihre Schwester nicht mehr werden, ihr Gesicht war streifig von entsetzten Tränen, der Ausdruck nackt und offen. Zur Verstärkung ihres letzten Satzes hatte sie die gelb behandschuhte Hand mit der schaumigen Spülbürste erhoben. Abwaschwasser rann ihr vom Handschuh übers Handgelenk hinunter bis in den Ärmel. Als Kind, dachte Anja, hätte ihre Schwester in einer solchen Notlage die Spülbürste nach ihr geworfen. Jetzt stand sie nur in starrer Erwartung da. Zärtlichkeit durchflutete Anja, sie ging auf ihre Schwester zu und umarmte sie.

»Du kannst dir einfach nicht vorstellen, was es bedeutet, Tag und Nacht mit einem geliebten Menschen zusammenzuleben, der wieder zum Kind geworden ist und der ständig weint, weil er sich an nichts mehr erinnert.«

»Und du verstehst offenbar nicht, dass ich als Ärztin

so eine Position nie im Leben akzeptieren werde.« Ihre Stimme war nicht mehr als ein zittriges Wispern.

Zwischen ihren Körpern duftete das Himbeerspülmittel. Dann gewann ihre Schwester die Sicherheit wieder.

»Ich bin nicht dumm. Ich weiß, dass das tagtäglich geschieht. Aber es gibt Gesetze. Irgendeine Instanz muss schließlich über die Grenzen wachen. Ärzte müssen das Leben schützen. Was dann tatsächlich im Einzelfall passiert, ist eine andere Sache. Aber als Ärztin werde ich deine Position niemals akzeptieren.«

»Und als Mensch werde ich *deine* Position niemals akzeptieren«, erwiderte Anja.

Ihre Schwester schwieg.

Es war sinnlos, auf eine Annäherung zu hoffen. Was Anja auch sagte, nichts würde Marita dazu bewegen, ihre Ansicht zu ändern. Eine solche Grenzsituation musste man selbst erleben, dann verstand man vielleicht.

Ihre Schwester verstand sie nicht, konnte sie nicht verstehen.

Hier war sie, die Distanz zwischen ihnen.

Marie Viermal tutet es, bis Julian rangeht. Marie ist nach oben in ihr Zimmer geschlichen, hält ihr Handy fest umklammert. Als sie ein J, ein U und ein L tippt, zittern ihre Finger. Es ist genau acht Uhr. Eine Familie mit kleinen Kindern macht die Bescherung bestimmt früher. Vielleicht schlafen Julians Kinder sogar schon. Und deshalb riskiert Marie jetzt diesen Anruf. Es tutet. Erst kracht ihr Herz laut, beim dritten Tuten schlägt es wieder normal.

Marie denkt schon, dass Julian nicht rangeht, doch dann ist die vertraute Stimme da. Zärtlich.

»Hallo!«

»Hallo«, antwortet Marie; dieses eine Wort verrät schon ihre ganze Zärtlichkeit. »Ich … ich wollte eigentlich gar nichts Besonderes. Wollte nur mal hören. Mal hören, was …«

»Ich habe den ganzen Tag an dich gedacht.«

»Warum hast du dann nicht angerufen?«, fragt Marie, und in ihrer Stimme vibriert das Beben, mit dem sich Heulen ankündigt.

Julian antwortet nicht sofort. Sein Schweigen klingt nach Gegenanklage.

Marie bereut sofort. Sie darf nichts fordern. Sie darf nur genau das nehmen, was Julian zu geben bereit ist.

»Wir waren im Weihnachtsstress, Putzen und so. Und ich habe über meine Dissertation nachgedacht, ich muss das Ganze anschieben«, erklärt Julian liebevoll. »Habe ich dich verletzt?«

»Ähm.« Marie spürt, wie vom Kopf aus, hinter der Nase, ein gutes Gefühl den Nacken und Rücken hinunterrinnt, und von da tiefer, noch tiefer.

»Kann ich versuchen, dich wieder gut zu stimmen?«, fragt er, und die Zärtlichkeit in seiner Stimme lässt Marie feucht werden. »Liebste«, flüstert er noch; Marie stöhnt.

»Wo bist du, bist du in deinem Zimmer?«

»Hmmm.«

»Willst du mich ebenso sehr, wie ich dich will?«, flüstert Julian heiser.

»Ja«, antwortet Marie.

»Ich bin steinhart.«

»Hört … deine Frau dich denn nicht?«

»Nein, ich bin allein hier. Sag mir, was du anhast. Sag mir, wie nass du bist.«

Julians Stimme klingt klebrig, aber liebevoll. Bestimmend, aber zärtlich. Marie spürt ihre Erregung wachsen.

»Steck dir einen Finger rein«, bittet Julian, befiehlt es beinahe.

Marie nimmt das Handy in die linke Hand und schiebt den Mittelfinger der rechten Hand vorsichtig in sich hinein. Gut fühlt sich das an. Julians Stimme klingt wundervoll, lieb und streng zugleich. Als ihr Finger an der richtigen Stelle sitzt, stöhnt Marie auf. Auch Julian stöhnt.

»Sag mir, mein Schatz, wie fühlt sich das an? Bist du ganz eng und ganz nass?«

Marie kommt in Fahrt.

»Ich stelle mir vor, dass du mich berührst … dass du meine Brüste küsst … und in mich eindringst. Tief.«

»Willst du, dass ich dich ficke?«

»Ja.«

»Dann sag es.«

»Fick mich«, flüstert Marie.

»Noch mal. Lauter.«

»Fick mich. Fick mich«, sagt Marie.

»Ich liebe dich.«

Julian stöhnt laut auf, die Leitung rauscht. Ein Rascheln, dann hört Marie wieder Julians Atem, der jetzt ruhiger wird. Sie zieht den Finger aus sich raus und starrt zur Tür. Erst in diesem Moment wird ihr klar, dass ihre Cousins jederzeit reinkommen können. Julian schweigt. Marie seufzt, ihr Atem ist abgehackt.

»Bist du noch da?«, fragt Julian schließlich.

Wieder liegt in seiner Stimme diese Zärtlichkeit. Die macht Marie keine Angst. Die Erregung in seiner Stimme, die macht ihr Angst. Ein bisschen. Marie nickt und kapiert zugleich, dass Julian sie nicht sehen kann.

»Ja«, sagt sie und hört dieselbe Zärtlichkeit in ihrer eigenen Stimme.

»Hättest du Lust, am zweiten Weihnachtsfeiertag einen Ausflug aufs Land zu machen? Wir haben ein kleines Haus, mit dem Auto braucht man nur ein paar Stunden dahin. Wir wären zu zweit. Zwei Tage. Ich fahre auf jeden Fall, allein. Ich will in Ruhe an meiner Dissertation arbeiten.«

»Klar. Ja, ich hab Lust.«

»Ich kann dich in der Innenstadt abholen. Um eins. Oder um halb eins, dann können wir noch die Sauna anmachen, ehe es dunkel wird. Ich sammel dich vor dem Redaktionshaus der Zeitung ein. Nimm warme Sachen mit, zuerst ist es bestimmt kalt, das Haus ist nicht geheizt.«

»Um halb eins«, wiederholt Marie lächelnd.

Sie sagen tschüs und legen auf. Noch zwei Nächte, dann sieht sie ihn. Sie zählt die Stunden: vierzig. Sie hält sich an Julians Worten fest. An dem Wort, das mit L anfängt. Julian hat dieses Wort ausgesprochen und damit alles gesagt. Julian, der ihr gehört. Julian, der alles hat, was von Bedeutung ist.

Julian Heiligabend trat Erleichterung ein. Alles lief besser, als er zu hoffen gewagt hatte. Geputzt hatten sie schon gemeinsam vor zwei Tagen. Und die Geschenke für die Kinder hatten sie zum Glück gleich Anfang Dezember besorgt. In dem Alter war es noch leicht mit dem Schenken, da die Wünsche noch so klar definiert waren. Ada wollte unbedingt die Puppe haben, die jetzt alle Kindergartenmädchen haben wollten; eine Art Barbie mit großem Kopf, grellem Make-up und modischen Anziehsachen. Als Julian im Spielzeuggeschäft nach der Puppe fragte, wusste die Verkäuferin sofort Bescheid. Auf Annis Wunschzettel stand die gleiche Puppe, dazu noch ein Prinzessinnenkleid. Nach dem Kleid hatte Julian zwei Stunden lang gesucht. Schließlich fand er ein süßes moosgrünes Trägerkleid; der Verkäufer garantierte ihm, dass es etwas Prinzessinnenhaftes hatte. Dann war er noch zusammen mit den Töchtern für Jannika losgezogen und hatte ihr Schmuck und ein paar Bücher gekauft. Bei der Tour waren sie dem Mädchen und ihrer Mutter begegnet. Die Mutter hatte nichts gemerkt. Garantiert nicht.

Heiligabend lief gut, bis die Kinder ins Bett gingen. Sie waren Schlittschuhlaufen gewesen und hatten einen Gang über den Friedhof gemacht, und vor dem Essen hatten die Mädchen im Garten ein Schneeschloss gebaut. Die Bescherung verlief ohne dramatische Gefühlsausbrüche. Die Kinder waren zufrieden, und Jannikas Augen funkelten, als sie die Schmuckschatulle aufmachte. Auch bei der Auswahl der Bücher hatte er ins Schwarze getroffen.

Jannika und er hatten die Angewohnheit, Heiligabend in die Sauna zu gehen, sobald die Kinder schliefen. Meist mündete das in Sex. Jannika besorgte üblicherweise Duftöl und Kerzen, und im Bett tranken sie eine gute Flasche

Sekt. In ihren ersten Jahren als Eltern war das ihr gemeinsames romantisches Spiel gewesen: nur das traute hochheilige Paar.

Jetzt gingen sie das Saunaritual aus Gewohnheit an, lustlos, sogar mit dem Beigeschmack demonstrativer gegenseitiger Verachtung. Als Julian einen Aufguss machte, setzte Jannika sich eine Stufe tiefer. Immer wich Jannika aus. Julian ärgerte das maßlos. Jannikas dumme magere Schultern krümmten sich wie bei einer Märtyrerin, die Schutz vor seinem gnadenlosen Aufguss suchte. Julian war tief deprimiert, wenn er daran dachte, dass sie auch in dreißig Jahren noch so hier säßen, Jannika unten und er oben, er als der fiese Quälgeist mit dem heißen Aufguss. Immer mündet alles in sinnlosen Hass und bloßes Dampfablassen, dachte Julian. Am Anfang steht die heilige gemeinsame Weite, die man als ein Wunder ansieht, alles am anderen ist das reine Glücksversprechen. Dann vergeht ein Jahr und ein zweites, aus fünf Jahren werden zehn, und auf einmal ist jede Kleinigkeit am anderen, das morgendliche Kaffeetrinken, die Gesichtswäsche am Abend, die Art zu sitzen – bei Jannika immer die gleiche nervige Position, als wäre sie am liebsten weit weg, demütigend! –, auf einmal ist das alles so unerträglich, dass sich die Verzweiflung wie eine Flutwelle ins Bewusstsein drängt und alles andere überspült. Am liebsten würde man all das sofort gegen etwas anderes eintauschen. Egal was, Hauptsache etwas anderes. Julian schaute auf seinen runzligen Penis runter, und seine Verzweiflung schlug um in Scham. Wie hatte er sich nur dazu hinreißen lassen können, es mit dem Mädchen am Telefon zu treiben, während seine Frau den Kindern beim Zähneputzen half? Er hatte sich einen runtergeholt wie ein Fünfzehnjähriger. Zu gut hatte sich das angefühlt. Er erinnerte sich, dass er auf dem Höhepunkt seiner Erregung »Ich liebe dich« gesagt hatte. Warum? Ganz aus Versehen war ihm das über die Zunge gekommen. Aber vielleicht war es wahr; er dachte ununterbrochen an das Mädchen. Woher sollte man das schon wissen; vielleicht war es wahr.

Vor ihm richtete Jannika sich wieder auf, wandte ihm den Kopf zu und lehnte sich dann mit dem Nacken an seine schweißigen Knie. Sie streckte die Hand aus und strich über seine nassen Schenkel. Die Lust erwachte.

»Gehen wir?«, fragte Jannika, wissend, was nun folgte.

»Ja.«

An irgendeinem Punkt gab es in ihm diesen Knacks. Julian sah sich wie von außen, seine Wut, seine mit Erregung vermischte Wut. Die Grenze zwischen Genuss und Gewalt ist fließend. Man trägt bei jeder Handlung das Wissen um diese Grenze mit sich, und vor allem das Wissen darüber, dass sie fließend ist. Wie leicht kann eine liebkosende Hand sich zum Schlag erheben, wie leicht ein Seufzen aus Lust zum Stöhnen aus Schmerz werden. Die Bitte, nicht aufzuhören, wird zur Bitte, abzubrechen. Ein Ja wird zum Nein. Immer wieder wird sie von neuem gezogen, die Grenze, die Lust von Schmerz trennt. Und nie verläuft sie an derselben Stelle. Mit jeder Handlung definiert man sein Verhältnis zur guten und zur schlechten Tat neu. Die Grenze führt durch alle Menschen hindurch, nur scheinbar verläuft sie zwischen den Menschen. Jede Handlung schafft Bedeutung. Die eigene Position, ob nun als Wohl- oder Missetäter, wird man niemals endgültig festlegen können.

In einem Moment küsste Julian Jannikas Rücken, im nächsten versetzte er ihrem Rücken einen zarten Schlag. Am Anfang war das rein von Lust geleitet. Am Anfang seufzte Jannika vor Genuss. Sie lag auf dem Bauch, hob ihm den Po entgegen. Julian drehte Jannika um, ihr Gesicht war von den Falten der Bettwäsche rot gestreift, ihr Ausdruck leicht erschrocken. Dieses Gesicht ärgerte Julian, diese klar ablesbare Bitte, ihr keinen Schmerz zuzufügen, das Gewicht der Verantwortung, das sie ihm damit auferlegte.

»Bist du eine Hure, oder bist du meine Frau?«, hörte Julian seine eigene Stimme, die ein wütendes Zischen war.

In Jannikas Blick lag ein sonderbarer Nebel. Sie nahm an, dass es sich um ein Spiel handelte.

»Wenn du willst, kann ich heute deine Hure sein«, flüsterte sie.

Julian drang in sie ein. Er sah, dass ihr das wehtat, doch das Wissen darum ließ ihn nur noch härter zustoßen.

»Sieh mich an, verdammt!«, ächzte er.

Jannika gehorchte, und Julian registrierte, dass die Gleichgültigkeit, die sie sonst so oft an den Tag legte, weit fort war. An ihre Stelle war Angst getreten. Jannika ließ Julian gewähren, nahm seine Stöße entgegen wie ein unterwürfiges Opfer. In ihrem Gesicht lag Angst, aber kein Fluchtimpuls. Ihre Demütigkeit demütigte ihn und erfüllte ihn mit neuer Wut.

»Tu doch nicht so folgsam, du verarschst mich doch sowieso die ganze Zeit mit deiner Art«, hechelte Julian in einem Strudel aus Hass und Erregung. Er unterbrach seine Bewegungen für einen Moment und hielt Jannika nur fest. Sie sah noch immer unverstellt aus.

»Wie verarsche ich dich?«, fragte sie flüsternd.

Sie klang untröstlich.

»Indem du dich entziehst. Du bist nie da. Du bist nie richtig da«, hörte Julian sich sagen.

Die Situation hatte etwas Unwirkliches. Auf dem Nachttisch flackerten die Duftkerzen. Seine Erektion zuckte noch immer fordernd. Julian konnte nicht einschätzen, ob das, was er tat, gerechtfertigt war. Worauf lief es hinaus? Was passierte hier wirklich?

Jannika versuchte sich aus seinem Griff zu befreien, doch Julian drückte sie zurück aufs Bett. Ihr Kopf stieß gegen das Kopfende, sie wimmerte. Julian hob die Hand, dann kam der schnelle Gedanke: Alle Macht war hier. Alle Bedeutung war hier. Alle Liebe und aller Hass. Das ganze Leben.

Ehe er seiner Bewegung freien Lauf lassen konnte, ob nun um zuzuschlagen oder um seiner Frau hochzuhelfen, richtete Jannika sich selbst auf, entwand sich und legte beide Arme um ihn. »Schsch«, säuselte sie und hielt ihn fest. Julian ließ die Hand sinken und sackte in ihrer Umarmung zusammen. Er wusste nicht, ob er schluchzte oder nur zitterte von der Anspannung, die sich bis eben in seiner erhobenen Hand konzentriert hatte. Was auch immer es war – Jannika hielt ihn eng umschlossen.

»Ich bin doch da, ich bin die ganze Zeit da gewesen«, sagte sie leise. So, wie man ein Kind tröstet, das aus einem schlechten Traum erwacht.

Anja Stille Nacht, Weihnachten. Der Schnee fiel leise, und die Welt schwieg.

Anja ging den schneebedeckten Weg zum Eingang des Pflegeheims und öffnete die Tür. Vom Empfang nickte ihr der Nachtpfleger zu: Hier war man jederzeit willkommen, auch um diese Zeit.

Sie eilte zum Zimmer ihres Mannes, ging ohne jedes Geräusch hinein. Trat an sein Bett und legte sich neben ihn auf die Matratze.

Da fuhr er aus dem Schlaf hoch: »Ist das mein Mädchen?«

»Anja«, antwortete sie, »dein Mädchen Anja.« Sie umarmte ihn.

»Oder ist es doch Terri? Es ist Terri, oder?«, fragte er.

»Nein, nicht Terri, sondern Anja, deine Frau. Anja.«

»Ach ja, Anja. Anja, genau«, sagte er und zog sie näher zu sich.

Da lagen sie. Draußen herrschte Frost, die Nacht ging bald auf den Weihnachtsmorgen zu, und sie lagen da, Ehefrau und Ehemann, nebeneinander in einem zu engen Krankenbett.

Anja musste an den Tag denken, an dem sie zum ersten Mal beim Arzt waren.

Es ist April. Der Arzt hat einen dichten Vollbart, so wie die Psychiater in schlechten Fernsehfilmen.

Ihr Mann sitzt dem Arzt gegenüber und versucht, sich über die Situation lustig zu machen. Immerzu muss er Witze machen; wahrscheinlich bekommt man leichter Luft, wenn man zwischendurch lacht. Und der Ernst der Lage wird von den Lachern überdeckt.

»Also, Doktor. Verkünden Sie Ihr Urteil. Werde ich auch morgen noch den Namen meiner Frau wissen, oder soll ich ihn mir lieber sofort aufschreiben?«

Der Arzt lacht; sein Bart wackelt mit.

»Schreiben Sie sich den Namen ruhig auf, dann gibt es zu Hause keinen Ärger.«

»Gut, dann aber sofort. Haben Sie Papier da? Besser, ich notiere mir das gleich, nicht wahr, Katharina?«, blödelt ihr Mann weiter und sieht zu Anja.

Anja kann nicht mitlachen.

Der Arzt lacht noch immer, setzt dann aber sein Dienstgesicht auf.

»Nun gut. Zurück zur Sache. Ich schlage vor, dass wir einen kleinen Gedächtnistest durchführen. Das ist die gängige Praxis. Nur ein Routinetest. Sie sind noch so jung, dass das sicher ohne große Probleme läuft. Es handelt sich um den sogenannten MMSE-Test. *Mini Mental State Examination.*«

»*Mental State*. Mentaler Zustand also«, übersetzt ihr Mann.

»Ja«, entgegnet der Arzt, »richtig. Den messen wir jetzt. Ich lese Ihnen die Fragen vor, und Sie antworten darauf, so gut Sie können. Ist das in Ordnung?«

»Alles klar, schießen Sie los«, antwortet ihr Mann.

Der Arzt räuspert sich.

»Welches Jahr haben wir?«

Ihr Mann sieht erst den Arzt, dann Anja mit ungläubiger und amüsierter Miene an und nennt das Jahr.

»Welche Jahreszeit haben wir?«

Ihr Mann lacht auf.

»Sind Sie schon mal auf die Idee gekommen, dass der

Patient schummeln könnte, indem er einfach aus dem Fenster schaut?«

Anja hört bereits die leise Nuance der Verärgerung in seiner Stimme.

Der Arzt lacht ein weiteres Mal höflich über den Witz ihres Mannes.

»Sagen Sie es trotzdem.«

»Frühling«, erwidert er, jetzt deutlich gereizt.

Der Arzt nickt wohlwollend.

»Den wievielten haben wir heute?«

Ihr Mann schüttelt mit gespielter Belustigung den Kopf und nennt das Datum.

Die Anspannung in Anjas Körper schmilzt und weicht Erleichterung.

»In welchem Land befinden wir uns?«

»So eine Scheiße! Das Land und das Datum! Ich bin doch nicht senil!«

»Na gut«, sagt der Arzt gekünstelt gutgelaunt. »Wenn das Ihrer Ansicht nach ein so dummer Test ist, dann hat sich das Problem ja gelöst. Vergessen wir die Sache.«

»Vergessen, o ja«, stößt ihr Mann hervor, »treffliche Wortwahl, fällt Ihnen das auch auf? Aber gut, von mir aus, machen wir weiter.«

Als Nächstes muss er Wörter wiederholen, Gegenstände benennen, einen Schreibtest absolvieren, Bilder malen. Anja beobachtet die ganze Zeit seinen Gesichtsausdruck. Er schreibt etwas hin. Kratzt sich am Kinn. Bittet um ein Radiergummi. Schreibt wieder etwas hin. Streicht das Geschriebene durch.

Er sieht Anja an, und in dem Moment weiß sie es.

Er lacht auf.

»Darf man den Test wiederholen, wenn man durchgefallen ist?«, fragt er und reicht dem Arzt das Papier.

Der Arzt lacht ebenfalls. »Natürlich dürfen Sie bei uns Ihren Test wiederholen, aber dann ist es ein anderer.«

Er schaut aufs Blatt und liest die Antworten durch.

Anja überkommt der heftige Drang, ihren Mann an der Hand zu packen, das Zimmer zu verlassen, durch die Cafeteria zu gehen, nach draußen, über die Straße, in den Bus zu steigen und sich in der Bücherei oder im Kunstmuseum oder im Kino zu verstecken, irgendwo, wo niemand sie finden kann.

Sollen sie nicht wirklich einfach gehen? Was macht es schon, dass er sich nicht mehr an alles erinnert. Sie selbst erinnert sich ja. Hauptsache, sie müssen sich das Ergebnis dieses Tests nicht anhören, der das Datum und die Jahreszeit und das Land abfragt.

Der Arzt räuspert sich, sein Bart bebt.

»Nun ja«, sagt er, »es sieht ganz so aus, dass ich Sie jetzt tatsächlich gern zu dem zweiten Test schicken würde.«

Ihr Mann schweigt, sieht aus dem Fenster.

»Das ist also das Urteil«, sagt er schließlich. »Durchgefallen. Oder?«

»Durchgefallen würde ich nicht sagen«, erwidert der Arzt versöhnlich. »Das muss man alles erst noch auswerten. Aber Sie sollten den zweiten Test machen. Wir vereinbaren gleich eine Zeit. Auch für die neurologische Untersuchung. Wir schauen uns alles auf einmal an, dann bleiben keine Unklarheiten.«

»Alles klar. Komm, Katharina, wir gehen, wir haben hier nichts verloren«, sagt er mit einem Grienen und steht auf.

Anja steht ebenfalls auf, registriert dabei zwei Dinge:

den Gesichtsausdruck des Arztes – der ernste, entschuldigende und leicht angestrengte Versuch eines Lächelns, von dem Anja weiß, dass sie es ab jetzt bei allen Ärzten sehen wird, die in ihrem eigenen Leben noch keinen Verlust erfahren haben. Und den Gesichtsausdruck ihres Mannes – ein hilfloses Grinsen, das eine kindliche Verwirrtheit und das sichere Wissen verbergen soll, dass nun eine ganze Serie von Demütigungen beginnt, von denen man sich nur durch vollständiges Vergessen befreien kann. Anja sieht, dass ihr Mann das weiß.

Sie sieht es.

Zu Hause behält er seine Jacke an, geht, ohne die Schuhe auszuziehen, in die Küche und setzt sich an den Tisch. Terri trottet hinter ihm her und wedelt mit dem Schwanz. Gleichgültig tätschelt er dem Hund den Kopf.

Anja bleibt an der Tür stehen. Die richtigen Worte sind verschwunden.

»Das muss nicht unbedingt was heißen«, versucht sie es. »Es kann ein Fehler sein. Alle vergessen doch mal was.«

»So eine Scheiße, ich wusste nicht mehr, wie eine Armbanduhr heißt, und ich konnte nicht mal mehr addieren!«

»Du standest unter Druck.«

»Verdammt.«

»Mein Liebster.«

»Versprich mir, dass du mich nicht füttern wirst.«

»Hör schon auf.«

»Versprich es. Du wirst mich nicht wie ein Baby füttern. So dass mir Soße am Mund klebt.«

»Versprochen.«

Marie Julian fährt ruhig, konzentriert. Marie sieht ihn heimlich von der Seite an. Sie kann gar nicht anders. Wie ein Kind tollt das Glück durch ihren Körper, wenn sie an das L-Wort denkt. Julian hat es gesagt. Marie zieht die Füße hoch auf den Sitz und legt ihr Kinn auf den Knien ab. Der graue Dunst des zweiten Weihnachtsfeiertages liegt über der gesamten Landschaft. Die Kulisse Helsinkis ist ländlichen Hügeln gewichen. Rote Bauernhäuser, Dorfschulen, weiches Schilf um einen dünn mit Eis bedeckten Tümpel am Straßenrand. Julian richtet den Blick auf Marie und lächelt.

»Wir halten gleich an der Tankstelle, Essen kaufen und Öl für die Ölleuchten.«

Er streckt seine Hand aus und massiert sanft Maries Knie. Marie lächelt. Es ist absolut gut. Das weiche Schilf, Lampenöl und Julian. Und das L-Wort, das ausgesprochen wurde, für sie.

Auf dem Tankstellenklo sieht Marie sich im Spiegel an. Wie seltsam es ist, auf einmal eine Frau zu sein, zu der dieses L-Wort gesagt wird. Und definitiv eine *Frau*, denn Männer wie Julian lieben keine kleinen Mädchen. Die Umrisse ihres Spiegelbildes treten ganz neu zutage. Vollständig. Diese Augen liebt Julian. Diese Schultern. Dieses Muttermal am Kinn. Diese Nase.

Es fühlt sich wirklich an.

Das Haus steht am Ufer eines Sees. Das Wasser ist vom Himmel nicht zu unterscheiden, beide sind traumweiß. Im Garten vor dem Haus schrumpft die Welt zu einer kleinen Kammer, begrenzt von Tannen und Eichen am Grundstücksrand. Irgendwo hämmert ein Specht. Kein

Echo, der Schnee schluckt alle Geräusche, das Hämmern des Spechts ist nur eine schlichte Silbe.

Auf der Veranda umarmt Julian sie und küsst sie zum ersten Mal. Die Bartstoppeln an seinem Kinn sind rauer. Die Zunge genauso weich und glatt wie immer.

»Schau«, sagt Julian und dreht Marie um, ohne die Umarmung zu lösen. Marie schaut auf den See. »Das wollte ich dir zeigen. Sieh dir die Farben an. Weiß, Hellbraun. Die Farben des Winters. Gleich kommt die blaue Stunde, die unvermittelt alles in sich aufsaugt. Die Welt wendet sich nach innen. In diese blaue Stunde möchte ich mit dir versinken.«

Das Haus ist eine kleine weiße Villa, Julians Familie hat es geerbt. Flickenteppiche auf den Holzböden, knarrende Dielen. Im ersten Stock gibt es zwei Schlafzimmer, und unten neben der Küche noch eins. Auf den Fensterbänken stehen Überreste des Sommers, vertrocknete Blumen, daneben eine dicke tote Hummel. Zu Anfang ist es kalt und feucht, doch nachdem Julian Feuer im Kachelofen gemacht hat, wird es schnell warm. Sie zünden die Kerzen auf den Fensterbänken an, die Öllampen in der Küche und beziehen das Bett. Es ist ein Ehebett. Die Bettwäsche aus dem Wäscheschrank ist kühl und duftet nach Lavendel. Jemand hat sie gebügelt und ein Duftsäckchen in den Schrank gelegt. Wahrscheinlich Julians Frau.

Die Sauna steht am Ufer, eine hübsche kleine Stube und der Saunaraum. Julian zündet zu beiden Seiten der Treppe Fackeln an. In der Stube entdeckt Marie einen gelben

Sandeimer mit einer Blume vorne drauf und Spinnweben am Henkel.

»Gehört der deinen Kindern?«

»Ja, Ada.«

»Wie heißt die andere noch mal?«

»Anni.«

»Anni«, wiederholt Marie und merkt, wie eine undefinierbare Unruhe ihren Gedankenstrom stört.

Aber dann ist Julian hinter ihr und schmiegt sich an sie. Und dort lieben sie sich zum ersten Mal an diesem Tag, in der Saunastube, an dem Tisch. Marie sieht, wie draußen das Licht als roter Schimmer hinter dem See verschwindet. Nur das Knistern und Knallen der Tannenscheite nebenan im Saunaofen ist zu hören, und das Prasseln des Kaminfeuers, das an der Borke der Scheite leckt. Und dann auch Maries Stöhnen, als Julian von hinten in sie eindringt, in kleinen Schüben, und gleichzeitig zärtlich in Maries Ohr beißt. Auf dem Eis des Sees bewegt sich ein großes Tier, ein Bär etwa? Vielleicht auch ein Pferd, das abgehauen ist und ins tiefe Dunkel des Waldes läuft, sie kann es nicht genau erkennen. Julian knetet ihre Brüste und stößt in regelmäßigem Rhythmus. Dann umfasst er ihre Hüften, und Marie kniet sich auf die Bank, damit Julian noch tiefer gelangt. Da, auf der Holzbank in der Saunakammer, hat Marie ihren ersten Orgasmus, ein gleichzeitiges Versinken und Aufsteigen, aber noch will sie nicht ganz versinken, bis sie schließlich doch aufgesogen wird von einer herrlichen Gleichgültigkeit, die alle Bedeutung in sich trägt. Während ihre Stirn an das überfrorene Fenster gepresst wird, sieht sie noch immer das Pferd – es ist ein Pferd und kein Bär – am Waldrand stehen. Sie hört ihr eigenes Stöhnen, es überrascht sie, und am meisten auf der ganzen Welt überrascht sie Julian, der so zärtlich und so wild zugleich sein kann. Das Pferd hebt den Kopf, prescht in den Wald und ist verschwunden, ganz kurz bevor Marie die Augen schließt und hundert Millionen Sterne sieht, die auf sie herabfallen.

Danach gehen sie in die schummrige Sauna. Aber sie saunieren weniger, als dass sie sich lieben. Als dass sie tief ineinander eindringen. Als dass sie vollständig eins werden. Es geschieht einmal in der Sauna und ein zweites Mal im Haus vor dem warmen Kachelofen auf dem Fußboden, dann noch viermal im Schlafzimmer, bis Julian vollkommen erschöpft ist und Marie von innen fast wund, sie können nur noch nebeneinanderliegen in dem nach Lavendel duftenden Bett.

Da fragt Julian sie geradeheraus: »Warum ritzt du dich?«

Marie zuckt zusammen. Julian streicht mit dem Finger über die weiche Haut ihres Schenkels. Die Narben treten in blassen, dünnen Pfaden hervor.

Marie legt ihren Kopf auf die Erhebung von Julians Brustkorb, hört Julians Herz schlagen und spricht es zum ersten Mal laut aus: »Weil ich mich dann nirgendwohin sehne.«

»Du sehnst dich irgendwohin? Wohin denn?«

Marie ist einen Moment still. Nur eine Antwort fällt ihr ein.

»Nach Hause.«

»Und wo ist das?«

»Irgendwo, aber nicht da, wo ich bin.«

Julian schiebt seine Hand zärtlich auf ihren Bauch und

von dort wieder tiefer, den dichten Weg der Behaarung hinab.

»Hast du auch jetzt Sehnsucht?«, fragt er mit seiner zärtlichsten Stimme.

»Nein«, antwortet Marie. Ihre Stimme ist nicht mehr als ein Flüstern.

»Warum nicht?«

»Weil du mir Umrisse zeichnest.«

Julian schweigt eine Weile. Marie fühlt sich vollständig, zum ersten Mal in ihrem Leben ist sie vollständig existent. Ich bin hier, denkt Marie. Ich bin ich.

»Dich müsste man neu benennen«, flüstert Julian liebevoll.

»Warum?«

»Weil ein so einzigartiges Mädchen keinen so normalen Namen haben kann. Du bist Desiree, meine Desiree, die Ersehnte.«

Julian setzt sich rittlings auf Maries Bauch und umschließt hart ihre Hände. Er brennt Marie fest, an diesen Platz. Marie weiß, dass sie nicht entkommen würde, selbst wenn sie wollte. Das ist erregend. Julian sitzt auf ihr wie auf einem Tier und sieht ihr forschend in die Augen.

»Macht dich das heiß, wenn ich dich wie ein Pferd behandle?«

Marie versucht sich unter ihm hervorzuwinden. Julian drückt ihre Hände nur noch fester in die Matratze. Eine rastlose Geilheit galoppiert durch ihren Körper. Er kann mit mir machen, was er will, blitzt es als Gedanke in ihr auf, auch Böses. Sie weiß, dass er sie sogar töten könnte. Oder retten. Oder zähmen. Egal was. Ob das schrecklich oder geil ist oder beides, das weiß sie nicht.

Julian spreizt mit seinem Knie ihre Beine auseinander, liebevoll und dominant zugleich, so wie man einem Pferd die Beine in Position bringt, bevor es beschlagen wird. Julian presst seinen Unterleib auf Maries nasses Schamhaar und dringt in sie ein.

Marie denkt an den Reitstall, zu dem sie als Zehnjährige immer gefahren ist, den satten Geruch im Innern des Stalls und die schreckhaften Pferde, die alle ein Geheimnis in sich trugen. Marie erinnert sich, wie die Bewegungen der Tiere ihre Aufmerksamkeit fesselten, wie sie stundenlang diese aus sich selbst heraus gerechtfertigten Wesen betrachtete, das Haferkauen im Verschlag, das Traben bei der Reitstunde, das Reagieren auf Zügelzug und Wadendruck, das lebenssatte, frohe Tummeln auf der Weide. Und nie gaben sie ihr Geheimnis preis, sosehr man sie auch beobachtete.

Julian dreht Marie auf den Bauch, bringt ihre Hüften in den richtigen Winkel, dringt jetzt wieder von hinten in sie ein, legt seine Hände auf ihre und verschränkt seine Finger mit ihren und hält sie ganz fest, beißt in ihren Nacken und fickt los, nimmt Marie so, wie er will.

Marie denkt an den Hufschmied, der regelmäßig in den Stall kam, und wie an diesen Tagen das lebhafte Treiben einer stillen Andacht wich. Es gab Pferde, die sich dem Beschlagen gehorsam ergaben, und andere, die sich bis zum Schluss wehrten. In ihren Augen konnte man eine geradezu dämonische Panik sehen, sie wieherten ihre Not laut heraus und wurden nicht ruhig, bis der Hufschmied sie mit einer Methode bezwang, die an Folter erinnerte: Er ließ das Pferd frei, das von teuflischer Angst getrieben auf den Hof stürmte, wo der Hufschmied es mit der Gerte weiter antrieb, bis es vollkommen erschöpft war. Wenn es dann wie tot dastand, ging der Hufschmied hin, drückte es zu Boden und stellte sich auf das Tier drauf. Ein Pferd legt sich niemals freiwillig hin. Es schläft sogar im Stehen und fohlt im Stehen, nur wenn es wirklich sehr krank ist, legt es sich hin. Und wenn man es zähmt. Dann beugt es den Kopf und knickt die Beine ein, geht erst vorn auf die Knie, wie zum Beten, und legt sich schließlich ganz hin. Marie denkt, dass sie nie etwas Faszinierenderes gesehen hat: Der Hufschmied mit seinem ganzen Gewicht auf dem Pferd, das Pferd vor Anstrengung schweißbedeckt, Dampf steigt von seinen Flanken auf, der Atem röchelt tief aus seinem Hals, und langsam, ganz langsam wandelt sich die teuflische Panik in seinem Blick in Vertrauen.

Der Takt von Julians Stößen wird schneller, und Marie weiß, was gleich passiert. Julian kommt zum siebten Mal in ihr und gibt sie frei. Still liegen sie nebeneinander. Die Nacht draußen ist lautlos und dunkel und der Winter ewig. Julian schläft schnell ein; Marie denkt noch eine Weile an die Pferde.

Sie erinnert sich an die Sommerabende, als die Pferde alle auf die Weide gelassen wurden. Sie machten die Türen der Verschläge auf und rannten schnell zum Zaun, um sich vor dem Ansturm in Sicherheit zu bringen. Erst kamen die Hengste dran; sie galoppierten mit erhobenem Schweif und angelegten Ohren auf ihre eigene Weide. Dann kamen alle anderen Pferde als wilde Horde auf einmal: Zuerst drängten sich die ihrer Kastriertheit nicht bewussten Wallache raus, dann die wilden Stuten und die ungezähmten Fohlen. Und da begriff es jeder, auch ohne Worte: Diese Tiere hatten alle Macht, und sie trugen das

Wissen um ihre Kraft auf so selbstverständliche Weise in jedem Zentimeter und jedem Kilo ihrer Existenz, dass jedes Gezähmtwerden bedeutungslos wurde. In diesem Moment, dem Galoppieren auf die Wiese, lag immer ein Anflug von Sturm. Es war viele Jahre lang das Schönste, was Marie sich denken konnte.

Am Morgen wird die Welt wieder zur Realität. Julian sitzt am Küchentisch und trinkt Kaffee, Marie saugt sich an jeder einzelnen seiner Bewegungen fest. Das Wetter ist grau und trüb geworden, nass. Als Julian ausgetrunken hat, geht er um den Tisch herum auf Maries Seite und nimmt sie in die Arme. Sie lässt ihren Kopf an seine Brust sinken. Es gibt Orte, an denen man für immer bleiben könnte, Zonen, in denen man den Rest seines Lebens leben möchte.

Hier geht es Marie gut.

»Sehen wir uns in den Ferien noch mal? Oder erst in der Schule?«, fragt Marie, obwohl sie die Antwort nicht hören will.

»In der Schule dann. Nach den Ferien.«

Tinka erstickt fast vor Neugier. Marie behält ihr Geheimnis noch einen Moment für sich.

»War es schön? Wie oft habt ihr es gemacht? Heiratet ihr jetzt? Stell dir bloß vor: Wenn du ihn heiratest, dann bist du auf einen Schlag auch Stiefmutter!«

»Stopp mal, Julian ist doch schon verheiratet. Ganz so schnell wird er sich nun nicht scheiden lassen.«

»Wie oft habt ihr es denn gemacht?«

Marie kann ihr Lächeln nicht mehr verbergen. Wunderbarer Julian, ganz und gar ihrer. Marie zeigt die Zahl mit den Fingern. Tinka kichert.

»Habt ihr überhaupt noch irgendwas anderes gemacht?«

»Ähm, eigentlich nicht.« Marie grinst.

Tinkas Gesicht wird ernst, sie steht auf und stellt sich ganz dicht vor Marie. Sie streicht ihr über die Haare, und Marie sieht in ihrem Blick eine solche Zärtlichkeit, dass sie verwundert erstarrt.

»Bitte entschuldige, wenn ich gemein gewesen bin«, flüstert Tinka.

»Ist schon okay«, antwortet Marie irritiert.

Sie schaut Tinka an. Tinka sieht traurig aus.

»Ich möchte dir gern was sagen. Wirst du mir böse sein?«, fragt Tinka ängstlich.

»Was ist es denn?«

»Du wirst mir böse sein.«

»Nein. Und jetzt sag schon.«

Tinka lehnt sich ganz nah an sie, so dass Marie denkt, sie will sie küssen. Aber Tinka will ihr ins Ohr flüstern.

»Ehrlich gesagt habe ich noch nie mit einem Jungen geschlafen. Na ja, einmal hab ich auf einer Party kurz den Schwanz von einem angefasst, aber das war so eklig und komisch, dass ich es dann doch nicht machen wollte.«

»Echt?«

»Jetzt bist du doch böse.«

»Bin ich nicht. Ich dachte nur, dass du …«

»Dass ich es schon gemacht habe.«

»Ja.«

»Hab ich aber nicht.«

»Aha.«

»Aber *du* hast es jetzt gemacht«, sagt Tinka und zieht einen Schmollmund. »Und deshalb erzählst du mir jetzt, wie sich das anfühlt.«

Tinka lächelt. Marie versucht auch zu lächeln.

»Also, es ist ein kleines bisschen eklig, aber dann doch auch ziemlich schön.«

»Und was von beiden mehr?«

»Schön. Es ist vor allem schön«, sagt Marie lächelnd.

Tinka lächelt und legt ihre Hand in Maries. So stehen sie da; Marie findet die Stille unbehaglich. Tinka sucht Maries Blick, und als Marie ihr in die Augen sieht, sagt sie traurig: »Ich liebe dich, das weißt du ja.«

Marie sieht Tinka verblüfft an und sucht in Tinkas Gesicht nach Ironie oder Spott. Aber in dem völlig nackt und bloß schauenden Gesicht ihrer Freundin liegt nichts als grenzenlose Einsamkeit.

»Ich weiß«, erwidert Marie, tastend. »Ich dich wohl auch.«

Anni Am Tag nach Silvester bauen Sanna und sie ein Schneeschloss. Ihre neuen Puppen setzen sie in den Schnee neben die Laternen. Von da können sie zugucken.

Das Schloss wird groß wie eine Höhle. Papa hilft beim Bauen, und Sannas Papa auch. Wenn man ganz tief durch den Schnee in die Erde gräbt und noch weiter, kommt man vielleicht in China raus. So einen China-Tunnel sollten sie wirklich graben, denkt Anni. Im Frühling.

»Wer von uns ist die Prinzessin, die in diesem Schloss wohnt?«, fragt Sanna.

Anni kennt die Antwort schon. Sanna braucht gar nicht erst zu fragen.

»Du kannst die Prinzessin sein«, sagt sie, als wäre ihr das egal.

»Danke«, sagt Sanna ganz atemlos vor Freude. »Du kannst der Schlosswächter sein oder der Hausmeister.«

»Der Hausmeister zündet dann alle Kerzen an«, sagt Anni laut.

Sie weiß, dass Sanna die Kerzen gern selbst anzünden möchte.

Sanna schmollt und guckt stumm auf die noch dunklen Fensteröffnungen.

»Aber die Prinzessin zündet auch Kerzen an. Wenigstens eine«, meint sie dann.

»Na gut, eine«, gibt Anni nach.

Anni buddelt noch tiefer. Eigentlich ist es toll, diejenige zu sein, die gräbt. Wer gräbt, ist stark. Soll Sanna doch die Prinzessin sein. Der Schloss-Hausmeister trägt dafür ganz viel Verantwortung. Er darf in allen Fenstern Kerzen aufstellen und sie anzünden. Und es gibt viele Fenster.

Als es dämmerig wird, essen sie drinnen Würstchen und Kartoffelsalat und schauen raus zum Schneeschloss und den Kerzen. Sanna will Annis Weihnachtsgeschenk anprobieren, das Prinzessinnenkleid, für ihre Rolle im Schneeschloss. Eigentlich will Anni ihr das Kleid nicht so gern geben.

»Ein Hausmeister braucht so ein Kleid doch gar nicht«, sagt Sanna wütend. »Du bist ein richtig doofer Hausmeister, wenn ich das Kleid nicht anziehen darf.«

»Na gut.«

Das Kleid passt Sanna perfekt.

»Schade, dass es grün ist«, sagt Sanna und dreht sich vor dem Flurspiegel. »Eigentlich sind Prinzessinnenkleider immer rot.«

»Es gibt aber auch grüne«, verteidigt Anni ihr Kleid. »In manchen Schlössern jedenfalls. Manche Prinzessinnen haben sogar kein einziges rotes Kleid!«

»So ein Quatsch«, schnaubt Sanna, »das stimmt doch gar nicht.«

Da kommt Anni eine Idee. Sie kann heimlich die Königin des Schlosses sein. Sanna braucht es nicht einmal zu wissen. Die Hausmeisterkönigin kann sogar ein heimliches Zeichen anhaben, einen königlichen Umhang. Sie schnappt sich die Autoschlüssel von der Flurkommode und rennt nach draußen. Sie weiß, wie man das Auto aufkriegt; man steckt einfach den großen schwarzen Schlüssel in die Fahrertür. Klack, schon geht die Tür auf. Anni kriecht auf den Rücksitz und öffnet die Klappe von der Box, die bis in den Kofferraum reicht.

Da ist sie, in einer braunen Pappschachtel unter Plastiktüten versteckt. Die tolle Jacke mit dem flauschigen Pelz an den Ärmeln und der Kapuze. Anni weiß, wem die Jacke gehört. Sie gehört dem Mädchen mit den schönen Augen. Anni hat das Mädchen in der Jacke gesehen, vor Weihnachten, an der Ampel. Sie weiß nicht, wieso die Jacke in Papas Auto ist. Vielleicht hat das Mädchen sie da liegenlassen. Anni streichelt den flauschigen Pelz. Der perfekte Umhang für eine Königin, die sich als Hausmeister ausgibt. Sie nimmt die Jacke an sich und schließt das Auto wieder ab. Vielleicht sollte sie sich noch einen Stock als heimliches Zepter suchen, denkt Anni.

Sie geht zurück ins Haus und probiert die Jacke vor

dem Flurspiegel an. Die Jacke ist zu groß, sie reicht ihr bis an die Fußknöchel. Und die Ärmel muss sie hochkrempeln. Aber es ist und bleibt der perfekte Königinnenumhang.

»Wo hast du die denn her?«, fragt Sanna.

Anni hört sofort, dass auch Sanna so einen Umhang mit Pelz haben will.

»Ach, aus dem Auto«, antwortet Anni und tut so, als wäre ihr die Jacke gleichgültig.

»Wem gehört die?«

»So einem Mädchen.«

»Aha.«

»Aber das dürfen wir nicht weitererzählen.«

»Okay. Aber ein Hausmeister hat keine so schöne Jacke an. Das sieht doof aus. Ein Hausmeister trägt einen blauen Arbeitsanzug«, sagt Sanna und zerrt an der Garderobe Annis hellblauen Hausanzug hervor.

»Eine Hausmeisterkönigin kann wohl so eine Jacke anhaben«, widerspricht Anni.

Sanna prustet verächtlich.

»Du Blödi. Eine Hausmeisterkönigin gibt es nicht.«

»In einem Schneeschloss schon«, verteidigt Anni sich.

Sanna schweigt finster. Anni sieht sich im Spiegel. Sie fühlt sich anders. Sie muss an das Mädchen denken. Oder ist die schon eine Frau? Es ist schwer zu sagen, wann große Mädchen Frauen werden. Im Spiegel kann Anni sehen, dass auch sie irgendwann eine Frau sein wird. Die Jacke ist ihr an den Ärmeln zu lang und reicht unten bis an die Knöchel, aber Anni sieht, dass auch sie irgendwann so ist wie das Mädchen, von dem sie niemandem erzählen darf.

Julian Der Duft ihrer Muschi haftete die ganze Woche zwischen Weihnachten und Neujahr an seinen Fingern. Oder war es das Schuldgefühl, das ihn den Geruch noch tagelang wahrnehmen ließ? Julian wusch sich gründlich die Hände, nachdem er in die Stadt zurückgekehrt war, nahm den Ehering ab und wusch auch den mit Seife. Als er sich die Hände abgetrocknet hatte, roch er wieder an ihnen. Der Geruch war noch immer da, ein frischherber Geruch. Er war anders als Jannikas – irgendwie schwerer und weicher, erregender –, und Julian befürchtete, Jannika könnte ihn wahrnehmen, wenn sie ihm nahe kam. Er wusch sich die Hände ein weiteres Mal.

Julian rechnete damit, dass das Mädchen ihn sofort anrufen und Schwierigkeiten machen würde, und hatte bereits beschlossen, nicht ans Handy zu gehen. Er fand, dass er den Jahresausklang friedlich mit der Familie verbringen musste, mit den Kindern ein Schneeschloss bauen, damit die Situation sich normalisierte.

Bis jetzt begriff er nicht, was Heiligabend eigentlich passiert war. Irgendetwas war in ihm erstarrt, irgendetwas in seinem Inneren. Oder nein, er hatte sich verwandelt, war urplötzlich zu einem vollkommen anderen geworden. Auch Jannika war eine andere geworden. Seine ganze Familie. Sogar das Atmen war schwerer geworden.

Julian beobachtete Jannika, die summend den Silvesterabend vorbereitete. Sie hatten befreundete Familien eingeladen. Jannika liebte solche Abende. Freunde und Wein und eine Käseplatte und überall brennende Kerzen. An solchen Abenden glänzten ihre Augen, diskutierte sie mit den Gästen über Politik und Literatur. An diesen Abenden strahlte ihr Wesen das pure Vertrauen aus, dass alles möglich war. Um sie herum tollten die Kinder, die Erwachsenen lachten, und die Welt lag nah und ausgebreitet vor ihnen. An diesen Abenden war es leicht, Jannika zu lieben. An diesen Abenden war sie real und präsent.

Die Gäste kamen um sechs. Es fing immer gleich an, sie redeten über die Kinder, die Pläne für die Winterferien, Scherereien auf der Arbeit und potentielle Karrieresprünge. Zwei Weingläser später ging es dann um Politik und Kunst. Die Gleichförmigkeit der Gespräche schien Jannika nicht zu stören. Julian dagegen wurde manchmal unbehaglich. Es war stets dasselbe Gefühl: So sitzen wir auch in dreißig Jahren noch hier, aufgedunsen, wohlhabend, uns mit einem guten Jahrgangswein zuprostend, pseudooriginelle Weisheiten über den Lauf der Dinge von uns gebend. Wir denken, dass wir anders sind, intelligent, reflektiert. Aber in Wahrheit sind wir bequem, bürgerlich. Die Erektion ist keine mehr, nichts kriegt ihn mehr richtig hoch, schon gar nicht die eigene Ehefrau. Schlacke verstopft die Blutbahnen, und die Meinungen sind leer und stumpf. Wir gieren nach Reichtum, weil wir echte Leidenschaften nicht mehr kennen.

In Julians Magengrube braute sich ein Sturm zusammen, sein Herz schlug zweimal krachend laut. Nervös nippte er an seinem Wein. Dann drängte sich ihm der Gedanke an das Mädchen auf. Was machen Sechzehnjährige zu Silvester? Sie feiern bei Freunden, trinken viel zu starke selbstgemixte Sachen und kotzen in den Schnee. Machen sich gegenseitig Knutschflecke und liegen besoffen in der Ecke, noch bevor die Raketen knallen.

Julians Unruhe wuchs zur Panik. Wie hatte er bloß in diese Situation geraten können? Das Mädchen war noch ein Kind! Er trank sein Glas in einem Zug leer. Er musste dringend in die Küche und gab vor, Getränkenachschub zu holen und den Glühwein aufzusetzen. Hier konnte er nicht länger sitzen bleiben, bei den Gästen und seiner Frau, die eifrig über das Weltgeschehen sprach, während er selbst den Geruch eines pubertierenden Mädchens an den Fingern hatte und nur daran dachte, sie bis in alle Ewigkeit zu ficken.

Er stand auf und berührte im Vorbeigehen Jannikas Nacken. An der Tür drehte er sich noch mal um und sah das vertraute Muttermal an ihrem Hals. Am Anfang ihrer Beziehung hatte er es jeden Tag abgeleckt, es in langen dunklen Nächten geküsst und sich dabei immer heftiger in Jannika verliebt. Er hatte das kleine Ritual entwickelt, dieses Muttermal mit dem Daumen zu bedecken. Sein Daumen hatte perfekt darauf gepasst, und das eigensinnige Zeichen hatte in ihm ein unfassbares Glücksgefühl erweckt, ein Gefühl unbändiger Sehnsucht und den Drang, für immer mit diesem Mädchen zusammen zu sein. Jetzt ergriff ihn auf einmal dasselbe Gefühl. Nichts war wirklicher als dieses Muttermal. Nichts war verletzlicher. Nichts war bedeutsamer, als dass es einst dieses Mädchen mit diesem Muttermal gegeben hatte, die jetzt eine Frau war und die Mutter seiner Kinder und die noch immer dieses Muttermal hatte, am Übergang des Flaums zum dichten Haarwald. Und noch immer gab es seinen Daumen, der perfekt auf dieses Muttermal passte.

Auf der Schwelle zur Küche traf ihn ein starkes Gefühl von Scham und Schuld. Er musste diese Beziehung sofort beenden. Beziehung? Verdammt, was für eine Beziehung sollte das überhaupt sein – ein Erwachsener, der mit einem Kind spielte. Es musste sofort aufhören. Ich rufe sie nicht mehr an, und ich reagiere nicht, wenn sie anruft, dachte Julian. Dies ist mein Leben, natürlich kann man sich verknallen, vielleicht sogar verlieben, aber das geht vorbei. Dies ist mein Leben.

Anja Anja ging die Treppe zu Johannes' Wohnung hoch, zog ihre Jacke nicht aus, blieb im Flur stehen.

»Was ist los?«, fragte Johannes verwundert. »Kommst du nicht rein?«

Anja holte tief Luft und sagte, was sie sich zu sagen vorgenommen hatte.

»Ich bin nur gekommen, um zu sagen, dass das nicht weitergehen kann.«

Sie verlagerte ihr Gewicht auf das andere Bein, versuchte ruhiger zu atmen.

»Aber es hat doch noch gar nicht angefangen«, widersprach Johannes.

»Ich bin verheiratet. Das, was noch gar nicht angefangen hat, kann nicht weitergehen. Das wollte ich dir sagen.«

Gereiztheit zerrte an ihr. Johannes schien ihre Gereiztheit nicht zu kümmern.

»Komm doch trotzdem erst mal rein, wir trinken einen Kaffee«, überredete er sie.

Johannes bereitete sorgsam Espresso zu, maß das Wasser genau ab, mahlte die Kaffeebohnen in einer heiser jaulenden Mühle, spülte die Tassen heiß aus, trocknete sie mit einem Leinentuch ab. Und als der Kaffee dann in die Tassen tröpfelte, füllte ein beruhigender Duft die Küche, besetzte Anjas Gehirn, eine dunkle tröstliche Wohltat, und troff von dort tiefer, bis in ihre Arme.

Johannes stellte die Tassen auf den Tisch und setzte sich Anja gegenüber.

»Weißt du«, begann er, »du hattest recht mit dem Wollen. Das Wollen endet, wenn man sich nicht mehr erinnert. Vielleicht ist es sogar das erste Anzeichen. Auch meine Mutter hat aufgehört, etwas zu wollen.«

Anjas Gereiztheit hatte sich schon kurz zurückgezogen, aber jetzt war sie wieder da. Sie erinnerte sich an den Zweck ihres Besuchs.

»Hör bitte auf, solche Diskussionen anzuzetteln«, sagte sie, um eine kühle Tonlage bemüht. »Ich bin da, um diese Sache zu beenden.«

Er fragte sie ganz direkt: »Bist du nicht allein? Fühlst du dich nicht einsam?«

Anja wollte antworten. Warum konnte sie es nicht, konnte es nicht laut aussprechen? Sie sagte es nicht, blickte Johannes streng an. »Das gehört hier nicht her. Meine Einsamkeit hat damit nichts zu tun.«

Johannes sah sie abwägend an.

Verärgert versuchte sie, das Gespräch in eine andere Richtung zu lenken.

»Hast du keine Frau? Oder Freundin? Für was hältst du dich eigentlich? Drängst dich, ohne zu fragen, in das Leben anderer Leute!«

»Ich hatte eine Frau. Aber sie ist gegangen.«

»Ach, und das ist schon alles?«

»Wie, das ist schon alles? Das ist lange her. Jahre.«

Sie merkte, dass jetzt auch er gereizt war. Beidseitige Gereiztheit machte die Sache leichter. Im Streit wäre es leichter, die Bekanntschaft zu beenden. Anja reizte ihn noch mehr.

»Mein Mann hat nur noch den Tod«, sagte sie kalt, »und ich habe nur noch den Tod meines Mannes. Bilde dir ja nicht ein, dass du dich dazwischendrängen kannst.«

»Das stimmt doch gar nicht«, entgegnete Johannes. »Es mag sein, dass er nur noch den Tod hat. Aber du hast das Leben. Das kannst du nicht abstreiten.«

Anja wandte ihren Blick zum Fenster. Tränen stiegen in ihr auf. Sie konnte nicht antworten, schwieg einfach.

»Wie ist es denn zu diesem Versprechen gekommen?«, fragte Johannes unvermittelt.

Anja seufzte. Ihre Augen brannten, ihr Seufzer klang zittrig.

»Hat er dich darum gebeten?«

Anja antwortete schließlich doch.

»Bis zu dem Zeitpunkt, ab dem er mich nicht mehr erkannte, hat er mich jeden Tag darum gebeten. Oder jede Nacht. Er hat mich nachts aufgeweckt, jede Nacht. Er hat mir das Versprechen abgerungen.«

»Und du hast es ihm versprochen?«

»Nicht mit Worten. Das habe ich nicht geschafft.«

Anja sah ihn über den Tisch hinweg an. Er sah zurück. Immer schaute er auf diese Art, ruhig, mit leicht zusammengekniffenen Augen. Ein ernster Blick, wissend irgendwie, forschend und abwägend.

»Glaubst du, dass du in der Lage bist, seine Bitte zu erfüllen?«

Schon der bloße Gedanke daran quälte Anja.

»Ich warte auf etwas«, antwortete sie und hörte das Beben in ihrer Stimme. »Er wollte, dass ich es tue, sobald er mich nicht mehr erkennt. Das ist eingetreten, aber ich warte immer noch.«

»Worauf wartest du?«

Zum ersten Mal gestand Anja sich den wahren Grund ein. »Ich warte auf eine Wende«, sagte sie langsam. »Ich warte auf einen entscheidenden Moment, der den Lauf der Dinge verändert und sie so erscheinen lässt, dass ich mein Versprechen wahr machen kann.«

Johannes stand auf und kam zu ihr. Jetzt konnte sie es laut aussprechen, konnte es einfach bekennen: »Aber diese Wende wird nicht kommen«, sagte sie gebrochen. »Ich warte einfach nur, weil ich es nicht angehen kann. Eine Wende wird nie kommen, denn das hier ist das Leben. Die Wende gehört zum Handlungsverlauf der Tragödie, zu ihrer Dramaturgie. Aber das hier ist keine Tragödie, es ist das Leben, und eine Wende wird es nicht geben. Ich beabsichtige es nur zu tun, ewig, ich beabsichtige es, setze es aber nicht um. Ich beabsichtige es um meiner selbst willen.«

Anja legte ihre Hand in Johannes'. Sie konnte sich die Berührung nicht verkneifen. Johannes' Hände waren groß, größer als die, die sie gewohnt war. Männerhände hatten schon immer Zärtlichkeit in ihr erweckt. Sie mochten vielleicht ungeschickt wirken, mit ihren riesigen Fingern und den geraden Nägeln. Aber wenn der Eindruck der Ungeschicktheit trog, wusste man das sofort. Männerhände konnten stark sein, bei Bedarf liebevoll und begabt, zärtlicher, als man sich vorstellen konnte. Man sah sich Männerhände an und wusste, dass der Eindruck der Ungeschicklichkeit nicht stimmte, ertappte sich beim Gedanken, wie es sich anfühlte, wenn diese Hände im Dunkeln ihren Weg an die richtigen Stellen fanden. Johannes' Unterarme waren irgendwie anders als der Rest seines Körpers. Vielleicht kam das vom Sport, von Übungen im Sportstudio oder etwas Ähnlichem.

Johannes schloss Anja in die Arme. Jetzt sagte sie es: »Ich bin einsam.«

»Aber jetzt bist du hier.«

»Das muss aufhören.«

»Ja. Aber nicht heute.«

»Ich liebe ihn. Ich liebe ihn mehr, als du dir vorstellen kannst.«

»Das sehe ich.«

»Wir waren dreißig Jahre zusammen.«

»Das ist länger, als ich mir vorstellen kann.«

Auf einmal fühlte Johannes sich ganz vertraut an, so vertraut, wie sich ein Mensch anfühlt, wenn man sich gerade in ihn verliebt. Wenn man von ihm träumt – so beginnt Verlieben, indem man die ersten Male von einem Menschen träumt – und der andere ein Kind ist, ganz klein, urvertraut. Im Traum sieht man den anderen als Sechsjährigen, läuft mit ihm über beschattete Pfade zwischen hohen Tannen, baut Höhlen, fasst einander an der Hand und sagt: *Dich habe ich schon lange gekannt*.

Das muss aufhören, dachte Anja.

Aber noch nicht jetzt. Nicht heute.

Marie

Der Januar ist schon längst halb um, und Julian hat noch immer nicht von sich hören lassen. Marie hat im neuen Jahr keinen Literaturunterricht mehr. Und sie hat sich nicht getraut, nach der letzten Stunde in Julians Klassenraum vorbeizuschauen. Sie wartet, dass er anruft. Julian wird anrufen, irgendwann wird er anrufen. Denn Julian will sie die ganze Zeit.

Aber Julian ruft nicht an, auch nicht, als der Februar beginnt.

Dann ruft Marie ihn an. An einem Montagabend kurz nach sechs. Sie sitzt auf ihrem Bett und hört, wie der Handyschmuck gegen das Telefon in ihrer zittrigen Hand klackert. Es klingelt sieben Mal. Julian geht nicht ran. Marie legt das Handy auf die Bettdecke. Das Licht auf dem Display erlischt, der dumme Bär erscheint. Marie weiß, dass Julian nicht zurückrufen wird. Sie sieht ihr Spiegelbild in der Fensterscheibe, sieht, wie ihr Mund sich zu einem Greinen verzieht, ehe die Tränen kommen.

An einem Mittwochmorgen, am dritten Februar, tuscht Marie sich die Wimpern und zieht den glockigen Rock und ihre Stiefel an.

Nach der letzten Doppelstunde am Nachmittag geht sie zu Julians Klassenraum. Sie geht den Flur entlang, bleibt vor der Tür stehen. Die letzten Schüler verlassen den Raum. Marie wartet, bis niemand mehr rauskommt.

Julian wischt die Tafel sauber, dreht sich erst um, als Marie schon ganz nah ist.

Marie hat Angst, ihn anzusehen. Wenn sie in seinem Gesicht sofort sieht, wovor sie die größte Angst hat? Doch als Julian sich umdreht, liegt in seinem Gesicht nur die vertraute Ruhe.

»Hallo«, sagt er.

Es ist eine bloße Feststellung, zwei neutrale Silben, dazu ein Kopfnicken.

»Hallo«, antwortet Marie.

Schon dieses eine Wort gibt ihre Unsicherheit und Angst preis, ihre Hilflosigkeit und die Bitte, nicht abgewiesen zu werden. Marie hört es selber. Sie kann es genauso gut gleich zugeben: Alle Bedeutung hängt von seiner Reaktion auf diese Bitte ab. Sie ist den Tränen so nah, dass sie am liebsten wegrennen würde.

»Wieso hast du nicht angerufen? Oder bist rangegangen?«, bekommt sie hervor.

»Also«, sagt Julian langsam und setzt sich auf die Kante seines Lehrertisches.

Er sieht aus dem Fenster und seufzt. Marie weiß, was jetzt kommt.

»Was denkst *du* denn über diese Situation?«, fragt Julian.

Marie kann nichts anderes sagen als die Wahrheit.

»Ich will mit dir zusammen sein.«

»Aber du bist sechzehn.«

»Das hat damit nichts zu tun.« Maries Stimme zittert. Die erste Träne kullert ihr über die Wange.

Julian kommt zu ihr und nimmt sie in die Arme. Marie presst ihr Gesicht in sein Hemd. Alles an Julian ist so vertraut und doch so fremd. Darüber muss Marie erst recht weinen.

»Bitte wein nicht, Schatz«, flüstert Julian.

Er nimmt Maries Gesicht in die Hände und küsst ihre Wangen. Er küsst ihre Augen, dann den Mund. Erst sachte auf die Lippen, dann intensiver. Marie presst sich an ihn und streicht ihm mit der Hand über die Hose, um den steif werdenden Penis zu fühlen. Julian stöhnt.

»Warte, ich mach die Tür zu«, flüstert er.

Hinter der verschlossenen Tür tun sie es wieder. Julian zieht ihr Stiefel und Strumpfhose aus, hebt sie auf den Tisch. Als er in sie eindringt, denkt Marie, dass Julian vielleicht so lange mit ihr zusammen sein will, wie sie es geschehen lässt, und dass sie es immer wieder neu geschehen lassen muss, damit Julian sich an ihre Haut und an alles erinnert und sie keinen Moment loslassen will.

Julian Er wusste, dass das Mädchen irgendwann kommen würde. Er konnte ihr nicht verbieten zu kommen. Er sah sofort, dass sie sich für ihn herausgeputzt hatte: Die Haare waren sexy toupiert, die Wangen rosa und die Augenlider mit Glimmer geschminkt. Der Rock war aus dünnem Stoff, endete oberhalb ihrer Knie und schrie förmlich danach, hochgeschoben zu werden. Die hochhackigen Stiefel machten ihre Beine fohlenhaft schlank, unwiderstehlich. Das Mädchen war niedergeschlagen. Zuerst erwachte die Zärtlichkeit. Dann das Begehren, unbezwingbar.

Das Mädchen ließ sich ficken, saß ruhig auf der Stelle, die Augen zur Decke gerichtet.

Im Nachhinein betrachtet, war der Akt schauderhaft: Ein geiler erwachsener Bock tröstet ein pubertierendes Mädchen, bekommt eine Erektion und dringt in sie ein. Ihr Verhalten war gewährend, nachgiebig. Eher unbeteiligt als leidenschaftlich. Julians Höhepunkt bestand in einem zwanghaften Kehllaut und der Erleichterung, dass die peinlich-groteske Szene zu Ende war. Während des Samenergusses sah er ihr in die Augen: Trauer, Erniedrigung und ein bodenloses Bitten. Ein paarmal noch zuckte er in ihr, verspürte Demütigung und Selbsthass. Sie löste ihre Beine von seinen Hüften und setzte sich auf dem Schreibtisch aufrecht hin.

Reflexhaft umarmte er sie. Es war einfacher, sie zu umarmen, als ihr in die Augen zu sehen und wieder dieser Bitte zu begegnen.

Er nahm an, dass sie nach dem Akt die Situation mit ihm bereden wollte, doch sie war ganz still. Mehrere Minuten saßen sie in dieser Umarmung da. Durch Julians Kopf donnerte nur der eine Gedanke: Es muss aufhören, ein für alle Mal.

Marie

Mit dem Gedanken an den Tod zu spielen kann irgendwann vom Spiel zur Wirklichkeit werden. Aus Versehen? Nein, nicht aus Versehen. Es ist die ganze Zeit schon halb ernst gewesen, halb schwer – wie könnte der Gedanke zu sterben auch durch und durch leicht sein, durch und durch Spiel? Vielleicht ist es die ganze Zeit so gewesen – vielleicht hat Marie die ganze Zeit darauf gewartet, dass es eintritt, endlich ein ausreichend ernstes und schweres Ereignis, etwas, das den Charakter des Spiels ändert, es wirklich macht. Das Todesspiel hat nur darauf gewartet, dass es wirklich wird.

Jetzt hat Marie einen Grund. Auf einmal ist Maries Wirklichkeit schwer, auf einmal haben ihre Tage volles Gewicht. Die Grenze liegt deutlich gezeichnet vor ihren Augen. So geht das. Vielleicht ist es unvermeidbar, dass das Spiel ernst wird, real.

An der Grenze leben. Leben und beobachten, wie sich alles in sein Gegenteil verkehrt: Es gibt kein Ich mehr, stattdessen nur diese Leere. Resignation, die völlige Aufgabe des Ich – wie eine Krankheit, die das Gleichgewicht zerstört.

Jeden Abend um sechs setzt Marie sich auf ihr Bett und sucht in ihrem Telefonverzeichnis den Namen, der sechs Buchstaben hat. Erst betrachtet sie ihre groteske Spiegelung im Fenster; hinter der Scheibe ist die Dunkelheit des Winters so grausam wie immer. Grausam ist auch das Spiegelbild dieses Gesichts: ein lächerliches Mädchen, dämlich. Ist das wirklich sie? Dieses Mädchen, das gern jemand anders wäre, gar nicht da wäre.

Dann lässt sie das Handy sieben Mal klingeln, immer sieben Mal.

Julian antwortet nicht. Nie.

Marie öffnet den Ordner mit den SMS, die ersten beiden sind von ihm. Später eingegangene Nachrichten hat sie gelöscht, damit die von Julian die ersten bleiben. Sie öffnet Julians zweite Nachricht – sie ist vom dritten Dezember – und liest sie zum tausendsten Mal: *In meinen Träumen lieben wir uns Tag und Nacht, in meinen Sehnsüchten bin ich ununterbrochen in dir.*

Marie umklammert ihr Handy, sieht im Spiegel ihr eigenes Bild: eine fremde Gestalt.

Ich lege all meine Kraft, meine Macht in deine Hände. Zeichne du meine Grenzen. Rette mich oder zerstöre mich, zerstöre mich ganz. Töte mich.

* * *

März. An der äußersten Grenze wird alles bedeutungslos. Nur noch die Leere hat Bedeutung. Die Leere ist süßes Vergessen.

Morgens steht Marie auf, isst in der Küche zwei Käsebrote wie immer, trinkt ihren Kakao. Sie wäscht sich die Haare, ritzt sich in die Arme. Das einzige gute Gefühl am Tag. Die Wunden heilen nicht mehr. Auch das fühlt sich gut an: die ganze Zeit geöffnet zu sein.

Während sie im hellen Licht der Sonne zur Schule geht, denkt Marie, dass das vielleicht von Anfang an für sie wahr werden musste. Dass es von Anfang an klar war, dass es geschehen muss, dass sie hier entlanggeht, nur noch eine Hülle, in der mit jedem beschatteten Schritt die Leere dröhnt. Dass wahr wird, was unausweichlich ist.

Als Marie die Schule betritt, kommt ihr als Erstes Tinka entgegen. Tinka wirkt ernst und besorgt. Marie hat keine Kraft, darauf zu reagieren.

»Hallo«, sagt Tinka und schmatzt ihr den üblichen Kuss auf die Wange. Der Kuss ist warm und feucht. Marie ist kurz davor loszuweinen.

»Gehen wir nach der Schule in die Stadt?«, fragt Tinka. »Los, wir gucken uns neues Make-up an. Ich will unbedingt grünen Lidschatten und dieses Rouge mit Glimmer.«

»Ich weiß nicht. Ich muss für die nächsten Klausuren lernen«, antwortet Marie verdruckst.

»Das hast du schon die ganze Woche gemacht«, protestiert Tinka.

Sie sieht Marie an. Sie kommt näher und umarmt Marie, drückt dabei versehentlich die offenen Wunden an ihrem Arm, Marie zuckt zusammen.

»Was ist denn los?«, fragt Tinka. »Du siehst in letzter Zeit aus wie ein Gespenst. Schläfst du überhaupt noch?«

Sie streicht Marie übers Haar.

Marie kann die Tränen nicht mehr zurückhalten. Still laufen sie ihr über die Wangen, das einzige Lebenszeichen. Marie dreht den Kopf zum Fenster. Die helle Sonne draußen wirft einen Lichtkegel in den leeren Flur. Der Kegel ist voller tanzender Staubpartikel.

»Ist es wegen Kanerva?«

»Ach«, sagt Marie, den Blick noch immer abgewandt, »der interessiert mich nicht mehr, das ist doch ein totaler Idiot.«

»Kanerva ist echt ein Arsch«, sagt Tinka zärtlich und reibt mit ihrer Nase an Maries.

Zeichne mir meine Grenzen, schließ die Angst aus und schütze mich, denkt Marie.

Töte mich.

Natürlich passiert es schließlich doch, das war klar. Es passiert halb aus Versehen, aus unwesentlichen Gründen, ohne Vorwarnung. Auf einmal kommt es Maries Mutter in den Kopf, nach der Jacke zu fragen. Marie hat auf diese Frage gewartet, hatte sich schon einen Haufen lascher Erklärungen zurechtgelegt. Und dennoch, ihren Überlegungen zum Trotz, wird sie sofort nervös. Der Gesichtsausdruck ihrer Mutter ist ganz normal und die Frage ohne jede Hintergedanken:

»Wo ist eigentlich deine andere Winterjacke? Die mit dem Fellkragen?«

Die Jacke war teuer. Ihre Mutter hat sie für Marie

gekauft. Selbstverständlich will sie wissen, was mit ihr passiert ist.

Bei der Antwort sieht Marie woandershin.

»Keine Ahnung. Hab sie wohl verloren, irgendwo.«

Marie weiß genau, wo die Jacke ist. Beim Ausflug aufs Land am zweiten Weihnachtsfeiertag hat sie beide Winterjacken mitgenommen. Am nächsten Tag war es wärmer, aus dem Schnee wurde Regen, Marie hatte die dünnere Jacke angezogen. Die dickere Jacke, die mit dem Fellkragen, hat sie in Julians Haus vergessen. Ihn später nach der Jacke zu fragen hat sie sich nicht getraut. Vielleicht gibt er sie ihr irgendwann wieder. Marie hofft, dass er sie wegen der Jacke anruft und sie auf einen Kaffee einlädt. Sie hofft, dass er sie anruft und die Jacke dabei nur ein Vorwand ist. Marie hofft, dass er sie anruft, weil er Marie noch immer will, die ganze Zeit.

»Wie, verloren?«, hakt ihre Mutter nach.

»Ich weiß nicht«, erwidert Marie, jetzt bereits hitziger, »Sachen gehen halt verloren. Ich muss die Jacke irgendwo liegenlassen haben.«

»Wie kann man seine Jacke irgendwo liegenlassen?«, fragt ihre Mutter. »Das letzte Mal hast du sie Weihnachten angehabt. Hast du sie vielleicht bei Tinka auf der Hütte vergessen?«

»Wie, bei Tinka auf der Hütte?«

»Bist du nach Weihnachten etwa nicht bei Tinka auf der Hütte gewesen?«

»Ach, ja klar. Da ist sie, wo sonst.«

»Gut. Dann kannst du Tinka ja anrufen und nach der Jacke fragen.«

»Ja.«

»Oder soll ich sie anrufen?«

»Das lässt du bitte bleiben.«

Ihre Mutter sieht zu Maries Handy, das auf dem Wohnzimmertisch liegt.

Marie denkt kurz daran, zum Handy zu gehen, es wegzunehmen und rauszulaufen. Aber ihre Mutter steht dichter am Tisch, ist zuerst beim Handy, schnappt es sich. Entsetzt sieht Marie ihre Mutter an, ihr Gesichtsausdruck entgeht ihrer Mutter nicht.

»Was für Geheimnisse versteckst du hier? Liebesbotschaften?«, fragt ihre Mutter spöttelnd und hebt das Handy in die Luft. Maries Handyschmuck, der kleine lächelnde Plastikteddy, klackt gegen das Plastikgehäuse.

»Da ist nichts, überhaupt nichts«, antwortet Marie und hört, dass ihre Stimme nur noch ein dünner Laut ist, nicht wiederzuerkennen.

»Aber Marie«, sagt ihre Mutter in einem verwunderten, neuen Ton, »du darfst selbstverständlich einen Freund haben. Da ist absolut nichts Falsches dran.«

»Ich habe keinen Freund«, sagt Marie mit tonloser Stimme.

»Was ist denn dann?«, fragt ihre Mutter und schaut zum Handy in ihrer Hand, dann zu Marie.

Marie weicht ihrem Blick nicht aus. Die SMS ist in der Hand ihrer Mutter, bei den eingegangenen Nachrichten, gleich als Erstes. *In meinen Träumen lieben wir uns Tag und Nacht, in meinen Sehnsüchten bin ich ununterbrochen in dir.*

»Mama, bitte, lass das«, sagt Marie.

Ihre Mutter sieht sie belustigt an. Marie geht zwei Schritte auf sie zu und versucht, ihr das Handy wegzunehmen. Aber ihre Mutter hält es fest, will nicht loslassen.

»Was ist denn nur, das meinst du doch jetzt nicht ernst?«, ächzt sie.

Endlich hat Marie ihr Handy wieder. Ihre Mutter sieht sie irritiert an, kapiert überhaupt nichts mehr.

Marie legt das Handy zurück auf den Tisch.

Warum? Warum tut sie das?

Warum legt sie es wieder dorthin, wo ihre Mutter es sich nehmen kann? Warum bringt sie es nicht nach oben, in Sicherheit, in die abschließbare Schreibtischschublade?

Vielleicht *will* Marie, dass ihre Mutter von Julian weiß, vielleicht will sie, dass alles zu Ende ist. Oder es ist alles schon so egal, nichts hat mehr Bedeutung, so dass sie genauso gut das Handy vor ihrer Mutter hinlegen kann. Als Versuchung, als Stachel.

Marie geht aus dem Wohnzimmer, schaut nicht zurück, will den Gesichtsausdruck ihrer Mutter nicht noch mal sehen. Erst an der Küchentür dreht sie sich um, späht zurück ins Wohnzimmer und beobachtet, wie ihre Mutter unverfroren, schamlos und ohne jede Heimlichkeit nach dem Handy greift. Sie hat es in der Hand, schaut durch den Flur zu Marie. Das hier gehört mir, sagt der Blick ihrer Mutter. Alles an dir gehört mir.

Oder ist es vielleicht doch Sorge? Ist es die ganze Zeit Sorge gewesen? Keine Unverfrorenheit, sondern bloße Sorge, die ihre Mutter sich so in Maries Leben einmischen lässt? Marie könnte das jetzt erkennen. Vielleicht wäre das sogar ihr Rettungsring, wenn sie es jetzt akzeptieren könnte und die Sorge sehen würde. Aber sie hat keine Kraft mehr, sich an diesem Gedanken festzuhalten, denn alles ist gleichgültig geworden. Sie geht bereits unter, gibt sich der kalten Umarmung des Wassers hin – gleichgültig.

Dann sieht Marie sich von außen, sieht ihre eigene kraftlose Geste: Sie geht drei Schritte in Richtung ihrer Mutter und streckt den Arm aus; als könne sie von so weit weg an ihr Handy kommen. Dann erstarrt die Bewegung, ihr Arm sinkt wieder herab.

Ihre Mutter liest die Nachricht.

Marie hört die Stille, die an den Rändern knistert wie Pergamentpapier, eine Stille, die rauscht und fiept. Ein Moment, der sich in seinen Fugen dehnt.

Sie registriert zwei Dinge. Das eine: das Geräusch von Hundekrallen auf dem Parkett, das fröhliche, von all dem hier nichts wissende Tapsen, während der Hund durch den Flur zu seinem Körbchen geht und sich vor dem Hinlegen im Uhrzeigersinn dreht. Das zweite: das Gesicht ihrer Mutter, ein leerer, hilfloser Blick, von allem entkleidet, nur Feststellung und Entdeckung.

Und dann bemerkt Marie noch ein paar weitere Dinge, unwesentliche.

Sie sieht die Palme auf dem Fensterbrett, ihr beharrliches grünes Sichhinwenden zum Licht.

Sie sieht einen kleinen Vogel im Gartengebüsch, seine eifrigen Hopser von Zweig zu Zweig und dann zum Boden.

Den Schimmer der dicken Seidenvorhänge im Wohnzimmer, der ihr jetzt nichts nützt, die Uhr, die ihre unwichtig gewordenen Sekunden abtickt, die Welt, die nicht aufhören wird, der Moment, der nicht endet, der gleichgültige Glanz des Parkettbodens und die mitleidlosen Knoten im Perserteppich.

Wenn es schon keine andere Erlösung gibt, so wenigstens diese: Wie egal ist das doch, wie egal ist überhaupt alles. Ihre Mutter sagt keinen Ton, rührt sich nicht. Zuerst ist nicht mal ein Gesichtsausdruck da. Kalkweiß sieht sie Marie an, dann zittern ihre Lippen. Auch die Hand, die noch immer das Handy in die Luft hält, zittert, erst nur ein bisschen, dann stärker, so dass der Teddy wieder gegen das Plastik klackert. Das Handy fällt auf den Boden, jetzt zittert ihre Mutter am ganzen Körper. Das Handy zerspringt in seine Einzelteile, der kleine Teddy rollt zum Sofa, Marie sieht, wie er sich von selbst wieder aufrichtet und wacker neben dem Fuß des Sofas sitzen bleibt. Da steht er, lächelt sein fröhliches Spielzeuglächeln und weiß nichts von dem, was um ihn herum geschieht.

Und trotzdem, trotz des weichen Vakuums aus Gleichgültigkeit, macht Marie sich die Mühe zu lügen. Verräterische Panik liegt in ihrer Stimme.

»Ach, das ist doch nur ein Witz. Da ist nichts, es ist wirklich nur ein Witz.«

»Ju-Julian«, sagt ihre Mutter stotternd.

Ju-li-an. Aus dem Mund ihrer Mutter, mit kurzen geflüsterten Silben, hört sich der Name seltsam an, fremd.

»Das ist dein Lehrer, oder?«, fragt ihre Mutter mit erstickter Stimme und gibt sich die Antwort selbst: »Ja, er ist es.«

»Nein, ist er nicht«, sagt Marie. Ihre Stimme ist tonlos.

»Doch. Es ist dein Lehrer«, wiederholt ihre Mutter.

Marie schweigt.

»Was machst du sonst noch mit ihm? Außer dir solche Nachrichten mit ihm zu schreiben?«

Marie weiß, was ihre Mutter jetzt von ihr hören will: *Nichts außer SMS, überhaupt nichts*. Das will sie von Marie hören, weiß aber zugleich, dass es nicht stimmt.

Und Marie sagt nichts, muss gar nichts mehr sagen, denn ihre Mutter weiß es schon.

Sie sackt aufs Sofa, stützt den Kopf in die Hände. Marie steht einen Augenblick da, betrachtet ihre Mutter. Dann dreht sie sich um und geht aus dem Zimmer.

An der Tür kommt ihr der Gedanke schon wieder, zum ersten Mal scheint er nun real zu sein: Was bloß ein Spiel war, ein Gedanke ohne Gewicht, wird jetzt wahr. Jetzt tritt es deutlich hervor, als Fakt.

Und tatsächlich: Marie wünscht sich weder Julians Tod noch den ihrer Mutter. Nein, nicht deren Tod. Aber dieses Mädchen, diese junge Frau, diese Betrogene, Verstoßene: Sie selbst wird sterben.

Der Gedanke ist klarer denn je. Es *gibt* Mädchen, die sterben. Es gibt Mädchen, deren Leben endet, deren Hinterbliebene um sie trauern. Solche Mädchen gibt es. Sie bleiben für immer schön, für immer unschuldig, vielleicht sogar heilig. Wie sonst sollte es für Marie ausgehen, wie sonst sollte all dies enden als in einer schönen Stille, die sich auf ihr ganzes Wesen herabsenkt?

Hier an der Tür, ihre lautlos im Wohnzimmer sitzende Mutter hinter ihr, nimmt Marie ihr Schicksal an. So wird es für sie sein, ganz genau so. Ein Schauder der Genugtuung wandert durch ihren Körper. Ihre Mutter wird es nicht verhindern können. Und Julian? Julian will es sogar. Genau das will er.

Es gehört ihr, dieses unausweichliche Ende ihrer eigenen Geschichte. Es gibt Mädchen, die sterben. An diesem Gedanken hält sie sich fest. In ihn hüllt sie sich ein.

Julian Der Nachmittagsunterricht war um. Julian trank im Lehrerzimmer Kaffee. Tanskanen saß neben ihm und flirtete mit der Schwedischvertretung. Immer hatte er was am Laufen, immer mit einer anderen Frau. Julian hörte mit halbem Ohr zu. Ein großes Kind, dachte er, während er Tanskanen beobachtete.

Julian schaute kurz Richtung Tür. Sein Herz blieb fast stehen: Die Mutter des Mädchens stand dort, starrte ihn an. Ihr Blick verlangte nach einer Erklärung, war eisig und hasserfüllt.

Die Sekretärin ging zu ihr und fragte, wen sie sprechen wolle. Die Mutter des Mädchens antwortete, sah dabei weiter in seine Richtung. Julian stand auf. Plötzlich war ihm kalt. Er wusste: Jetzt musste er sich erklären.

In den Augen der Mutter lag tiefe Verachtung.

»Maries Mutter, nicht wahr?«, fragte er und versuchte, seine Irritation hinter einem offenen Blick zu verbergen.

»Ja.«

Julian reichte ihr die Hand. Sie starrte sie an, schüttelte sie aber nicht. Er sah, was sie dachte: Diese Hand hat die Brüste meiner Tochter angefasst.

»Dann habe ich mich ja richtig erinnert«, sagte er und versuchte, sich durch die Kühle der Mutter nicht noch mehr verwirren zu lassen.

»Ich möchte unter vier Augen mit Ihnen reden«, sagte sie knapp.

»Gut. Wir können in mein Klassenzimmer gehen.«

Sobald die Tür hinter ihnen zugefallen war, sagte die Mutter des Mädchens, was sie zu sagen hatte: »Sie bumsen meine Tochter.«

Julian erwiderte nichts, wusste nicht, was er sagen sollte. Vielleicht alles abstreiten? Besser nicht, sie dachte sonst noch, dass er sich über sie lustig machte, indem er etwas abstritt, was doch auf der Hand lag. Also schwieg er, sagte weder ja noch nein.

»Wie rechtfertigen Sie diese Widerwärtigkeit?«, fragte die Mutter, ihr Gesicht verzerrte sich und offenbarte ihren ganzen Ekel.

»Sind Rechtfertigungen wichtig?«

Julian hörte seine eigene Stimme wie von fern; sie klang weniger ruhig, als er beabsichtigt hatte.

»Wieso haben Sie das getan?«, beharrte die Mutter.

Julian sagte, was ihn getrieben hatte und was er als Grund und Rechtfertigung ansah. »Ich habe es wegen der Musen getan. Musen erlauben einem nicht, an ihnen vorbeizugehen.«

Der kalte Hass der Mutter schwappte über. Sie ging einen Schritt auf ihn zu, stand dicht vor seinem Gesicht. Julian wich nicht zurück. Die Wut schoss ihr in roten Flecken in die Wangen und ließ ihre erhobenen Hände zittern.

»Scheißmusen, so ein Unsinn! Das können Sie mir nicht verkaufen!«

Julian wich nun doch zurück und bemerkte, dass er damit seine Zweifel eingestand.

Wut hatte immer etwas Genussvolles. Als bekäme man auf einen Schlag alles Recht auf Grausamkeit, auf Grenzüberschreitung. Das Recht, jede beliebige Grenze zu übertreten, schießt dem Wütenden in Form von Blut in den Kopf und in die Glieder, erhebt die Hand zum Schlag in ein Gesicht, rechtfertigt den Schuss aus einer Waffe.

Im Kern der Wut liegt der Genuss, zu allem berechtigt zu sein. Nichts ist verboten, denn Wut gibt sich die Berechtigung aus sich selbst heraus und zwingt zum Handeln. In der Wut, genau wie in der Lust, wird man Teil des Feuers.

Die Stimme der Mutter war nur noch ein hasserfülltes Wispern.

»Ihre Einstellung zeugt von äußerster Gewalt.«

»Ist nicht Ihre Einstellung, Ihre Grenzziehung zwischen Gut und Böse die allerbedrohlichste Gewalt?«, fragte er.

»Sie können mir unterstellen, was immer Sie wollen. Aber Sie können nicht abstreiten, dass Sie meiner Tochter Schaden zugefügt haben. Das können Sie nicht abstreiten.«

»Es tut mir leid, wenn ich das getan habe. Ich bitte um Entschuldigung. Das war nicht meine Absicht. Es ist in jedem Fall zu Ende, das verspreche ich.«

»So leicht kommen Sie nicht davon.«

Die Mutter sah ihn einen Moment an. Julian registrierte, wie sich der Ausdruck von Abscheu auf ihrem Gesicht ausbreitete. Er war ein wachsendes Meer, färbte ihre Augen schwarz. Sie ging zur Tür, drehte sich noch einmal um und sagte ihren letzten Satz: »Ich werde tun, was ich tun muss. Wiedersehen.«

Sie verließ den Klassenraum. Julian blieb an seinem Schreibtisch stehen. Übelkeit stieg ihm von der Magengegend auf.

Als er die Tür zum Lehrerzimmer öffnete, kam Tanskanen ihm entgegen. Julian sagte verhalten hallo. Er sah Tanskanen nicht in die Augen, wollte schnell an ihm vorbei. Sein Kollege schien komischerweise zu wissen, was los war, wollte vielleicht sogar Fragen stellen.

»Wie schaut's, Kumpel?«, tönte Tanskanen.

»Gut schaut's«, antwortete Julian und sah ihm noch immer nicht in die Augen.

»Moment mal, wohin so eilig?«, versuchte Tanskanen ihn aufzuhalten.

»Wieso? Schluss für heute, ich muss nach Hause.«

»Ich dachte, wir gehen noch eine Runde ins Fitnessstudio.«

»Ich kann jetzt nicht.«

»Ach komm, los.«

»Na gut, für eine Stunde.«

»Okay.«

Julian wuchtete den Seilhebezug zum zehnten Mal herunter und ließ ihn dann los. Tanskanen stand hinter ihm und überprüfte seine Haltung.

»Du ziehst zu weit nach unten. Du musst die Bewegung ganz nah am Nacken machen, damit sie ergonomisch ist. Konzentrier dich darauf, dass die Schulterblätter sich aufeinander zubewegen, statt das Ding so weit nach unten zu wuchten. Dann ist es am effektivsten.«

»Jaja«, entgegnete Julian halb ironisch auf Tanskanens Ratschläge, »du weißt ja sowieso immer am besten, wie man's effektiv macht.«

Tanskanen grinste. »Ich würde sagen, in den letzten Wochen hast du mich da ziemlich überholt.«

Julians Lächeln fror ein.

»Was meinst du damit?«

»Jetzt behaupte nicht, du weißt nicht, wovon ich rede. Ich hab doch gesehen, dass du dich ein bisschen ausgetobt hast.«

Tanskanen blickte ihn herausfordernd an.

»Fuck«, sagte Julian schließlich.

»Ganz genau. Wie heißt das Mädel noch mal? Marie?«

Julian sah sich um.

»Du redest bitte nicht von ihr. Das geht niemanden was an.«

Tanskanens Ausdruck wurde ernst, belehrend.

»Du spielst dieses Spiel falsch, das muss man anders machen. Nur als Rat unter Freunden.«

Verärgert stand Julian auf, ging ein paar Schritte Richtung Umkleideraum.

»Ich spiele kein Spiel. Ich lebe mein Leben.«

»Jetzt hör dir doch mal selber zu. Wie alt ist das Mädchen? Sechzehn?«

»Es ist vorbei, die Sache ist zu Ende.«

»Das soll ich dir glauben?«

»Ganz wie du willst. Jedenfalls finde ich, dass du in dieser Hinsicht nicht gerade der glaubwürdigste Ratgeber bist.«

»Moment mal. Erstens mache ich nicht mit Minderjährigen rum, und zweitens bin ich nicht verheiratet.«

Julian schnappte sich seine Wasserflasche und ging in die Umkleide. Er knallte die Tür lauter zu, als er beabsichtigt hatte. Tanskanen war ein Idiot. Ein großes Kind. Ein Wichtigtuer, der die Situation nicht verstand. Am besten, Julian sagte kein Wort mehr zu ihm.

Tanskanen kam in den Umkleideraum, sein Gesicht war nachdenklich. Julian setzte sich auf die Bank und trank aus seiner Flasche, um nichts sagen zu müssen. Tanskanen setzte sich neben ihn.

Julian seufzte.

Und wenn er doch mit ihm sprach? Was hatte er noch

zu verlieren, dachte er resigniert. Tanskanen war der Einzige, der wenigstens halbwegs auf seiner Seite stand. Mit Jannika würde er nicht reden können; die ganze Sache würde sofort riesige Ausmaße annehmen. Zu einem späteren Zeitpunkt vielleicht. Nicht jetzt. Und das Mädchen selbst war noch ein Kind – es half nichts, das abzustreiten, ein Kind, nichts als ein Kind. Wenn er reden wollte, waren ein Psychologe oder ein Pastor die einzigen Anlaufstellen. Und Tanskanen. Am besten, er gestand sich das ein: In dieser Situation war Tanskanen sein einziger Freund.

Julian seufzte schwer, ehe er anfing.

»Und wenn es sich um Liebe handelt?«

Tanskanen sah Julian ungläubig an.

»Ist es denn so?«

Julian wandte den Blick ab.

»Ihre Mutter ist vorhin da gewesen. Sie wollte eine Erklärung. Vielleicht würde ich nicht als Arschloch dastehen, nicht so als Widerling, wenn ich zugebe, dass es sich um Liebe handelt.«

»Das hast du ihr hoffentlich nicht gesagt?«

»Nein. Aber ich denke gerade darüber nach. Macht es mich zu einem weniger schlechten Menschen, wenn ich bekenne, dass es Liebe ist? Würde das die Sache irgendwie beeinflussen?«

»Ich habe den Eindruck, dass du gerade Lust mit Liebe verwechselst.«

»Kann man die überhaupt voneinander trennen?«, fragte Julian.

»Wenn du zwischen Lust und Liebe keinen Unterschied erkennst, kann ich dir nicht weiterhelfen«, sagte Tanskanen.

Er bewegte seine Füße auf und ab und rieb sich das Gesicht.

»Es macht eine traurige Gestalt aus dir«, sagte er dann. »Wenn es wirklich um Liebe geht, macht es eine traurige Gestalt aus dir.«

»Ich sitze in der Scheiße«, sagte Julian und verbarg seine Verzweiflung nicht mehr. »Ich habe keine Ahnung, was ich tun soll.«

Er warf einen Blick auf Tanskanen, suchte nach Anzeichen von Spott, Hochmut, Mitleid. Es war erniedrigend.

Tanskanen griff auf, was in der Luft hing: »Fragst du mich um Rat?«

»Ich weiß nicht genau. Sollte ich?«

»Wenn du meinen Rat willst, nenne ich dir zwei Alternativen.«

Julian ahnte es.

»Und zwar?«, fragte er dennoch.

»Du kannst abwarten, ob ihre Mutter überhaupt aktiv wird. Wenn du das aushältst, besteht eine kleine Chance, noch mal davonzukommen. Du musst darauf setzen, dass sie die Sache wieder fallenlässt.«

Wenn er es so machte, wenn er es nicht selbst meldete, würde das Warten mehrere Tage dauern, vielleicht sogar Wochen. Er konnte sich kaum vorstellen, dass die Mutter die Sache auf sich beruhen ließ.

»Wieso sollte sie das tun?«

Tanskanen nahm einen Schluck aus seiner Trinkflasche, ehe er antwortete. Julian ging ein belustigender Gedanke durch den Kopf: So weit war es gekommen, dass Tanskanen ihn beriet. Doch vielleicht stimmte es, und Tanskanen beherrschte das Spiel.

»Eins ist klar«, begann er mit abwägendem Blick, »das Mädchen würde nur noch mehr leiden, wenn die Sache an die Öffentlichkeit kommt. Das Gerede der Schüler, ein Schulwechsel, was da nicht noch alles auf sie wartet. Es kann gut sein, dass die Mutter sie davor bewahren will und die Sache so stehenlässt.«

»Meinst du wirklich?«

»Na klar. Mütter und Töchter, da ist alles möglich. Aber wenn du mich fragst, würde ich mich nicht darauf verlassen. Wenn die Sache auf diese Weise rauskommt, hast du verloren.«

»O Gott«, bekam Julian hervor.

»Die andere Möglichkeit ist«, sagte Tanskanen mit Nachdruck, »dass du es selbst meldest.«

Julian schüttelte den Kopf.

»Dann ist alles vorbei. Ich glaube nicht, dass Jannika das aushält.«

»Darauf musst du vertrauen.«

»Dieses Vertrauen ist längst dahin.«

Tanskanen stand auf, spähte kurz zur Tür, sagte dann, was Julian selber wusste: »Aber was hast du sonst in der Hand? Du kannst jetzt nur noch vertrauen.«

Julian schloss die Tür auf und betrat die Wohnung. Jannika hatte die Kinder schon abgeholt, saß in ein Buch vertieft am Küchentisch. Auf dem Herd köchelte Reis. Aus dem Wohnzimmer hörte man die Mädchen spielen, sie zankten sich gerade um etwas. Schon im Flur war Julian flau geworden. Gleich kam der Moment, gleich, und dann gab es kein Zurück mehr.

Julian ging auf Jannika zu. Sie saß mit dem Rücken zu

ihm. Trug ein verblichenes Shirt, ewig alt, ein Konzertmitbringsel von irgendeinem Festival. Jannika trug dieses Shirt nur zu Hause, sonntagmorgens oder unter der Woche abends. Unzählige Male hatte Julian Jannika so vor sich gesehen, von hinten, hatte sich ihr angenähert, zum Beispiel, wenn sie sich im Bad die Zähne putzte, auf dem Sofa las oder am Schreibtisch etwas schrieb, er löste dann ihr Zopfgummi und schob seine Hand unter das Shirt.

War es nur Einbildung gewesen, dass Jannika sich verändert hatte? Sie war vertraut. Das war sie, durch und durch vertraut. Und sie hatte von nichts eine Ahnung. Vielleicht war ihr aufgefallen, dass irgendetwas schräg lief, sie hätte aber nie gedacht, dass es das Mädchen gab. Erstaunlicherweise wäre es einfacher gewesen, hätte Jannika es geahnt und ihn danach gefragt.

Jetzt drehte sie sich um, stand auf.

»Was ist los?«, fragte sie.

Wahrscheinlich sah sie an seinem Gesichtsausdruck, dass etwas bevorstand. Julian konnte sich keinen Zentimeter bewegen.

Los, dachte Julian. Jetzt.

»Ist etwas nicht in Ordnung?«, fragte sie.

Jetzt. Die letzte Chance. Los, jetzt.

Jannika kam auf ihn zu, strich sich durch die Haare, war nun direkt vor ihm, umarmte ihn. Der Moment verstrich, schwebte noch einen Moment hinter ihrem Rücken; jetzt, jetzt ginge es noch. Julians Arme waren zentnerschwer, er schaffte es nicht, sie um Jannika zu legen. Im Topf köchelte der Reis, und der Deckel klapperte leise im Takt des Brodelns, aus dem Wohnzimmer tönten seine Töchter.

Julian ließ den Moment verstreichen.

Er hob die Arme gewaltsam. Sie wogen unendlich schwer, so wie manchmal im Schlaf, wenn es unmöglich schien, Arme und Beine je wieder zu bewegen. Er zwang seine Arme, sich um Jannikas Schultern zu legen, umarmte seine Frau, schob dann eine Hand unter ihr Shirt. Mit den Fingerkuppen strich er über das Perlenband ihrer Wirbelsäulenknöchel, wie er es so häufig tat.

»War irgendwas?«, fragte Jannika.

Der Moment war vorbei. Julian hatte ihn weiterziehen lassen.

»Brauchst du meine Hilfe mit dem Essen?«

»Du kannst Salat machen.«

»Dann mache ich Salat«, sagte Julian.

Marie Es hilft nichts, sich zu verweigern. Natürlich verlangt ihre Mutter eine Erklärung. Am Anfang streitet Marie alles ab, und dann, als das nicht hilft, versichert sie, dass alles vorbei ist, beharrt darauf, fleht am Ende sogar. Es nützt nichts. Ihre Mutter will der Sache auf den Grund gehen. Marie sitzt auf dem Wohnzimmersofa, ihre Mutter steht vor ihr, geht auf und ab, bleibt wieder vor ihr stehen.

Marie kann ihrer Mutter nur noch den einen Satz sagen, einen verheulten, unglücklichen Ausruf: »Du bist so scheiße! Mein Leben geht dich gar nichts an!«

Ihre Mutter versucht den Ton zu ändern. »Mein Schatz, das ist jetzt wirklich keine Kleinigkeit.«

»Ist es auch nicht!«, brüllt Marie. »Das ist mein Leben, und es geht dich überhaupt nichts an!«

Ihre Mutter blickt traurig.

»Weißt du überhaupt, dass es sich um eine Straftat handelt? Ich kann damit zur Polizei gehen. Eine Beziehung zu einer Minderjährigen gibt mindestens eine Geldstrafe, man verliert den Arbeitsplatz und –«

»Das machst du nicht! Verdammt noch mal, das machst du auf gar keinen Fall, sonst siehst du mich nie wieder!«

Marie versucht, ihren Worten einen drohenden Klang zu geben, hört aber, dass ihre Wut nur ein armseliges Zappeln kurz vor dem unausweichlichen Zusammenbruch ist. Ihre Wangen sind heiß. Ihre Worte werden vor lauter Heulen zu Brei. Noch nie hat Marie einen solchen Hass auf ihre Mutter verspürt. Das ist nicht mehr meine Mutter, denkt sie. Das ist nur noch eine Gebärerin.

Ihre Mutter sieht sie sanft an. Genaugenommen ist es ein zärtlicher Blick, kein böser, stellt Marie fest. Wieso ist sie nicht böse? Es wäre einfacher zu brüllen, wenn auch ihre Mutter brüllen würde.

»Du weißt, dass ich das nicht will. Dass unsere Beziehung kaputtgeht«, sagt ihre Mutter ergeben.

»Gut. Dann weißt du ja, was du zu lassen hast.«

Ihre Mutter will sich hinsetzen, bleibt doch stehen, kann sich nicht setzen, geht vor Marie auf und ab. Und sagt das, wovor Marie am meisten Angst gehabt hat: »Ich habe diesen Julian getroffen.«

Jetzt ist es da. Die Entblößung, der Zusammenbruch.

Maries Weinen wird untröstlich.

Alles ist aus. Jetzt kommt es ans Licht. Die ganze Schule weiß es. Jeden Schultag wird sie ausgelacht: Das ist die, die sich vor der ganzen Welt entblößt hat, ein dummes

Mädchen, bemitleidenswert. Ein Mädchen, das sich für wichtig gehalten hat. Und Julian, Julian wird nie wieder mit ihr reden. Julian wird sie hassen.

»Mama, nein!«, stammelt Marie durch den dichten Vorhang ihrer Tränen. »Was hast du zu ihm gesagt?«

»Was ich über ihn denke.«

»O Gott! Ich hasse dich! Du willst mich fertigmachen! Wieso tust du mir das an?«

Ihre Mutter sieht noch trauriger aus als vorher.

»Weil du meine Tochter bist und ich dich beschützen muss.«

Zwischen den Heulkrämpfen kriegt Marie es kaum hervor. Ihre Mutter kapiert nicht, niemand kapiert es.

»Aber ich liebe ihn!«, flüstert sie.

»Meine Süße«, sagt ihre Mutter mit ihrer zärtlichsten Stimme, »du bist sechzehn, begreif doch.«

»Aber ich begreif es nicht!«, beharrt Marie.

Ihre Mutter spricht lauter, um Maries Geheul zu übertönen: »Du weißt, dass es eine Straftat ist?«

»Ist mir egal, verdammt.«

Ihre Mutter seufzt. Ergeben, demütig.

»Fluch nicht. Das ist eine ernste Sache. Ich muss es melden, ich muss den Direktor und den Vertrauenslehrer anrufen.«

»Mama, nein! Ich kann nicht mehr in die Schule gehen, ich kann nie wieder in die Schule gehen, wenn du anrufst.«

Ihre Mutter setzt sich ihr gegenüber aufs Sofa, seufzt wieder.

»Vielleicht wäre es besser, wenn du die Schule wechselst.«

»Nein, Mama, nein! Ich sterbe, wenn du da anrufst«, kommt es heiser aus Maries Kehle.

Ihre Mutter schüttelt den Kopf.

»Ich muss das tun. Es ist die einzig richtige Art, mit der Geschichte umzugehen.«

»Aber was bleibt mir dann? Ich kann nie wieder in die Schule gehen, niemand will mit mir befreundet sein. Wenn du anrufst, was bleibt mir dann?«

Maries Frage gellt hinter ihren Tränen hervor. Es ist nicht mal eine Frage, es ist das Eingeständnis ihrer Hoffnungslosigkeit. Marie hat rein gar nichts mehr, nur noch Leere.

Ihre Mutter geht auf ihr Flehen nicht ein.

»Du kannst im Herbst an einer anderen Schule von vorn anfangen.«

Marie versinkt in Verzweiflung. Sie hat nichts mehr als ihre Bitte: »Mama, bitte tu nichts, lass es so stehen«, sagt sie, fleht sie.

Sie hat nichts mehr als diese Bitte. Ihre Mutter kann sie aufgreifen, sich ihrem Wunsch beugen, wenn sie will. Die Bitte schwebt zwischen ihnen in der Luft, das einzige Band, das sie jetzt verbindet. Ein straffgespanntes Band, dünn, immer dünner werdend.

»Mama, ich bitte dich«, sagt Marie mit noch mehr Nachdruck, »tu nichts.«

Ihre Mutter reagiert noch immer nicht. Marie erkennt, dass ihre Mutter nichts erwidern wird. Sie bleibt mit ihrer Bitte allein. Ihre Mutter sieht sie an, ihr Ausdruck wird hart, es gibt keine Gnade, es gibt keine Antwort. Ihre Mutter beugt sich nicht.

Marie hat nichts mehr. Jetzt spätestens ist alles verloren.

Sie beißt die Zähne zusammen, presst die Lippen aufeinander, wischt sich die Tränen ab. Sie dreht ihrer Mutter den Rücken zu, geht ohne ein Wort aus dem Zimmer.

Und wieder, auf der Schwelle, als sie aus dem Wirkungskreis ihrer Mutter tritt, lädt Marie den Gedanken zu sich ein, ihren Gedanken. Wieder fliegt sie durch die Luft, breitet die Arme aus, ihre Flügel, springt.

Oder doch nicht.

Auf einmal kommen Marie ihre früheren Gedanken unsinnig vor, kindisch, wie seichte Phantasievorstellungen. Nein, jetzt ist das Spiel Wirklichkeit geworden. In Wirklichkeit wird sie nicht fliegen, wird es weder leicht noch schön sein. Die Wirklichkeit ist brutaler, roher, gewaltsamer. Es wird passieren, garantiert, aber auf andere Weise.

Es wird sehr plötzlich passieren, unvorhersehbar, beinahe wie aus Versehen. Die Mädchen, die es wirklich tun, denken nur in aller Stille daran. Vielleicht denken sie sogar gar nicht daran, reden stattdessen morgens mit ihrer Mutter über ganz normale Sachen, über die Hausaufgaben oder Pläne für den Freitagabend, über die neuen Schuhe im Schaufenster und den Blaubeerkuchen, den sie vielleicht am Abend zusammen backen wollen. Aber den Blaubeerkuchen wird es nicht geben, nicht für sie, nicht für die Mädchen, die so etwas tun. Diese Mädchen stehen vom Frühstückstisch auf, stellen ihr Geschirr in die Spülmaschine und sagen *Danke*, ziehen Jacke und Schuhe an und sagen zu ihrer Mutter: *Bis heute Abend dann.* Das sagen sie zu ihrer Mutter, *Bis heute Abend dann*, und gehen zur Tür, schließen sie hinter sich wie an allen unbedeutsamen Tagen zuvor, schließen die Tür und sehen die

Bäume im Garten und fahren mit der Straßenbahn in die Innenstadt. Diese Mädchen gehen in der Innenstadt am Kaufhaus vorbei, sehen die Schuhe im Schaufenster, von denen gerade noch die Rede war, lassen die Schuhe und das eigene Spiegelbild in der glänzenden Scheibe hinter sich, gehen nicht in die Schule, sondern zum Fluss, oder steigen auf ein Dach, fahren an die Bahngleise, an die Stelle, wo man tief springen muss.

So geschieht es.

Bis heute Abend dann. Keine Absicht, kein Beschluss. Der Beschluss ist nur diese fixe Idee, die dem Mädchen durch den Kopf spukt, während ihr Gesicht sich in der Schaufensterscheibe spiegelt. Keine Schreie von Passanten. Kein Flug durch die Luft, der einen hübschen Bogen auf die Himmelsleinwand malt. Nichts Schönes. Die Realität ist stumm, zufallsgesteuert und brutal, gewalttätig. Ein stummes Dröhnen und ein lautloser Schrei, die in der eigenen Bedeutungslosigkeit verhallen.

Wenn das Spiel wahr wird, geschieht es genau so.

Stumm. Belanglos. Zufallsgesteuert. Wahr.

Anja Der Frühling kam in der zweiten Märzwoche, unerwartet und ohne Ankündigung, so wie immer. In der Woche davor hatte es noch geschneit, es gab sogar noch eine Frostnacht, bis der Winter sich schließlich dem Frühling ergab und im schonungslosen Licht der neuen Jahreszeit verschwand. Die Sonne schien so hell, dass die schmuddelig-traurigen Schneehaufen am Straßenrand zu schmelzen begannen. Abends fror es wieder leicht, das Geschmolzene erstarrte in welligen Falten auf dem Asphalt. Die Sonne färbte den Himmel im Westen rot, und da war er: der erste Frühlingsabend, unerwartet, selbstverständlich.

Am folgenden Tag testete der Frühling seine Kräfte mit einem schüchternen Tröpfeln aus den Regenrinnen und längerer Helligkeit am Abend. Und dann hatte der Winter sich auch schon vergessen.

Am Donnerstag beendete Anja ihre Arbeit am frühen Nachmittag. Am Senatsplatz stieg sie in die Straßenbahn und fuhr Richtung Hakaniemi.

Sie fühlte sich leicht.

Die kostenlosen Zeitungen vom Morgen lagen in zerknitterten Haufen auf dem Fußboden. Eine Bierflasche kullerte bis unter die hintersten Bänke. Ein Junge küsste im Durchgang zum zweiten Wagen ein Mädchen, und ein Penner murmelte etwas zu sich selbst.

Anja fuhr bis Hakaniemi und nahm dort den Bus nach Hause. Einer Eingebung folgend, stieg sie schon an der Kunsthochschule aus. Sie hatte Lust, den Rest des Weges zu Fuß zu gehen.

Etwas weiter entfernt auf dem Bürgersteig standen zwei kleine Mädchen. Sie hatten sich gebückt, um etwas am Straßenrand zu betrachten. Als Anja näher kam, sah sie, dass sie mit einem Stöckchen einen toten Igel piksten.

»Tot«, sagte das eine Mädchen.

»Vielleicht ist er eingefroren und schläft«, sagte das andere und stupste das Tier mit dem Gummistiefel.

Der Igel kullerte auf den Rücken. Er war zu einem traurigen kleinen Knäuel versteift. Seine Beine hatte er in erhobener, fast flehender Position an den Körper gepresst, sein Mund und seine Augen waren geöffnet, so dass er irgendwie menschlich wirkte. Er war definitiv tot. In seinem winzigen Wesen waren Erinnerungen an ein Igelleben gespeichert, Moos im Wald und Sonne auf sommerlichen Felsen. Jetzt hatte der Tod all dem seinen stummen Stempel aufgedrückt. Das tote Tier war für alle noch Lebenden ein Zeichen dessen, was der Tod war: Dieser Körper barg Wissen über das Jenseits, gab dieses Wissen jedoch nur weiter, indem er seine Unbeweglichkeit und Steifheit präsentierte, klein, aber erhaben.

Anja blieb neben den Mädchen stehen.

»Hallo«, sagte sie zur Gesprächseröffnung.

Sie spürte, dass sie sich vorstellen sollte. Gemeinsam waren sie in diese Situation geraten, standen vor dem Körper des toten Igels. Dieser Körper forderte Aufmerksamkeit ein, ohne um Erlaubnis zu bitten, konfrontierte sie mit der Forderung, den Tod zu verstehen, und verband sie für diesen Moment miteinander. Auf einmal waren sie eine Beerdigungsgesellschaft. Sie wurden zu den ewigen Zeugen des Rätsels, das der Tod aufgab, und mussten die Forderung des kleinen Igelkörpers erfüllen, durften nicht an ihm vorbeigehen, mussten eine Gemeinschaft bilden, sich einander vorstellen.

»Ich bin Anja«, sagte sie.

»Ich bin Sanna, und das da ist Anni«, sagte das mutigere Mädchen.

Die Schüchterne, Anni, nickte ernsthaft, ließ die Schultern hängen angesichts der Situation, die so viel größer war als sie selbst.

»Guck mal«, sagte Sanna zu Anja und zeigte mit dem Stock auf den Igel. »Ist der wirklich tot?«, fragte sie, obwohl ihr Blick verriet, dass sie die Antwort wusste.

Anja konnte in den Blicken der Mädchen brennende Begeisterung über das Mysterium des Todes sehen. Ganz ohne Zweifel hofften sie, dass der Igel tot und nicht bloß im Winterschlaf war. Und zwar nicht, weil sie dem kleinen Wesen sein Leben nicht gönnten, sondern weil der Tod etwas war, das sie in Staunen versetzte, etwas, dessen Geheimnis sie unbedingt begreifen wollten.

»Der ist tot«, sagte Anja ruhig.

»Woher weiß man das?«, fragte Anni.

»Guck mal«, sagte Sanna mit riesigen Augen und pikste den Igel mit dem Stock, »Tote sind ganz still und bewegen sich nicht.«

»Genau«, sagte Anja, »daran erkennt man es.«

»Und was machen wir mit ihm?«, fragte Anni.

»Wir begraben ihn!«, rief Sanna.

»Wo denn?«, fragte Anni.

»Da vorn im Wald. Unterm Moos.«

Mit Stöcken hoben sie den toten Igel hoch und beförderten ihn von der Straße weg ins Wäldchen. Anni trug eine große Schicht nasses Moos ab, während Sanna Steine für die Grabmarkierung suchte. Anja legte den Igel mit einer Zange aus zwei Ästen sanft in sein Moosbett.

Sie standen um das Grab und ließen die Tatsache des Todes und die Bedeutung des Begrabens auf sich wirken.

»Warum begräbt man die Toten eigentlich?«, fragte Sanna nach einer Weile.

Anja zögerte, ehe sie antwortete. »Es ist wichtig, sie zu begraben. So verstehen wir, die Lebenden, was der Tod bedeutet. So wissen wir, was auf uns zukommt. Es muss deutlich werden, dass die Toten zwar nicht mehr da sind, aber in unserer Erinnerung weiterleben.«

»Leben die Toten denn nicht im Himmel?«

»Vielleicht. Aber sie leben auch in unserer Erinnerung.«

»Aha. Ich glaube aber trotzdem, dass der Igel im Igelhimmel ist. Da gibt es Blumen und Sonne und noch andere Igel«, sagte Sanna wissend.

»Das kann sein.«

Noch einen Moment standen sie um das Grab.

Sanna schaute düster drein, wiederholte die Merkmale des Todes, wie um das Geschehene zu bekräftigen: »Tote sind ganz still und bewegen sich nicht.«

Sie sagten nur tschüs, gingen ohne weitere Worte in verschiedene Richtungen auseinander. Anja drehte sich noch einmal um und sah den Mädchen nach. Sie trugen Gummistiefel, die Schüchterne ging eine Schrittlänge hinter der Mutigeren, wie ein treuer Lakai. Die Mutige schlug mit dem Stock den Marschtakt.

Die Mädchen liefen jetzt sicher nach Hause, sähen dort einen Zeichentrickfilm, spielten vielleicht mit ihren quicklebendigen Hamstern, ehe sie schlafen gingen und am nächsten Morgen in einen Alltag mit Barbiekleidung, süßen Frühstücksflocken, Plastikponys und Haarspangen erwachten. Und dennoch würde der Igel in ihnen weiterexistieren, sie würden ihn ihren Erinnerungen zufügen, würden seine Tage weiterleben, ihn in ihren Gedanken und Träumen mit sich tragen und versuchen, das Unbegreifliche zu verstehen. Vielleicht luden sie zum ersten Mal das Wissen von der Begrenztheit allen Lebens auf sich, das Wissen, was allen unweigerlich bevorstand.

* * *

Das Bitten war genauso schwer, wie Anja es sich vorgestellt hatte. Ihre Schwester saß vor ihr, trank Kaffee, sprach von allem Möglichen, den Plänen für den Sommer, neuen Gardinen für den Frühling. Ihre Schwester spürte, dass etwas in der Luft lag, redete nach jedem kleinen Themenwechsel in schnellerem Tempo weiter. Ohne Umschweife grätschte Anja in eine kurze Pause.

»Ich bitte dich, die Beerdigung zu organisieren, falls ich erwischt werde.«

Ihre Schwester sah sie überraschend kühl an. Sah sie etwa eine halbe Minute lang stumm an, und sagte dann ein simples Nein.

»Nein.«

»Du wirst sie nicht organisieren?«

»Nein, das meine ich nicht. Nur, dass ich es dir nicht versprechen kann. Ich kann dir nichts zusichern, was deine kriminellen Pläne unterstützt. Ich kann dir nicht versprechen, deine Komplizin zu sein.«

»Du verstehst nicht.«

»Doch.«

»Nein, tust du nicht. Glaubst du etwa, dass ich das selber will? Glaubst du etwa, dass ich mir dieses Leben gewünscht habe?«

Ihre Schwester antwortete nicht, ging ans Fenster und zupfte welke Blätter von den Zimmerpflanzen. Anja stellte sich neben sie, legte den Arm um ihre Schwester.

»Warum musst du nur so etwas tun?«, fragte diese.

In ihrer Stimme lagen Ratlosigkeit, Hilflosigkeit, Angst. All das, was Anja an ihrer Schwester nicht kannte.

»Weil er mich darum gebeten hat«, antwortete sie unumwunden.

»Warum hast du's ihm dann versprochen? Wie konntest du so was tun, wo es doch gegen das Gesetz ist?«

Anja hatte nur die eine, dieselbe Erklärung.

»Weil er mich darum gebeten hat. Ich habe es ihm versprochen, weil er mich darum gebeten hat.«

Mitten in der Nacht wacht Anja von dem deutlichen Gefühl auf, dass die Betthälfte ihres Mannes leer ist. Sie setzt sich auf, sieht den Mond hinterm Vorhang grüßen.

Ein Streifen Mondlicht fällt in die Schlafzimmerecke.

Dort sitzt ihr Mann und zittert.

Das Mondlicht fällt auf sein erschrockenes Gesicht, zeigt eine Angst, die nicht mehr menschlich ist. In dieser Angst liegt bloße, existentielle Panik, dazu schreit aus seinem Gesicht der Fluchttrieb – und gewaltige Qual angesichts schwindender Fluchtmöglichkeiten.

Anja öffnet den Mund, um etwas zu sagen, doch es kommt nichts.

Sie steht auf und geht zu ihm hinüber. Wie in Lebensgefahr klammert er sich an sie, drückt ihren Hals und ihren Arm viel zu fest. Anja hat Angst, dass er ihr weh tut. Ihr Mann weint unterbrochenen, in hässlichen Schluchzern, so wie jemand weint, dem solche Gefühlsaufwallungen fremd sind, eine Erinnerung aus Kinderzeiten.

Anja tröstet ihn wie ein Kind.

»Hilf mir«, sagt er.

»Wie kann ich dir helfen? Sag mir, wie.«

»Ich kann das nicht zu Ende leben. Rette mich.«

Anja hält ihn fester, wiegt ihn und hat nicht vor, ihn vor Tagesanbruch loszulassen. Langsam, flüsternd, resigniert bekennt sie ihr Unvermögen.

»Ich würde dich ja retten, wenn ich könnte.«

Er drückt sie fester, schüttelt sie beinahe, sagt schluchzend: »Rette mich. Töte mich. Töte mich und rette mich.«

Anja macht sich von seinem Griff los. Sie sieht seinen Blick, ein Erschrecken aus dem Jenseits, hört seine Stimme wie von einer Grenze her.

»Bitte nicht. Bitte verlang so was nicht«, hört sie sich sagen.

Sein Schluchzen wird noch trostloser.

»Ich würde es selbst tun, wenn ich den Mut dazu hätte. Aber ich bin ein elender Feigling. Ich will immer noch ein paar Tage haben. Vielleicht sind ja doch noch gute dabei.«

Anja hält sich an diesem Satz fest und flicht daraus ein Sicherheitsnetz.

»Da hörst du's doch, du willst gar nicht, dass ich dich umbringe.«

Er hört auf zu weinen und umfasst sie wieder. Er schüttelt ihre Schultern, hält sie fest gepackt und sagt jedes einzelne Wort mit Nachdruck: »Ich will es. Ich bitte dich. Dann, wenn nichts mehr da ist. Dann.«

Anja schüttelt den Kopf. Sie will diesen Moment nicht erleben. Schon jetzt, in diesem Streifen Mondlicht, in der Schlafzimmerecke, weiß sie, dass dies das Gewicht ihrer kommenden Jahre formt, sie schwer, wahr und undurchdringlich machen wird.

»In Gottes Namen, bitte mich nicht um so etwas. Das kannst du nicht von mir verlangen«, sagt sie verzweifelt, schreit beinahe.

Ihr Mann hört auf zu zittern, hält inne, nimmt mit sicherer Geste ihr Gesicht in seine Hände und sagt es noch einmal, bittet sie: »Ich kann es nicht von dir verlangen. Aber ich bitte dich trotzdem. Töte mich und rette mich.«

Noch Jahre später überstieg es Anjas Verstand, was sie da gesagt hatte, was sie getan hatte. Hatte sie genickt, hatte sie ihr Einverständnis gegeben und die Bitte angenommen, oder hatte sie nur dagesessen, neben ihm, und ihren Mann angesehen, der ihr das Vertrauteste in der Welt war, ihn ihr Einverständnis von ihrem Gesicht ablesen lassen? Vielleicht hatte sie ihren Mann geküsst, vielleicht hatte sie ihn gestreichelt und in den Armen gehalten, hatte gesagt, was man sagen muss, dass alles gut wird, hatte ihn gebeten, zurück ins Bett zu kommen. Vielleicht hatte sie all das getan, ganz unabhängig davon, dass sie seine Bitte akzeptiert hatte. Womöglich hatte sie beides getan, nein gesagt und auch ja. Denn dem liebsten Menschen kann man weder ein Verbrechen noch Verdammnis versprechen. Dem liebsten Menschen verspricht man sogar eine Gesetzesübertretung. Wem, wenn nicht dem liebsten Menschen.

Julian Eine Woche, eineinhalb, dann zwei. Julian schaffte es nicht, es zu sagen. Vielmehr wagte er bereits zu denken: Wahrscheinlich geht das unendlich so weiter, vielleicht meldet die Mutter es wirklich nicht. Bei diesem Gedanken stellte sich zuerst Erleichterung ein. Dann Bedrückung: das ständige Warten, die Vorstufe zur Angst, die Frage in Jannikas Blick, Abend für Abend ihre gleiche fragende Wortlosigkeit bei der Annäherung, wenn sie ihn berührte, ihn zwischen ihren Schenkeln aufnahm, während ihre Töchter im Nebenzimmer schliefen. War das ein kleiner Preis, der schwere Moment vor dem Einschlafen, Abend für Abend?

Dann das Mädchen. Sie war aus dem Lot. Julian sah es. Er hatte sie aus dem Lot gebracht. Sie war still und blass geworden. Der Literaturkurs II hatte begonnen, sie kam jeden Tag in seinen Klassenraum, saß in der mittleren Reihe, beteiligte sich an Gruppenarbeiten, wie es sich gehörte, und antwortete, wenn er sie aufrief. Dazwischen sah sie abwesend aus dem Fenster. Es machte den Anschein, als könne sie jede Sekunde in Tränen ausbrechen.

Sie sah ihn nicht mehr an. Wenn Julian eine Frage zu einer literarischen Gattung oder einem sprachlichen Aspekt stellte, meldete sie sich in der Regel. Wenn er sie aufrief, fiel es ihm schwer, sie beim Namen zu nennen. »Marie«, sagte er betont locker, hatte aber zugleich Angst, dass alle anderen Schüler wussten, welche Bedeutung ihr Name für ihn hatte. Er hatte Angst, dass sie zitterte, ihn anschaute, ihre gleichgültige Fassade fallenließ. Aber sie sah zu Boden oder an ihm vorbei an die Tafel und antwortete mit fester Stimme, in der keinerlei Gefühlsregung zu erkennen war. Immer waren ihre Antworten richtig. Wenn es um Interpretation ging, waren ihre Gedanken immer klar, originell und schön.

Im Kurs ging es um Klassiker der Weltliteratur, und Julian hatte der Versuchung nicht widerstehen können, Sophokles mit auf die Leseliste zu nehmen. Die Schüler waren in Gruppen eingeteilt, jede Gruppe hatte sich ein Werk ausgesucht und stellte es der Klasse vor.

Heute war die Gruppe mit dem Mädchen dran. Die

Gruppe hatte sich für *Antigone* entschieden. Sie stellten sich vor die Klasse und lasen daraus vor.

Das Mädchen kam mit der Verteidigungsrede Antigones nach der Übertretung des Gesetzes von Kreon dran. Während die anderen lasen, hatte sie vollkommen abwesend gewirkt. Jetzt aber hob sie den Blick, sah direkt zu Julian und sprach Antigones Worte ohne eine einzige Unsicherheit in der Stimme: »Ich wusste aber, dass ich sterben müsste. Warum nicht? Hättst du's auch nicht kundgetan. Wenn aber vor der Zeit ich sterbe, sag ich, dass es sogar Gewinn ist.«

Sie wandte ihren Blick nicht ab. Sie sahen einander an. Julian war stumm, konnte sie nur anschauen. Der Rest der Klasse versank in Gleichgültigkeit. Niemand merkte, was sich abspielte.

Aber Julian wusste es.

Er riss sich zusammen und bat die Gruppe zu analysieren, was sie da gerade gelesen hatten, so wie er es bei allen vorigen Gruppen getan hatte.

Das Interesse der Schüler an einer tiefergehenden Analyse war gering; nach dem Klingeln käme die Essenspause, und die Konzentration hatte nachgelassen.

Doch dann meldete sich das Mädchen. Sie sah ihn nicht an, hob nur ihre Hand.

Julian war gezwungen, ihren Namen zu sagen.

»Marie.«

Sie ließ die Hand sinken, wandte sich ihm zu, sah ihn an. Ihr Blick war pure Anklage.

»Es ist ein Fehler«, sagte sie mit fester Stimme und sah ihm unverhohlen in die Augen.

»So. Was denn?«

»Es ist ein Fehler, dass Antigone sich für den Tod entscheidet.«

»Aber entscheidet sie sich überhaupt? Ist ihr Tod nicht unausweichlich, in ihrer Situation? Der Tod – oder Kreons Gesetz.«

»Nein. Sie müsste sich für das Leben entscheiden«, sagte das Mädchen herausfordernd. »Für das Leben. Allem zum Trotz.«

Julian wusste nichts zu erwidern.

»Danke«, sagte er schließlich.

Wieder sah sie ihn scharf an. In ihrem Blick lag deutlich erkennbarer Hass. Sie wollte seinen Dank nicht. Sie wollte kein einziges Wort mehr von ihm.

Vergib mir. Das hätte Julian sagen wollen. Er sagte es nicht.

Sie sah ihn an.

Seine Sehnsucht und Reue wurden zu Schmerz. Das Mädchen hätte lächeln sollen, lachen, sorglos und jung sein sollen wie die anderen Sechzehnjährigen. Sie hätte mit gleichaltrigen Jungs zusammen sein sollen, mit solchen, die nicht von Begehren oder Liebe sprachen. Mit solchen, die in der Pause Eis und Zigaretten am Kiosk kauften und Pläne für den Abend machten, klare Vorschläge, und sich ihres Platzes in der Welt sicher waren. Er hätte das Mädchen in Ruhe lassen müssen, hätte nicht sagen dürfen, was er noch immer sagen wollte. *Desiree, meine Geliebte, meine Begehrte. Vergib mir.*

Seine Stimme klang verhalten. »Wenn niemand mehr etwas zu sagen hat, machen wir für heute Schluss.«

Er schaute zu ihr. Sie hatte sich abgewandt. Er schien überhaupt keinen Einfluss mehr auf sie zu haben. Die

Schüler räumten ihre Sachen zusammen und verschwanden in einem lärmenden Rudel aus dem Klassenraum. Das Mädchen packte noch ein, Julian sah, dass sie versuchte so zu tun, als wäre nichts; sie vermied es, in seine Richtung zu sehen. Er verspürte einen Anflug von Zärtlichkeit. Der Zärtlichkeit folgte eine Welle des Begehrens: diese Lippen und Augen und Haare und Beine. Brüste.

Ihre Freundin stand an der Tür, fragte, ob Marie mitkäme. Sie musterte ihn, und ihm wurde klar, dass sie wusste, was sich abgespielt hatte. Ihr Blick war verteidigend, beinahe feindselig. Wie lachhaft die Situation war: Die Freundin musste das Mädchen vor ihm beschützen. Verdammt. Es musste ein Ende haben. Er musste ein klärendes Gespräch mit ihr führen, darauf hoffen, dass ihre Mutter stillhielt, und die Geschichte dann hinter sich lassen. Die Freundin sah ihn noch einmal an, ging dann aus der Klasse. Julian wartete, bis sie auch wirklich außer Hörweite war.

»Marie«, sagte er, um ihre Aufmerksamkeit zu bekommen.

Sie hob den Kopf und sah ihn an, wandte sich sofort wieder ab.

»Sollten wir nicht besser miteinander reden?«

»Worüber?«

Sie spielte die Unwissende und sah ihm noch immer nicht in die Augen. Ihre Entschlossenheit schien jedoch verflogen zu sein, jetzt wich sie ihm aus.

Julian nahm einen neuen Anlauf.

»Ich dachte, wir könnten in Ruhe über alles sprechen, irgendwo, vielleicht bei einer Tasse Kaffee.«

Sie gab sich gleichgültig.

»Was gibt es denn zu reden?«

»Marie. Du weißt, dass wir reden müssen«, beharrte er.

Sie fuhr sich mit der Hand durchs Gesicht, ihre Miene schien aufzutauen. Julian trat näher, ganz nahe. Er griff nach ihrer Hand. Eine Träne lief ihr über die Wange, eine einzige, langsam, so langsam, dass man sie hätte ablecken können.

»Vielleicht morgen in der Stadt, bei einem Kaffee. Ich habe nachmittags noch Unterricht. Um halb vier?«

»Gut, morgen um halb vier.«

»Bis dann«, sagte Julian.

»Bis dann«, sagte sie.

Sie sah ihn an, nahm ihre Hand aus seiner, drehte sich um und ging hinaus.

Marie Marie geht aus Julians Klasse und denkt, dass alles leichter wäre, wenn sie Tränen hätte. Aber weinen kann sie nicht. Hier ist dieses Mädchen, das nichts mehr fühlt. Wie seltsam, denkt Marie: Es gibt sie, dieses Mädchen.

Sie schaut auf ihre Hände. Deren Umrisse sind ganz klar. Aber zeichnen tut sie ein anderer. Der Folterknecht. Ihr Folterknecht, der immer wieder kommt und kommt und sie sichtbar macht.

Der Folterknecht hat danke gesagt. Hat es gesagt, aber nicht gemeint. Es war nur eine Einwilligung, dass die Dinge zu Ende gebracht werden müssen.

Tinka wartet draußen auf dem Flur.

Tinka sieht sie an. Tinka sieht. Marie braucht nichts zu sagen. Tinka sieht.

Hier kommt er, der Rettungsring: Tinka sieht Marie, sieht sie ganz, sieht alles auf einmal. Oder war das schon die ganze Zeit so, hat Tinka schon die ganze Zeit gewusst, dass alles auf diesen Punkt zuführt?

Tinkas Rettungsversuch ist ein simpler Vorschlag, als Harmlosigkeit getarnt. »Komm mit Kaffee trinken.«

Marie knurrt eine kurze Erwiderung, die Tinka als Abwägen interpretiert. Sie versucht sie zu überreden: »Komm mit Kaffee trinken oder Eis essen. Das erste Eis diesen Frühling, wir kaufen richtig viele Kugeln, mit Streuseln obendrauf.«

»Nee.«

»Komm«, beschwört Tinka.

»Nein.«

Tinka verstummt. Einen Moment sieht es aus, als würde sie aufgeben. Wie oft kann Marie nein sagen? Tinka lässt nicht locker, noch nicht. Sie schmiegt sich an Marie, umarmt sie, wie so häufig. Apfel, Rosenmilch, Lavendel, all das, wonach Tinka riecht.

»Ich habe mir überlegt, dass wir denselben Ferienjob machen könnten im Sommer«, flüstert sie. »Im Vergnügungspark oder an der Eisbude. Überleg doch, wie lustig das wäre. Wir könnten so viel Eis essen, wie wir wollen.«

Marie antwortet nicht. Tinka lässt sie los, Tinka lässt Marie los.

»Soll ich da mal anrufen und nachfragen, wie es in den Ferien aussieht?« Tinka versucht es ein letztes Mal.

»Hmmm.«

»Soll ich?«

»Vielleicht.«

Das kann Marie geben. Ein Vielleicht. Das nein bedeutet. Denn Ferienjobs gibt es nicht für Mädchen, die *Bis dann* sagen, *Bis dann* und danach zum Fluss fahren, zu den Bahngleisen, zur Brücke an der Autobahn, wo sie mit Augen, die noch nichts Böses ahnen, die Kette der weißen Scheinwerfer betrachten, ehe plötzlich alles vorbei ist.

Tinka sieht, dass das Vielleicht ein Nein ist.

Solch eine Trauer, ein gewaltiges Meer. Das sieht Marie in Tinkas Blick. Tinka weiß es.

»Bis dann«, sagt Marie.

»Bis dann«, sagt Tinka.

Marie dreht sich um und will gehen. Da ist es, das kleine Zögern. Noch kann sie zurück. Tinka, das Eis, die Sommerpläne.

»Marie«, sagt Tinka noch einmal.

Marie dreht sich um. Der Rettungsring, ein letzter Versuch, Marie damit einzufangen: »Ruf an«, sagt Tinka, »wenn du doch noch Kaffee trinken willst. Auch abends. Ruf an.«

Der Rettungsring wurde ein letztes Mal ausgeworfen. *Ruf an, wenn du doch noch willst.* Aber Marie greift nicht danach, denn sie sinkt bereits unter die Oberfläche: Alles ist gleichgültig. Und wie kann man einen anderen überhaupt retten? Wie, wenn das Versinken ein Beschluss ist, ein vollkommen mühelos gefasster Beschluss? Es ist nicht möglich.

Noch kann Marie umdrehen. Tinka, das Eis, die Sommerpläne.

Sie dreht sich nicht um.

Sie geht zur Tür. Sie geht hinaus.

Bis dann. Marie wird Julian nicht wiedersehen, auch Tinka nicht. Sie wird etwas anderes tun. Denn obwohl die Wahl bei ihr liegt, hat sie keine Wahl.

Sie hat nur diesen hellen Märztag und noch zwei Stunden Zeit, bis sie tun wird, was unausweichlich ist.

Es ist ein Uhr. Um drei tut sie es.

Was machen Menschen mit zwei verbleibenden Stunden? Was machen Menschen, wenn nicht mehr viel Zeit ist?

Marie geht ins Obergeschoss von Stockmann und holt sich im Café eine riesige Eisportion.

Menschen essen, wenn nicht mehr viel Zeit ist.

Die Sahne kitzelt ihren Gaumen, der Geschmack der Schokoladensoße steigt ihr bis in die Nase.

Das ist vielleicht das beste Eis, das sie je gegessen hat, denkt Marie.

»Hallo, Marie!«

Es ist ihre Tante Anja.

»Hallo.«

»Darf ich mich zu dir setzen?«, fragt sie und stellt ihre Kaffeetasse, ohne die Antwort abzuwarten, auf den Platz Marie gegenüber. »Wie geht es dir? Du isst ja eine Eisportion, als gäb's kein Morgen.«

Als gäb's kein Morgen. Sie trifft wirklich immer ins Schwarze, denkt Marie und erlaubt sich als Antwort eine kleine Lüge: »Gut, gut geht's mir … schätz ich.«

Das *Schätz ich* ist die einzige Andeutung. Es ist der einzige winzige Riss in Maries kühler Außendarstellung. *Schätz ich.* Anja kann danach greifen, wenn sie will.

»Wieso ›schätz ich‹?«, fragt sie und schlürft von ihrem Kaffee.

Klar. Anja beherrscht das Spiel und stürzt sich auf das *Schätz ich*. Jetzt sitzt sie da vor Marie, trinkt Kaffee und verlangt eine Antwort auf die größte aller Fragen. Anja, in deren Augen immer ein Fünkchen Ironie funkelt, so scheint es Marie. Meint sie es jetzt überhaupt ernst? Doch. Doch, das meint sie. Die gutgelaunten spitzen Fragen sind von einer Spur Sorge durchzogen. Das sieht Marie: Anja sorgt sich. Vielleicht sollte sie ihr alles erzählen, denkt Marie plötzlich. Alles in einem Satz, und als Letztes das Schwerste. Ihr *Vorhaben*.

Aber Anja kommt ihr zuvor.

»Macht ihr in der Schule was Interessantes?«

»Na ja, eine Tragödie«, antwortet Marie.

Im selben Moment weiß sie, dass sie Anja doch nichts von ihrem Vorhaben erzählen wird. Anja ist Literaturprofessorin, und das Thema Tragödie wird sie alle anderen Fragen vergessen lassen. Beiläufig stellt Marie fest, dass sie eine Wegkreuzung hinter sich gelassen hat: Das Vorhaben wird nicht mehr zur Sprache kommen. Die letzte Chance ist vorübergegangen. Das Vorhaben wird umgesetzt. Kein Zurück mehr. Marie verspürt eine diffuse Genugtuung. Noch einer dieser Zufälle, die ihren Beschluss in die Realität überführen werden.

»Aha«, sagt Anja erfreut, »welche Tragödie denn?«

»Antigone.«

»Soso, Antigone«, sagt Anja, in ihrer Stimme schwingt ein Anflug von Witz mit. »Und, was ist euch zu Antigone durch den Kopf gegangen?«

»Wir haben überlegt, ob ihre Entscheidung richtig ist. Ob ihr Tod unausweichlich ist.«

»Und, welcher Ansicht bist du?«

»Dass er in ihrer Situation unausweichlich ist.«

»Gilt das aus deiner Sicht denn für alle? Dass das Schicksal eines Menschen im Verlauf einer Ereigniskette hervortritt und den Menschen an einen vorherbestimmten Punkt führt?«

Marie antwortet ohne Zögern: »Ja. Das gilt für alle.«

»Das ist aber eine sehr tragische Ansicht. Bestimmte Ereignisse und Umstände als unausweichlich zu interpretieren ist eine Fehleinschätzung, ist Hybris. In Tragödien stehen die Figuren unter dem Bann des Schicksals ihrer gesamten Familie, daher können sie nicht frei entscheiden. Im Leben ist das anders.«

Marie betrachtet ihre Eisschale, an deren Boden der Rest Eis zu einer traurigen schmutzig weißen Pfütze geschmolzen ist. Noch eine Stunde und zehn Minuten. Anja sieht es nicht. Marie lässt Anja ihr Vorhaben nicht sehen, das sich unbemerkt in einen festen Beschluss verwandelt hat. Der Beschluss wird umgesetzt werden, indem sie zum Fluss geht. Zu dieser Jahreszeit ist der Fluss wegen der Schneeschmelze reißend. Sie muss nur hingehen, und ihr Beschluss wird ohne jede Anstrengung wahr.

Anja schaut Marie an. Marie schaut zurück. Sieht sie es, sieht sie? Anja kapiert oft mehr, als sie zeigt. Manchmal sieht sie sogar alles.

Marie steht auf. Anja berührt sacht ihren Unterarm, wie um noch etwas zu sagen.

Marie wendet sich ab. Anja sagt nichts, schaut sie nur an.

»Ich geh mal«, hört Marie sich sagen.

»Na dann tschüs«, sagt Anja.

Marie geht ein paar Schritte, bleibt doch wieder stehen.

Anja schaut noch immer zu ihr, sagt noch diesen Satz: »Man kann es auch so sehen: dass sie das Leben wählt.«

»Was?«, fragt Marie.

»Antigone. Sie weigert sich, das unrechte Gesetz Kreons zu befolgen. Man kann es so sehen, dass in dieser Verweigerung dem Unrechten gegenüber ein Ja zum Leben liegt.«

»Aber sie stirbt. Antigone stirbt.«

»Weil es für sie als Untergebene des Gesetzes kein Leben gibt. Daher stirbt sie, doch sie hat trotzdem das Leben gewählt.«

»Es heißt doch: *Wenn aber vor der Zeit ich sterbe, sag ich, dass es sogar Gewinn ist*. Wenn sie sich so sehr wünscht zu sterben, wie kann das dann eine Entscheidung für das Leben sein?«

»Das ist der Unterschied zwischen Tragödie und Leben. In der Tragödie ist es möglich, sich mittels Tod für das Leben zu entscheiden, dieser Widerspruch ist hier lebbar. Im Leben ist der Tod nur als eine Möglichkeit vorhanden. Antigone entscheidet sich mit Hilfe des Todes für das Leben, das Wesen der Tragödie erlaubt ihr diesen Weg. Aber uns geht es hier ja um den Unterschied zwischen Tragödie und Leben.«

Marie bringt keinen Ton mehr heraus, nickt bloß und wendet sich ab, verlässt, ohne sich noch einmal umzudrehen, das Café.

Sie fährt die Rolltreppe hinab bis ins Erdgeschoss. Sie geht in die Kosmetikabteilung und sprüht sich spontan zwei Parfüms auf die Handgelenke. Die Düfte ergeben eine tröstliche Mischung aus süß und würzig. Marie sieht sich ein letztes Mal um, ehe sie an den lächelnden Mündern der Verkäuferinnen vorbeimarschiert, aus dem Kaufhaus hinaus zur Bushaltestelle. Der Bus kommt sofort. Die Entscheidung ist ganz leicht, genau so, wie es sein soll.

Stumm. Belanglos. Zufallsgesteuert. Wahr.

Ihr Handy klingelt. Es ist Julian. Wieder eine Störung bei der Umsetzung des Vorhabens. Was will der jetzt noch, denkt Marie.

Sie geht ran.

Julian ist erst stumm. Ein, zwei Sekunden.

»Hallo«, sagt er dann.

»Hallo«, antwortet Marie.

»Mir ist was eingefallen«, sagt Julian. »Du hast deine Jacke bei uns vergessen. Im Auto, nach Weihnachten.«

Maries Herz setzt aus. »Ach ja.«

Julian macht eine Pause. In dieser Pause vibriert eine Möglichkeit.

»Wie wäre es, wenn du sie holen kommst?«

»Bei dir? Geht das denn?«

»Meine Frau ist bis zum Abend weg. Die Mädchen sind bei den Nachbarn. Du kannst kommen.«

»Okay. Dann komme ich wohl.«

»Weißt du, wo wir wohnen?«

Es ist Marie peinlich, das zuzugeben. Sie hat auf dem Stadtplan nachgesehen, wo Julian wohnt. Sie ist sogar in der Nähe seines Hauses spazieren gegangen, um ihn vielleicht irgendwo in der Gegend zu sehen.

»Ja, das weiß ich. Ich bin gleich da. Ich brauche ungefähr eine halbe Stunde.«

»Gut. Alles klar.«

Marie greift nach dem Gedanken an den Fluss. Ein zärtlicher, tröstlicher Gedanke, ihr Schicksal. Sie greift nach ihm und speichert ihn im Hinterkopf ab. Der Fluss ist weiterhin da, sie kann jederzeit hingehen, wenn sie will. Aber erst wird sie Julian treffen.

Vielleicht will Julian es ja doch, vielleicht will er sie mehr als alles andere.

Anni Sanna ist blöd. Sanna ist vielleicht sogar die Blödeste auf der Welt. Ada ist auch blöd, weil Ada mit Sannas Mutter in der Küche backen und nicht spielen will. Anni schmollt an der Küchentür, richtig lange. Alle backen: Sanna, Ada, Sannas Mutter. Sie backen dumme Hefeschnecken. Anni hat einen Hefewichtel gebacken, der nichts geworden ist. Er ist im Ofen aus der Form gegangen, und Sanna hat ihn einen dicken Hefeklops genannt. Backen ist blöd, denkt Anni an der Tür.

Niemand achtet auf sie.

Sie geht in den Flur. Sieht sich im Spiegel an. Ein ziemlich großes Mädchen, kein kleines Kind mehr. Außerdem hat Anni ein Spiel, ganz für sich allein: Sie kann sich jederzeit in eine andere verwandeln. Dazu braucht sie nur die Jacke. Anni denkt an die Jacke, die bei ihr zu Hause an der Garderobe unter den anderen Jacken hängt. Anni hat sie dort versteckt. Mama darf von der Jacke nichts wissen, von dem Königinnenumhang, Mama nicht und Papa auch nicht. Das Spiel gehört Anni ganz allein.

Jetzt will Anni die andere sein. Sie will die Jacke von zu Hause holen.

Sie schleicht leise in den Flur, so dass Sanna und Sannas Mutter und Ada sie nicht hören. Sie macht die Tür auf, geht nach draußen. Sie geht ganz dicht an der Hauswand unter dem Küchenfenster entlang, läuft über den knirschenden Kiesweg zu ihrer Haustür. Mit dem Schlüssel, der ihr um den Hals hängt, schließt sie auf. Sie lauscht: ein leeres Zuhause.

Sie geht zur Garderobe, wühlt sich unter die Jacken, schnüffelt einen Moment die Welt der Stoffe. Hier könnte man sich ein Nest bauen, hier könnte man sich verstecken. Oder doch nicht. Im Nest zu sitzen kann langweilig sein. Anni gräbt den Königinnenumhang hervor, den geheimen, der dem schönen Mädchen gehört, der sie zu einer anderen macht. Anni gräbt die Jacke hervor und zieht sie an. Noch immer sind die Ärmel zu lang, noch immer hängt der Stoff ihr bis zu den Knöcheln. Aber sonst ist alles perfekt.

Anni geht zum Spiegel, dreht sich ein bisschen, schaut sich an.

Das ist sie: ein großes Mädchen, irgendwann eine Frau, irgendwann vielleicht sogar eine schöne Frau.

Das ist sie: eine ganz andere.

Aus dem Wohnzimmer hört Anni leise Geräusche. Erst erschrickt sie, doch dann merkt sie, dass es Papa ist. Anni geht an die Wohnzimmertür. Die Tür ist zu. Anni macht sie einen Spalt auf, nur ein kleines bisschen.

Papa ist mit dem Mädchen zusammen, mit dem Mädchen, dem die Jacke gehört. Anni beobachtet, was sie machen. Erwachsenensachen. Anni sieht eine Weile zu. Dann schließt sie die Tür und schaut sich wieder im Spiegel an.

Das ist sie in dieser Jacke, ihrem Königinnenumhang: eine ganz andere.

Sie schleicht in den Flur und macht die Tür auf, geht raus, schließt die Tür hinter sich.

Julian Wieso? Wieso hatte er das Mädchen zu sich eingeladen? Wieso musste er das Vergehen nach Hause holen? Julian hatte sich eingeredet, dass er mit ihr sprechen würde. Es musste aufhören. Bevor sie klingelte, hatte er das zigmal in Gedanken wiederholt. Es musste aufhören. Er hatte gedacht, er würde ihr Kaffee anbieten und mit ihr sprechen, die ganze Geschichte zu einem Ende bringen. Selbstbetrug.

Wieder passierte es, beinahe sofort nach ihrem Eintreffen. Sie suchten die Jacke in seinem Auto, fanden sie nicht. Julian wusste nicht, wo sie hingelangt war. Doch egal, womöglich war die Jacke nur ein Vorwand, sowohl für ihn als auch für das Mädchen. Die Jacke war die ganze Zeit nur ein Vorwand gewesen.

Das Mädchen lächelte ihn scheu an. Da flüsterte er ihr noch einmal die Worte ins Ohr, *Desiree, meine Desiree,* und schon küssten sie sich. Das Mädchen setzte sich aufs Sofa. Er bot ihr Kaffee und Tee an, sie wollte Saft. Sie kam nicht dazu, ihren Saft zu trinken; sie küssten sich.

Der Sex war verlangsamt, leicht melancholisch, zärtlich. Schon während des Aktes wusste Julian, dass das anschließende Schuldgefühl noch schwerer lasten würde als zuvor. Sie saß auf seinem Schoß. Ein flüchtiger Höhepunkt, wieder das Gefühl der Erniedrigung, der Gedanke an Flucht. Das Mädchen zog schüchtern BH und Slip wieder an, mied seinen Blick.

»Es tut mir leid, dass es wieder passiert ist«, begann Julian.

Sie richtete sich auf, zog ihren Rock an, sah aus dem Fenster, schlang die Arme um sich, antwortete nicht. Julian seufzte. Wie schwer würde es noch werden?

»Du weißt, dass es aufhören muss.«

»Sag das nicht!«, widersprach sie, plötzlich gereizt.

»Was?«, fragte er irritiert. »Du weißt doch, dass die Situation ausweglos ist.«

Sie murmelte etwas.

»Was?«, fragte er wieder.

»Töte mich«, sagte sie, jetzt mit klarer Stimme. »Töte mich, wenn du mich nicht liebst. Rette mich oder töte mich.«

Julian konnte nichts erwidern.

Das Mädchen weinte. Julian stand auf und ging auf sie zu. Sie wich zurück, sammelte ihre Sachen ein, ging in den Flur. Julian folgte ihr. Weil er nichts zu sagen wusste, versuchte er noch einmal, sie zu berühren. Sie stieß seine Hand weg.

»Lass mich«, sagte sie und zog ihre Jacke an.

»Wo willst du hin?«

»Das geht dich nichts an. Was geht dich überhaupt noch irgendwas an?!«

»Marie.«

»Nein!«, brüllte sie. »Du hast nicht das Recht, meinen Namen zu sagen, kein Recht! Du hast überhaupt kein Recht, überhaupt noch irgendwas zu sagen!«

»Mein Schatz.«

Jetzt weinte sie so sehr, dass man kein Wort mehr verstand. Sie nahm ihre Tasche und wischte sich die Tränen mit dem Handrücken ab. Sie öffnete die Tür und machte sie hinter sich wieder zu. Julian versuchte nicht, sie aufzuhalten. Er sank auf den Stuhl neben der Tür, saß dort einen langen Augenblick, lauschte der Stille. Eine Viertelstunde, eine halbe.

Rette mich oder töte mich, liebe mich oder töte mich. Das hatte sie gesagt.

Er dachte über ihre Worte nach.

Er wurde unruhig.

Rette mich oder töte mich. Töte mich.

Die Unruhe wuchs.

Er stand auf, zog seine Jacke an.

Anni Schuld sind die Pferde. Die Pferde locken sie in den Wald und an das Flussufer. Oder *ein* Pferd. Anni ist sich nicht mal sicher, ob es das Pferd überhaupt gibt. Vielleicht ist es ein Phantasiepferd. Aber sie will an das Pferd glauben. Sie hat seine Spuren auf dem Waldweg gesehen, große Hufspuren, die zwischendurch verschwinden, als würde das Pferd manchmal hochfliegen, so wie die Pferde im Märchen, die mit Flügeln.

Anni spaziert ein bisschen durch den Wald mit ihrem Königinnenumhang; sie ist eine ungerecht behandelte Königin. Keiner versteht sie. Keiner weiß, dass sie überhaupt eine Königin ist. Aber bald werden es alle wissen, und es wird ein Fest für die Königin geben, das schönste Fest, das es je gab. Anni hüpft den Waldweg entlang. Hüpfen Königinnen? Nein, das tun sie bestimmt nicht. Königinnen gehen, denkt Anni und verlangsamt ihr Tempo. Ihr

Königinnenumhang schleift auf dem Boden. Da kommt Anni die Idee. Vielleicht sieht sie hier im Wald tatsächlich ein Pferd. Das Pferd kann hinter jedem der Bäume stehen, mit gespitzten Ohren zu Anni sehen, vor ihr auf den Weg treten und dann im Galopp lospreschen. Aber vielleicht sieht sie das Pferd doch nicht. Trotzdem kann sie sich *vorstellen*, dass sie es sieht. Da ist es, hinter dem Stein. Ja, beschließt Anni. Sie sieht das Pferd und erzählt Sanna davon. Sanna hat noch nie ein Pferd frei herumlaufen sehen, bestimmt nicht.

Als Anni zurück in den Garten kommt, schaukelt Sanna. Anni geht zu ihr. Sie denkt kurz über das Lügen nach, und den Unterschied zwischen Schummeln und Die-Wahrheit-Sagen. Brave Mädchen lügen natürlich nicht. Wenn man kurz nachdenkt, dann könnte es sein, dass die Geschichte mit dem Pferd eine Lüge ist. Andererseits ist sie keine *große* Lüge. Denn man *kann* im Wald Pferde sehen.

Und dann beschließt Anni es: Sie hat das Pferd gesehen. Denn eigentlich ist es gar kein großer Unterschied, ob das Pferd echt ist oder Phantasie.

»Ich habe ein Pferd gesehen«, sagt Anni zu Sanna, die weiterschaukelt und sich nicht zu ihr umdreht. »Frei, im Wald«, fügt Anni hinzu, weil Sanna nicht erstaunt genug ist.

Jetzt dreht Sanna sich zu ihr um, neugierig, überrascht, genau so, wie Anni es sich gewünscht hat.

Doch Sanna sagt: »Glaube ich nicht.«

»Stimmt aber«, sagt Anni, und so langsam glaubt sie es selbst.

»Ich glaub dir trotzdem nicht«, sagt Sanna stur.

Anni bleibt genauso stur. »Glaubst du es, wenn du es siehst?«

Sanna nickt.

Anni überlegt kurz. In den Wald darf man im Frühling nicht gehen. Wegen dem Fluss. Aber sie können ja die ganze Zeit auf dem Weg bleiben.

»Dann gehen wir.«

Der Wald ist voller Licht. Die Sonne tanzt auf den Tannenzweigen, und auf dem Weg ist der Schnee schon ganz geschmolzen. Anni geht mit dem schleifenden Königinnenumhang voraus, Sanna schlurft hinterher. Sanna quengelt. Sie glaubt Annis Geschichte noch immer nicht und will nach Hause.

»Gleich siehst du das Pferd! Es ist bestimmt nur kurz vom Weg zwischen die Bäume gelaufen«, sagt Anni voller Hoffnung und geht weiter. »Vielleicht ist es zum Fluss gegangen und frisst Gras.«

»Zum Fluss dürfen wir nicht gehen.«

Heute ist Anni stärker als Sanna. Sonst bestimmt Sanna immer, was sie spielen und wer welche Rolle haben darf. Doch heute hat Anni die Idee mit dem Pferd gehabt, und heute bestimmt sie.

»Wir gehen auch gar nicht bis *ganz* zum Fluss. Wir gehen nur *näher*, das ist was anderes«, erklärt Anni.

»Ich weiß nicht«, meint Sanna zweifelnd. »Der Fluss ist gefährlich.«

»Der ist nicht gefährlich. Der ist spannend.«

Das Pferd ist auch am Fluss nicht zu sehen. Im Gras sind ein paar Hufspuren – jedenfalls kommt es Anni so vor, als könnten die Abdrücke von Hufen sein.

Die Eisschollen knacken laut. Der Fluss gluckert, und der kalte Frühlingswind pustet in Annis Königinnenumhang. Anni möchte noch näher ans Wasser, die Eisschmelze beobachten. Plötzlich ist es ganz wichtig, mutiger zu sein als Sanna. Auch sie hat ein bisschen Angst vor dem Fluss, aber nicht doll. Dass sie das Pferd sehen werden, glaubt sie zwar nicht mehr, aber sie kann die Geschichte jetzt nicht einfach aufgeben. Außerdem lockt das Pferd Sanna vielleicht näher ans Ufer, und da kann man besser sehen, wie die Eisschollen aneinanderkrachen.

»Oho!«, ruft Anni. »Hast du gesehen? Da hinten ist es! Ein großes Pferd!«

»Wo?«, fragt Sanna und reißt die Augen auf.

»Da hinten! Es ist in die Büsche verschwunden.«

»Ich hab aber noch nicht mal den Schwanz gesehen!«, meckert Sanna. »Zeig mir, wo ist es denn?«

Anni rennt voran. Sanna folgt ihr.

Sie gehen zu den Ufersteinen. Anni weiß, dass sie hier nicht sein dürften. Die Steine sind gefährlich. Manche sind glitschig. Aber jetzt ist sie mutiger als Sanna, dieses eine Mal wenigstens. Sie stehen auf einem großen Stein und schauen in die weiße Gischt.

»Ich sehe immer noch kein Pferd«, sagt Sanna ungeduldig. »Wo hast du es denn gesehen?«

»Na, da hinten«, sagt Anni und zeigt auf die Flussbiegung. »Da war es. Wirklich. Vielleicht ist es so schnell, dass es gerade hinter der Biegung verschwunden ist.«

Sanna beugt sich ein Stück nach vorn. Auch Anni schaut zu der Biegung. Beide starren sie dorthin, beugen sich noch ein Stück nach vorn, noch ein winziges Stück.

Dann der Plumps.

Sanna fällt in den Fluss. Anni sieht gerade noch Sannas rosa Kapuze und den roten Bommel ihrer Mütze, schon ist Sanna tief unter Wasser.

Anni versucht zu schreien. Doch es kommt kein Schrei, nur ein winziger erstickter Laut. Sannas Mütze treibt in der Strömung, bleibt dann an einem Stein hängen. Sanna ist nirgends zu sehen. Der Fluss hat sie eingesogen.

Marie Der Märzwind am Flussufer ist eisig und verleiht allem klare Konturen. Es tost und braust. Die Sonne scheint so hell, als würde sie ihre Strahlen an diesem einen Tag verbrauchen wollen. Marie geht zwischen den nackten Birken hindurch ans Wasser. Der Fluss schäumt, die Eisschmelze ist im vollen Gang. An den Steg, dorthin geht Marie.

Sie schaut ins Wasser. Dabei fallen ihr die Schwimmwettkämpfe ein. Jetzt ist das Wasser tröstlich, überhaupt nicht beängstigend. Jetzt ist das Wasser das erhoffte Vergessen, die Befreiung.

Dies ist für ihr Leben von Anfang an real gewesen. Die Entscheidung ist leicht, beinahe spontan, genau so, wie sie es sich vorgestellt hat.

Marie schaut ins weite Gewölbe des Himmels. Wenn sie jetzt innehält und nachdenkt, überkommen sie womöglich Zweifel. Wenn sie jetzt die Birken am Flussufer ansieht, fällt ihr womöglich ein, dass es die Unausweichlichkeit gar nicht gibt. Marie betrachtet eine Birke. Bis die Amsel wieder singt, sind es nur noch wenige Wochen.

Wenn sie jetzt diese Birke betrachtet und nachdenkt, kommt es ihr ein wenig künstlich vor, dieses unglückliche Mädchen zu sein. Unglücklich, als gäbe es keine Amsel, die auf ihr Lied wartet. Unglücklich, als gäbe es keine Apfelblüte, die schon bald kommen wird.

Nein, denkt Marie. Der Folterknecht hat sie an diesen Punkt getrieben. Der Folterknecht, der sie geliebt hat und dann doch nicht mehr, der ihr Umrisslinien gezeichnet und sie hohl zurückgelassen hat. Er hat sie nicht getötet, nur entleert. Deshalb ist sie hier, denkt Marie und lässt ihr linkes Bein vom Steg hängen. Jetzt muss sie nur noch ein bisschen wanken, und das braucht nicht mal einen Entschluss. Bloß eine kleine unachtsame Bewegung, und ihr Schicksal hat sich erfüllt. Marie atmet leise und wartet auf das Wanken. Sie wagt keine Bewegung. Wenn da kein Wanken kommt, ist es dann ein Zeichen? Wenn kein Wanken kommt, dann muss sie die Augen schließen und sich vorbeugen, fallen. Marie wartet noch kurz.

Es kommt kein Vorbeugen.

Stattdessen hört Marie ein Plumpsen.

Eine Sekunde lang sieht sie noch das kleine Mädchen, eine rosa Kapuze und eine rote Mütze, ehe es im Strom verschwindet. Auf einem Stein stromaufwärts steht ein zweites Mädchen. Das Mädchen ist Julians Tochter. Sie schaut zu Marie, vollkommen erstarrt. Um ihre Schultern hängt Maries Jacke, sie reicht ihr bis zu den Füßen.

Marie holt ihr Handy aus dem Rucksack und wählt den Notruf.

Anni Dann sieht Anni das große Mädchen. Sie ist auf dem Steg. Sie schaut zu ihr. Jetzt holt sie ihr Handy aus dem Rucksack und telefoniert. Dann winkt sie Anni zu. Sie kommt vom Steg runter und läuft zu ihr. Da sieht Anni, dass es das Mädchen ist, das sie zusammen mit Papa gesehen hat. Die mit den schönen Augen. Die, von der sie niemandem erzählen darf.

»Ich habe Hilfe gerufen, jetzt hole ich den Rettungsring von da drüben und gehe wieder auf den Steg, vielleicht sehe ich deine Freundin ja. Du läufst schnell zum nächsten Haus und bittest um Hilfe. Sag, dass der Rettungswagen schon unterwegs ist. Schaffst du das?«

Anni nickt.

Sie läuft auf die Häuser hinter dem Wald zu. Der Königinnenumhang schleift auf der Erde, beinahe fällt sie hin, und die Gräserbüschel sind größer als sie, doch Anni rennt schneller als je zuvor. Sie würde zwar gerne stehen bleiben und weinen, aber sie weiß, dass keine Tränen kommen würden, denn in ihrem Kopf dröhnt eine Riesenangst.

Anni hat die halbe Strecke geschafft. Auf der Mitte der Wiese kommt Papa ihr entgegen. Papa sieht erschrocken aus, fremd.

Anni will sprechen, doch plötzlich hat sie kein einziges Wort mehr.

Es kommen nur noch dicke Tränen.

Julian Julian rannte durch den Wald und betete, dass er noch rechtzeitig kam. Zweige schlugen ihm ins Gesicht. *Töte mich.* Er wusste, was sie vorhatte, er ahnte, dass sie es am Fluss tun wollte. *Töte mich. Rette mich.*

Die Wiese, dahinter der Fluss. Julian hetzte durch die trockenen Gräser, unter seinen Füßen knickten die Halme um. Er kam bis halb über die Wiese.

In der Mitte stolperte ihm Anni entgegen.

Julian stoppte, starrte seine Tochter an.

Anni schnappte nach Luft, brach in Tränen aus.

Sie trug die Jacke des Mädchens.

»Hilfe!«, sagte Anni.

Die Jacke schleifte über den Boden, der Saum war schlammverschmutzt.

»Hilfe, Papa, du musst helfen!«, rief Anni.

Er sah seine Tochter an, konnte den Blick nicht von ihr lösen. *Hilfe*, sagte sie. Er stand da und ließ das schmerzhaft klare Bild in sein Bewusstsein dringen. Eine Sekunde verging, vielleicht nur eine halbe, ein vorüberziehender Moment, in dem die Dinge ihre wahre Bedeutung erlangten.

»Was hast du, was ist los?«, fragte Julian.

Vor Tränen konnte Anni kaum sprechen.

»Sanna ist in den Fluss gefallen. Ins Wasser«, bekam sie schließlich raus.

Julian schnappte sich seine Tochter und rannte weiter, auf den Fluss zu.

Am Ufer sah er das Mädchen. Sie kniete am Boden. Zuerst schien es, als würde sie beten, sie beugte sich vor und hob immer wieder den Kopf. Julian trat näher heran und sah es nun besser: Sie machte Mund-zu-Mund-Beatmung. Vor ihr, auf dem Boden, lag Sanna.

Marie Das Mädchen, das ins Wasser gefallen ist, taucht in der Flusskurve wieder auf. Die Schnüre der Kapuze haben sich in ihren Haaren verheddert. Die langen Strähnen wogen im Wasser wie bei einer Meerjungfrau. Marie beugt sich über die glitschigen Steine, schafft es, den Rettungsring über den Kopf des Mädchens zu werfen, zieht sie ans Ufer. Man sieht es sofort: Sie ist lange im Wasser gewesen, vielleicht zu lang.

Im Erste-Hilfe-Kurs hat Marie Wiederbelebungsmaßnahmen gelernt. Sie überprüft, dass das Mädchen nichts im Hals stecken hat, dreht den Körper in die richtige Position und fängt an.

Sie weiß nicht, wie lange sie das tut: Sie drückt die Brust des Mädchens und pustet ihr Luft in den Mund. Das Mädchen atmet nicht. Erst als der Rettungswagen ans Ufer kommt, hört Marie auf. Da sieht sie Julian. Julian hält seine Tochter im Arm.

Er sagt etwas zu ihr. Sie hört erst nicht, was.

»Danke«, sagt er zu ihr. »Ich bin zu spät gekommen«, sagt er zu den Rettungsleuten. »Das Mädchen hat versucht sie wiederzubeleben, ich konnte nichts tun.«

Danke. Das sagt er, Julian, ihr Folterknecht, der Retter, der sie nicht rettet.

Der Wagen fährt ab, lässt große Reifenspuren im Schlamm zurück. Die Weiden am Uferweg werden von dem breiten Fahrzeug zerdrückt. In ein paar Wochen gibt es vielleicht schon Weidenkätzchen.

Julian sagt etwas. Wieder hört Marie es nicht. Ihr kommt der pragmatische, wie von einem außenstehenden Beobachter eingepflanzte Gedanke: Unter Schock funktionieren die Sinneswahrnehmungen nicht richtig, das Gehör wird schlechter, ebenso das Sehvermögen, die Auffassungsgabe ist gestört. Unter Schock sieht man bloß noch die Weiden, die Reifenspuren, die Abdrücke der Gummistiefel im Schlamm. Alles Sprechen wird bedeutungslos. Julian scheint auf ihre Hände zu blicken, sagt wieder etwas. Marie sieht an sich herab. Ihre Hände sind dreckig. Auf beiden Handrücken klaffen Wunden von den scharfkantigen Ufersteinen. Marie verbirgt ihre Hände hinter dem Rücken. Julian wiederholt seine Worte.

»Wir fahren ins Krankenhaus, mit dem Auto. Kommst du mit?«

Marie nickt. Klar. Klar kommt sie mit.

Im Auto sagt niemand einen Ton. Marie und das kleine Mädchen, Anni, sitzen hinten. Julian sieht elend aus, er hält das Lenkrad fest umklammert. Marie schaut ihn im Rückspiegel an. Einen winzigen Moment schaut er zurück, dann weg.

Er fährt zu einer Tankstelle. Zuerst nimmt Marie an, dass er tanken will. Julian parkt das Auto und steigt aus. Anni schaut kurz zu Marie. In ihrem Blick liegt Sorge. Julian geht in den Laden, kommt wieder raus, reißt eine Zigarettenschachtel auf, zündet mit einem Streichholz ungeschickt eine Zigarette an. Marie hat nicht gewusst, dass er raucht. Sie hat ihn vorher nie rauchen sehen.

Julian lehnt sich ans Auto und inhaliert tief. Anni macht ihre Tür auf und springt raus; Marie sieht, wie die Felljacke auf dem Boden schleift, als Anni um das Auto herum zu Julian geht. Anni sagt etwas. Julian antwortet ihr, streicht ihr mit einer mechanischen, verlangsamten Bewegung über den Kopf.

Anni steigt wieder ins Auto. Julian steht noch einen Moment draußen, drückt die Zigarette aus, reibt sich das Gesicht. Ihm scheint übel zu sein. Marie betrachtet ihre blutigen Hände. An der rechten führt eine tiefe Wunde vom kleinen Finger bis zum Handgelenk hoch. Auch links ist sie verletzt. Marie schämt sich für die Wunden: als würden sie Aufmerksamkeit einfordern, als würde sie selbst einfordern, dass man ihrer Not Aufmerksamkeit schenkt. Marie ballt ihre rechte Hand zur Faust. Vielleicht blutet sie weniger, wenn sie eine Faust macht.

Julian steigt wieder ein, startet den Motor.

»Entschuldigung«, sagt er und fährt weiter Richtung Autobahnkreuz.

Entschuldigung, sagt Julian, ihr Folterknecht. Entschuldigung. Vielleicht bittet er um Entschuldigung wegen der Pause an der Tankstelle, die die Fahrt verzögert hat, vielleicht wegen was anderem, Marie weiß es nicht. Anni sieht ihren Vater an, sieht ihn die ganze Zeit an, während sie zwischen den anderen Autos auf der Autobahn fahren. Als könnte sie Julian mit ihrem Blick aufrecht halten.

Auf dem Krankenhausparkplatz greift der Wind in Maries Haare. Julian nimmt die Hand seiner Tochter, sie gehen voran. Marie bleibt ein Stück hinter ihnen. Wieder ist sie der Eindringling. Am Empfang fragt Julian, wohin das kleine Mädchen vom Fluss gebracht wurde. Sie werden zu einem Warteraum am Ende des Flures geführt. Die Empfangsfrau mustert kurz Marie, dann Anni, sagt zu Julian, dass die Eltern des Mädchens schon unterwegs sind. Julian nickt schweigend, setzt sich auf einen ausgeblichenen Stuhl. Anni setzt sich neben Julian. Marie hält Abstand, setzt sich neben einen alten Mann auf die andere Seite des Wartebereichs.

Die Empfangsfrau sieht wieder zu Marie, sagt etwas zu einer Krankenschwester, die daraufhin zu ihr kommt.

»Du brauchst sicher einen Verband«, sagt sie freundlich.

Marie schaut auf ihre Hände. Blut tröpfelt langsam auf den dunkelblauen Linoleumboden. Marie schämt sich.

»Entschuldigung. Ich kann das gleich wegwischen.«

»Komm lieber mit, mal sehen, ob du genäht werden musst.«

Im Arztzimmer hinter der Schwingtür führt die Krankenschwester sie zu einem Stuhl, gibt ihr ein Glas Wasser zu trinken und säubert ihre Wunden mit einem stechend riechenden Mittel. Der Geruch steigt Marie in die Nase und tiefer in den Kopf hinein, beißt ihr in die Augen, bis Marie zu weinen anfängt.

Eine Träne tropft auf das schützende Krepppapier auf ihren Knien, fällt knapp am Daumen der Schwester vorbei. Sie sieht Marie in die Augen.

»Wein ruhig, du darfst ruhig weinen, wenn es sich danach anfühlt«, sagt sie.

Sie riecht nach *Miracle*. Der Duft ist tröstlich, Marie hat das Parfüm zur Konfirmation bekommen. Um den Hals trägt die Schwester ein kleines silbernes Medaillon. Marie würde es gern in die Hand nehmen, seine kühle Glätte auf dem Handballen spüren. Sie schaut der Krankenschwester in den Ausschnitt. Ein schwarzer Spitzen-BH verhüllt perfekte Brüste, die sich leicht heben und senken, während Maries Wunde gesäubert wird. Marie kommt ein aberwitziger Gedanke: Diese Brüste hat es die ganze Zeit gegeben, die ganze Zeit, nur hat Marie nichts von ihnen gewusst. Beinahe wäre es so gekommen, dass sie sie nicht mehr gesehen hätte.

Hier verläuft die Grenze: beinahe. Beinahe wäre es so gekommen, dass sie sie nicht mehr gesehen hätte.

Aber hier sitzt sie, betrachtet die mutmachende Wölbung ihr vollkommen fremder Brüste, während der scharfe Geruch des Desinfektionsmittels ihr in der Nase pikst. Hier sitzt sie jetzt, diesen kurzen Moment, und danach wird sie aufstehen und gehen. Die Krankenschwester wird ebenfalls nach Hause gehen, ihren Liebsten begrüßen, der sie auf den Hals küsst, mit den Lippen das kühle Medaillon berührt, im blassen Abendlicht des Frühlings den BH öffnet und sein Gesicht zwischen ihre Brüste legt, zwischen Brüste, die real sind, realer als alles andere.

Die Schwester klebt weiße Pflaster auf ihre Wunden, wickelt ihr zum Schutz Mullbinden um die Hände.

»Wie alt bist du?«

»Sechzehn, oder fast siebzehn. Im Sommer.«

Die Schwester lächelt.

»Das ist ein gutes Alter. Bald ist Sommer, und du wirst siebzehn. Das ist gut. Was hast du denn im Sommer vor?«

»Ich weiß noch nicht.«

»Irgendein Ferienjob?«

»Vielleicht.«

»Und was?«

»Vielleicht Eis verkaufen, mit meiner Freundin.«

»Das klingt nach einem guten Plan«, sagt die Schwester lächelnd. »Man kann so viel Eis essen, wie man will.«

Sie blickt auf Maries Unterarme. Marie kapiert, was sie

da entdeckt. Marie versucht, ihre Ärmel runterzuziehen, um die Narben zu verbergen.

»Und was ist mit denen?«, fragt die Schwester. »Müsste man für die nicht auch was tun?«

»Das ist nicht weiter schlimm.«

»Ach, wirklich nicht?« Die Schwester sieht Marie auffordernd an.

»Nein.«

Marie hebt ihre Hände; Hände, deren neue weiße Verbände leuchten.

»Das sind die einzigen Wunden, die ich habe. Die einzigen echten.«

Die Schwester schaut sie an.

»In Ordnung«, sagt sie schließlich. »Es sind die einzigen.«

Durch das Fenster der Schwingtür sieht Marie die Mutter des kleinen Mädchens eintreffen. Sie muss es sein. Marie sieht, wie Julian etwas zu ihr sagt; in Zeitlupe, und ohne Ton – irgendwie gibt es keinen Ton zu diesem Film. Wie eine Puppe fällt die Mutter zu Boden. Auch ihr Gesicht ist wie das einer Puppe, erstarrt, maskenhaft, unvermögend. Der Schrei kommt mit Verzögerung. Wie bei einem Kind, das sich weh tut und dies nicht sofort begreift, ein Kind, das einen Moment im Zentrum des Schmerzes verweilt, verdutzt über die plötzliche Attacke und die Deutlichkeit des Schmerzgefühls. Auch der Schrei ist wie der eines Kindes. Wie der eines Kindes, das auf dem Trampelpfad zur Sauna in einen Nagel tritt. Eine Welle, ein ansteigendes und dann wieder verebbendes Weinen. Der Vater des kleinen Mädchens hält die Mutter fest, sitzt auf dem Boden und hält sie fest. Julian steht daneben. Zum ersten Mal sieht Marie ihn, sieht sie ihn wirklich. An ihm ist nichts als pure Entblößtheit.

Die Krankenschwester geht auf den Flur und fragt, ob die Mutter Hilfe braucht.

Die Tür schwingt vor, zurück. Vor, zurück. Marie sieht Julian. Räuber und Retter, ihr Folterknecht. Die Tür verdeckt ihn für einen Moment, kaum eine Sekunde, schwingt dann wieder zurück. Marie sieht Julian. Entblößt, nur entblößt.

Die Schwester kommt ins Zimmer zurück.

»Das kleine Mädchen, ich glaube, es heißt Sanna – ist es tot?«, fragt Marie.

»Nein«, antwortet die Schwester.

»Ist es außer Lebensgefahr?«

»Das ist noch nicht sicher.«

Marie blickt auf ihre Hände, die weißen Verbände, die ihre Wunden bedecken.

»Kann ich jetzt nach Hause gehen?«

»Ja, du kannst nach Hause gehen.«

Marie steht auf, geht durch den langen Flur, auf die Tür zu. Mit jedem Schritt verwandelt sich das, was hinter ihr liegt, mehr und mehr in ein Bild, erstarrt: der Fluss, sie im Fluss, im Strom taumelnd, im Schoß des Wassers mit wallenden Haaren, die sich an Zweigen und Steinen verfangen. Nicht mehr als ein Bild, das man leicht hinter sich lassen kann, ebenso leicht, wie man es sich auserwählen kann: ohne Beschluss, fast wie ein Zufall. Mit jedem Schritt entfernen sich zwei Bilder voneinander: sie im Fluss und sie hier. Auf dem Flur sieht Julian sie an. Marie wendet sich ab, macht die Tür auf und tritt hinaus. Julian sieht sie an. Zwischen ihnen liegt eine ganze Welt. Die Distanz wächst mit jeder Sekunde. Julian lässt sie gehen.

Entblößt, nur entblößt, denkt Marie, ehe sie auf die Straße tritt.

Anni In der Flussbiegung ist Sanna aufgetaucht. Anni hat ihre Haare gesehen, die wie bei einer Meerjungfrau im Wasser trieben. Sie hat den Schlamm in den Haarsträhnen gesehen. Sanna war ganz still.

Jetzt pustet das schöne Mädchen wieder Leben in Sanna, sie pustet ganz doll. Eben war das Mädchen noch mit Papa im Wohnzimmer. Anni hat sie gesehen und auch ihre Stimme gehört, sie hat ganz tief geatmet mit Papa, ihre Stimme hatte einen komischen Klang.

Erwachsenensachen.

Jetzt atmet sie tief in Sannas Mund, und Anni denkt, dass der Klang schon wieder komisch ist, fremd und beängstigend, aber anders als vorhin.

Erwachsenensachen.

Eben noch mit Papa zusammen, jetzt hier, über Sanna gebeugt, über Sanna, die nicht atmet. Sanna eben noch auf dem Waldweg, auf den Ufersteinen, dann im Fluss, im Wasser, bis sie nicht mehr atmete. Und jetzt ganz still.

Die Rettungsmänner, Sanna wird in den großen Wagen gebracht. Papa hält Anni auf dem Arm, sie muss nicht selber gehen. Sie steigen in Papas Auto, das Mädchen kommt auch mit. Papa fährt los.

Aber an der Tankstelle hält er und geht rein, kommt

wieder raus und macht eine Zigarette an. Papa raucht nie. Mama raucht manchmal, wenn Gäste da sind. Aber Papa nie. Anni steigt aus dem Auto und läuft zu Papa.

»Warum rauchst du?«

»Vielleicht geht es mir danach ein bisschen besser.«

»Geht es dir schlecht?«

»Ja.«

»So, wie wenn man die Kotzkrankheit hat?«

»Nein. Oder vielleicht doch.«

Papa streicht Anni über den Kopf. Anni hat Angst. Papa raucht nie.

Im Krankenhaus müssen sie auf dem Flur warten. Sanna ist irgendwo drinnen, man kann Sanna jetzt nicht besuchen. Anni möchte Papa fragen. Stirbt Sanna, stirbt sie? Anni möchte das Papa fragen, aber sie traut sich nicht. Vielleicht stirbt Sanna dann bloß, weil Anni gefragt hat.

Sannas Mutter kommt. Erst nur ihre Mutter, sie rennt durch den Flur. Dann kommt Sannas Vater, der nicht läuft, er geht langsam hinter Sannas Mutter her. Die Mutter hört, dass Sanna in den Fluss gefallen ist und nicht mehr atmet. Sannas Mutter stürzt auf den Boden, schlaff wie eine Puppe. Anni weiß schon jetzt, dass sie dieses Bild nie vergessen wird, dass es ihre nächsten Lebensjahre schwer machen wird, undurchdringlich, wahr: Sannas Mutter auf dem Boden, die Arme kraftlos abstehend wie bei einer Puppe.

Papa geht raus und raucht wieder. Anni läuft hinter ihm her. Draußen ist es nass. Unter ihren Gummistiefeln knirscht der Sand; es liegt auch noch ein bisschen Eis. Anni stochert mit dem Hacken in der nassen, kalten Erde. Vielleicht kann sie einen Damm graben. Nein, keinen

Damm, sondern einen Bach, damit das Schmelzwasser abfließen und der Frühling schneller kommen kann. Papa nimmt Annis Hand.

Anni will ihn fragen. Sie beschließt, es auf andere Art zu tun. Damit nichts Böses passiert, obwohl sie fragt.

»Bleibt Sanna hier?«

»Ja.«

»Wir auch?«

»Ein bisschen können wir noch hierbleiben.«

»Bleibt Sanna über Nacht?«

»Ja.«

»Wir auch?«

»Nein, wir fahren nach Hause.«

Drinnen liegt Sannas Mutter auf einer Bank. Auch das macht Anni Angst. Auf Bänken soll man sitzen, nicht liegen. Eine Ärztin fragt Sannas Mutter, ob sie einen Wunsch hat. Sie antwortet hilflos: »Eine Cola für mich. Nur eine Cola, bitte.«

Anni denkt, dass es nicht richtig ist, wenn eine Mutter sich nichts wünscht außer einer Cola.

Aus der Nase von Sannas Vater trieft Rotz. Vielleicht weinen Männer so, denkt Anni, durch die Nase.

Anni hüpft auf den Fußbodenplatten. Blaue und dunkelgrüne. Sie muss auf den blauen bleiben, die grünen darf sie nicht betreten.

Marie Zu Hause sitzt ihre Mutter auf dem Sofa, so wie immer unter der Woche. Marie zieht sich im Flur Schuhe und Jacke aus. Sie sieht ihre Hände an. Ihre Mutter veranstaltet bestimmt ein Riesentheater, wenn sie die Verbände sieht, verlangt Erklärungen. Allein der Gedanke macht Marie müde. Sie vergräbt ihre Hände im Pulli, so dass man sie nicht sieht. Marie geht bis zur Wohnzimmertür. Ihre Mutter schweigt; die Sorge hat sich in ihrer Kehle festgesetzt, hält die Wörter umklammert.

Zwei Wochen lang hat Marie nichts zu ihrer Mutter gesagt. Auch ihre Mutter hat nichts gesagt, hat nichts von Julian gesagt. Marie hat gewartet. Irgendwann musste es doch passieren, an einem der nächsten Tage. Ihre Mutter würde es erzählen, dem Direktor, allen.

Hier ist sie: die Distanz zwischen ihnen.

Ihre Mutter fängt an. Das, was sie sagt, überrascht Marie: »Ich habe nicht vor, das mit Julian zu melden. Ich werde nichts sagen.«

Erst ist Marie stumm, stumm vor Überraschung.

»Warum?«, fragt sie dann.

Die Antwort ihrer Mutter ist einfach. In ihr liegt keine Spur von Unterwerfung oder Entwürdigung. Es ist eine bloße Antwort.

»Weil du mich gebeten hast.«

Marie setzt sich neben ihre Mutter. Sie sitzt neben ihr, ohne Berührung, ohne Worte. Eine Sekunde, zwei.

Ihre Mutter sagt nichts, nimmt sie nur in die Arme.

Marie erinnert sich, wie sie als Zwölfjährige davon aufgewacht ist, dass sie am ganzen Körper zitterte. Sie hatte Angst vor irgendetwas. Sie weckte ihre Mutter. Ihre Mutter sagte, dass es keinen Grund zur Angst gäbe, nahm sie auf den Schoß, zwischen die Beine, so dass es schon ein wenig peinlich war. Marie erinnert sich, wie sie sich dafür schämte, dass sie als Zwölfjährige solche Angst hatte und wie ein kleines Kind bei ihrer Mutter auf dem Schoß saß. Aber ihre Mutter sagte, dass auch Erwachsene manchmal große Angst hätten, dass man der Angst nie ganz entkommt. Marie erinnert sich an die Mattigkeit, die sie überkam, als das Zittern endlich nachließ und die Angst sich verzog.

Jetzt sitzt Marie wieder so auf dem Schoß ihrer Mutter. Ihre Mutter sieht die Verbände an ihren Händen, sieht sie sofort. Und Marie erzählt von dem Mädchen, das in den Fluss gefallen ist, und von dem anderen Mädchen, das durch den Wald und über die Wiese gerannt ist. Marie weint, lässt den Schock und das Zittern kommen. Jetzt kann sie weinen. Das Mädchen kommt vielleicht nicht durch, sagt Marie, vielleicht stirbt sie. Ihre Mutter sagt, dass alles getan ist, alles, was möglich war. Daran hält Marie sich fest: Sie hat getan, was sie konnte.

Marie erzählt nicht, wieso sie am Fluss war. Sie hält den Gedanken an den Fluss fest: Er hat sich in ein Bild verwandelt. Er gehört in eine ferne Welt, eine andere, das Bild ist beinah schon fremd. Der Fluss. Ist das kindisch, dumm? Der Fluss ist eine andere Welt als diese. Sie könnte sie jederzeit hervorholen. Aber heute tut sie das nicht, nicht jetzt.

Marie sagt ihrer Mutter auch von Julian nichts. Sie sagt ihr nichts von Julian.

An der Wand tickt die Uhr tröstlich ihre Sekunden. Marie könnte so einschlafen, es gibt keine Eile, nirgendwohin. Sie erinnert sich, wie sie als Kind mit ihrer Mutter am Steg gespielt hat. Ihre Mutter hatte einen Bikini an und nackte braune Beine. Aus einer Aufwallung heraus biss Marie ihr in den Schenkel, ob aus Liebe oder aus Wut, weiß sie nicht mehr. Ihre Mutter wurde sauer, packte Marie und hob sie in die Luft. Sie ließ sie über dem Wasser zappeln, einen Moment lang hatte Marie Angst, sie würde sie fallen lassen; ein kurzer panischer Blickwechsel. Aber ihre Mutter zog sie an sich, drückte sie fest, schimpfte nicht, sagte gar nichts, hielt sie nur ganz, ganz fest.

Anni Am Abend schaukelt Anni auf ihrem Hottehü-Pferd. Sie denkt an das Schneeschloss, das sie Neujahr mit Sanna gebaut hat. Erst letzte Woche hat sie noch mit ihr vor dem schmelzenden Schloss gespielt. Hineingehen durften sie nicht mehr, das hatte Papa verboten, weil das Dach einkrachen konnte. Immer noch stand das Schloss im Garten, schon halb weggeschmolzen, aber deutlich zu erkennen; Anni sah es aus dem Fenster.

Es kann sein, dass Sanna stirbt. Papa hat gesagt, dass es sein kann. Anni überlegt, was das bedeutet. Sanna. Stirbt. Vielleicht. Tote sind ganz still, bewegen sich nicht.

Anni hat zwei Bilder: das Mädchen im Wohnzimmer mit ihren tiefen Atemzügen. Und Sanna, die nicht mehr atmet, am Ufer, und wieder das Mädchen mit ihren tiefen Atemzügen, diesmal für Sanna, damit Sanna zum Leben erweckt wird. Diese zwei Bilder hat Anni. Eine klar gezeichnete Grenze verläuft zwischen ihnen beiden. Das hat Anni: die Grenze zwischen diesen Bildern.

Julian Julian stand an der Wohnzimmertür und blickte zu seiner Tochter. Anni tat, als würde sie spielen, saß erst auf dem Schaukelpferd, wiegte sich abwesend vor und zurück, setzte sich dann auf den Boden und zog einer Puppe ein Kleid an. Ada versuchte, sie mit einer Barbiepuppe zu locken. Anni merkte, dass er schaute, versuchte zu lächeln. Das Lächeln fror ein, erstarb.

Jannika stellte sich neben ihn. Sie war sofort von der Arbeit gekommen, hatte Ada abgeholt, mit ihr zu Hause gewartet, war ihnen an die Tür entgegengekommen, als sie aus dem Krankenhaus eintrafen. Sie hatte ihn auf die alte Art umarmt, noch an der Tür, gleich an der Tür, auf die Art, die Worte überflüssig macht.

Jetzt stand Jannika neben Julian, legte ihre Hand auf die sensible Stelle an seinem Rücken, auf das Kreuzbein, hielt sie dort, ließ sie dort ruhen.

Das Mädchen hatte das Krankenhaus verlassen, war durch den Flur gegangen, hatte die Tür hinter sich geschlossen. *Danke*. Das hätte Julian gern gesagt. *Entschuldigung*. Das wäre noch dringlicher gewesen. Er hatte es nicht gesagt. Oder vielleicht hatte er es irgendwann gesagt, hektisch, ohne Bedeutung, ohne Nachdruck. Das Mädchen war fort, war gegangen, war mit jedem Schritt fremder geworden, hatte ihn an der Tür ganz kurz angesehen, war dann durch die Tür gegangen. Julian hatte sie gehenlassen.

Ich bin die ganze Zeit da gewesen. Das hatte Jannika ihm versichert. Jannika war die ganze Zeit da gewesen, neben ihm, mit ihm. Jannika, die in einem Wutanfall Weingläser zerschmiss. Jannika, die sich manchmal so weit entfernte, dass sie in einer anderen Realität war, aus der sie aber immer wieder zurückkehrte, hitziger, wahrhaftiger, ganz sie selbst, heil und unbestreitbar. Jannika, die ihm zwei Töchter geboren hatte, die ihre Töchter zu Bett brachte und ihnen Märchen vorlas, bis sie eingeschlafen waren. Jannika, die im Nacken ein Muttermal hatte, das so groß war wie seine Daumenkuppe, deren Körper er kannte wie einen Heimweg, den geraden Pfad ihrer Wirbelsäule, die herzförmige Vertiefung am unteren Rücken, da, wo die Pobacken begannen.

Das ist mein Leben, dachte Julian. Das alles ist wahr. Es gibt nur dieses Leben und nichts dahinter. Was passiert mit der Wirklichkeit, wenn man bereit ist, sich das klarzumachen? Wird sie enger, flacher? Es gibt nur diese Wirklichkeit, in der Dank und Entschuldigung unausgesprochen bleiben oder vielleicht doch ausgesprochen werden, aber aus falschen Gründen.

Julian hat dies: seine beiden Töchter und seine Frau.

Anni auf der Wiese. *Hilfe,* hatte sie gesagt. Und seine Frau, hier, neben ihm.

Gleich gingen die Mädchen zu Bett. Er würde später noch wach liegen neben Jannika. Der lastende Moment vor dem Einschlafen, schwer, einsam. Jeden Abend derselbe harte Moment. Wach liegen, auf den Schlaf warten neben der eigenen Frau. Er könnte es so machen. So könnte er es ewig weitergehen lassen, er brauchte es nie zu erzählen, er käme glimpflich davon. Die Mutter des Mädchens hatte es niemandem gemeldet. Eine Woche war vergangen, eine zweite. So einfach könnte er es hinter sich lassen, mühelos, genau so, wie es begonnen hatte; als Spiel.

Wenn er wollte, könnte er es so machen.

Aber er wollte nicht. Er wusste es bereits, als er nach Hause kam, als Jannika ihm an der Tür entgegenkam.

Jannika setzte sich zu den Mädchen auf den Boden, schnappte sich die zweite Barbiepuppe und zog ihr ein Kleid an. Von der Wohnzimmertür aus sah Julian zu, wie seine Frau und seine Töchter im blassen Abendlicht des beginnenden Frühlings auf dem Fußboden spielten, so, wie Mütter und Töchter eben miteinander spielen, in wortlosem Einverständnis und liebevoller Andächtigkeit.

Julian stand noch einen Moment da. Im Fenster spielte das Licht. Ein leichtes Licht, in dem schon das Versprechen des Sommers lag. Julian prägte sich das Licht ein, und den Vogel im Baum vor dem Fenster.

Er ging zu Jannika. Streckte seine Hand aus, so dass sie sich hochziehen konnte, wenn sie aufstand. Sie griff nach seiner Hand, sah ihm in die Augen. Solch ein Vertrauen, mit Worten nicht zu fassen. Es überraschte Julian immer wieder, welch großes Vertrauen zwischen ihnen war, unbegreiflich, lebensgroß.

»Komm«, sagte Julian. »Ich möchte dir etwas sagen.«

Anja Anja ging noch einmal zu Johannes. Es war das letzte Mal, das wussten sie. Es war ein Abend im Mai, Meerwind, die Möwen kreischten, und die noch kühle Luft kündete bereits vom Sommer. Es war das letzte Mal.

Sie schwiegen beide, oder jedenfalls sagten sie nichts Wesentliches. Es gab diese Momente, die zu viel an Bedeutung trugen, zu gewichtig waren für Worte, Momente, in denen man besser über das Wetter sprach, darüber, wie das Licht mit jedem Tag satter wurde, wie die Nachmittage sich immer länger in die Arme des Abends hineinstreckten, dass die Möwen schon da waren und die Birken austrieben.

Sie wussten es beide, auch ohne Worte.

Johannes bereitete Essen zu – briet Fisch und presste eine Zitrone über der Pfanne aus, mahlte Pfeffer und streute noch Salz darauf. Anja saß auf der Terrasse und schaute der Mahlzeit beim Fertigwerden zu. Auf dem Herd köchelten träge die Kartoffeln; Johannes schnitt Frühlingszwiebeln als Dreingabe. In der Ferne flog eine Möwe einen ruhigen Bogen am kühlblauen Himmel.

Es war ihnen zu einem gemütlichen, wärmenden Ritual geworden: Johannes kochte, Anja sah zu, zerkleinerte die Zutaten für einen Salat, öffnete den Wein. Aber vor allem sah sie zu. Sie kamen ins Plaudern, Johannes erzählte von seiner Forschung und Anja von ihrer, sie tauschten sich über ihre Auslandsreisen und die Weltstädte aus, die sie beide gesehen hatten.

Nach dem Essen tranken sie den Wein aus, betrachteten das Abendlicht, das sich beharrlich in den Ecken hielt, und die Apfelbaumblüte im Garten, das Versprechen des Sommers.

Als es zu kühl wurde, um noch länger auf der Terrasse zu sitzen, gingen sie hinein. In wortloser Übereinkunft betraten sie das Schlafzimmer, zogen sich gegenseitig aus, langsam, als würden sie die Nacktheit des anderen freudig begrüßen.

Anja fand mit ihrer Zunge Johannes' sensible Stellen, umspannte mit ihren Lippen seinen härter werdenden Penis. Nach einer Weile stand Johannes auf, zog ihren BH aus. Das Rascheln der Tagesdecke war neben ihren Atemzügen das einzige Geräusch; sie fiel zu Boden, als Johannes Anja aufs Bett hob, sich hinkniete, Anja auf den Rücken legte, ihre Hüften in den richtigen Winkel brachte, besitzergreifend seine Hände auf ihren Bauch legte, ehe er in sie eindrang. Kurz der Gedanke: Woher wusste Johannes das? Genau diese Berührungen, genau die richtigen Stellen. Er massierte sanft ihren Bauch. Bin ich zu alt für so was?, fragte sich Anja noch, als sie schließlich alles losließ und den Höhepunkt erklomm.

Auf dem Gipfel war Wonne und Leere.

Etwas dem Verstand Unbegreifliches, etwas Unerreichbares ist Baustein des Menschen. Eine grundsätzliche Traurigkeit, in die man für Augenblicke hineinsehen kann, in überraschenden Augenblicken wie diesen – im Zentrum der Wonne.

Sie hatte mit ihrem Mann so viele Jahre gehabt, Sommer, und genau solche scheuen Auftakte wie jetzt. Sie sah ihren Mann als jungen Menschen, fast als Jungen. Sie erinnerte sich an ihren ersten Sex – wie viele Jahre war das her? Sie wusste es nicht, aber sie wusste, wie es sich angefühlt hatte. Sie waren in seine Wohnung gegangen, im Nebenzimmer hatte sein Mitbewohner geschlafen oder jedenfalls so getan, ihr Mann hatte sein Hemd ausgezogen und ihr seinen schmalen, jungenhaften Körper offenbart, an dem für sie jede einzelne Stelle perfekt war. Mit verblüffend klarem Verstand hatte sie gedacht: Diesen Mann werde ich heiraten, dieser Körper wird mir mit seinen Einzelheiten vertraut werden, auf diese Hügel und Täler, wie Landrücken hervorstehenden Knochen, baue ich mein Zuhause. Sie erinnerte sich an die unbändige

Freude, die in ihr brodelte, als ihr Mann zum ersten Mal in ihr ejakulierte, die grenzenlose Zärtlichkeit, die sie für diesen jungenhaften Mann empfand. Eine Zärtlichkeit, die Dankbarkeit und Trauer enthielt. Ein Gefühl, dass hier das ganze Leben lag, all die Jahre, die kommen würden.

Danach lagen sie nebeneinander, ließen ihren Atem zur Ruhe kommen.

Anja betrachtete das Muttermal auf Johannes' Brust. Wenn man von diesem Muttermal zwei gerade Linien zu den Enden seiner Schlüsselbeine zog, entstand ein perfektes gleichschenkliges Dreieck. Und wenn man von den Schlüsselbeinen zwei gerade Linien runter zum Brustbein zog, entstand ein spitzeres Dreieck. Der Körper des Menschen setzte hübsche geometrische Ideen um, bis in die kleinsten Einzelheiten.

»Wir waren so glücklich, mein Mann und ich«, flüsterte Anja.

»Ist das nicht genug?«, fragte Johannes.

Anja nickte.

»Es ist genug. Wir waren so viele Jahre so glücklich, dass man nicht wagen würde, um ein noch größeres Glück zu bitten.«

»Das reicht«, sagte Johannes.

»Das reicht«, wiederholte Anja.

Wahrscheinlich waren sie eingeschlafen, jedenfalls war schon Nacht, als Anja zu sich kam. Sie stand auf, zog sich an, kämmte sich. Johannes wurde ebenfalls munter, folgte ihr in den Flur.

»Das ist wohl ein Abschied«, sagte er.

»Ja«, gestand Anja, »das ist es.«

Johannes hielt sie noch eine Weile umarmt. Dann ließ er sie los, sie sagten einander ein kurzes Tschüs. Anja betrat das Treppenhaus und schloss die Wohnungstür hinter sich.

Am Apfelbaum vorbei spazierte sie in die kühle Nacht, drehte sich nicht mehr um.

Wir waren so viele Jahre so glücklich, dachte Anja. So glücklich, dass man nicht wagen würde, um ein noch größeres Glück zu bitten.

Das reicht.

* * *

Am Ende stellte sie es sich als Musik vor. Noch ein letztes Mal musste sie diesen Weg gehen. Es war Ende Mai, Buschwindröschen im Wald, der jungfräulich grüne Schleier im dunklen Geäst der Birken, abends das durchdringende Lied der Nachtigall. Genau solch ein Wald; sein bogenförmiges Zimmer betreten, sich auf dem Moos langmachen, sich vom Farn die Stirn streicheln lassen und die Augen schließen.

Doch Anja wusste, dass sie auf dem Weg bleiben würde, noch einmal diesen Weg gehen, die Tür öffnen und ihre eigenen Schritte auf dem Flur hören würde.

Sie stieg ein paar Stationen eher aus dem Bus, ging am Waldrand entlang. Eine sichere Ruhe und ein leiser Rhythmus, Streicher oder auch Klavier, das stille, fast friedliche Voranschreiten bis zum ersten dramatischen Höhepunkt. Andante, Ruhe, mittendrin Trauer, stumm, bedingungslos.

Auch jetzt, als das ganze Leben und sämtliche Bedeutung anwesend waren, betrachtete sie den Moment wie von außen, sah die Bäume, die große Krähe, deren Schatten über ihren Kopf glitt, hörte das weiche Schlagen ihrer Flügel und dachte, dass es in ihrer Kindheit ein ganz ähnliches Geräusch gegeben hatte. Ihr fielen die Laken ein, die nach dem Waschen straff gezogen wurden; sie und ihre Schwester waren unter die weißen Laken geflitzt, die nach Reinheit dufteten, und hatten unter dem Stoff gesessen, während ihr Vater und ihre Mutter die Laken an den Ecken straff zogen. Dasselbe matte Geräusch wie das Flügelschlagen einer Krähe – die Laken, sie und ihre Schwester und der saubere Wäscheduft, ein Montagabend zu Frühlingsbeginn vor etlichen Jahren, als Kind. So waren die Momente wohl immer, nie rein und vollständig präsent, nie pur. Hier, während sie am Wald entlangging, bemerkte sie den Flügelschlag der Krähe, die Bäume, erinnerte sich an die Laken und ihren Duft, betrachtete das beginnende Grün im Wald, sah die Wolken und ging diesen Weg noch einmal.

Ihr Mann schlief. Der Tag davor war ein guter gewesen. Ihr Mann hatte mit gutem Appetit gegessen. Ein Gespräch hatte es nicht mehr gegeben, nur vereinzelte Worte.

Einen Satz hatte er dennoch gesagt, kurz bevor Anja gute Nacht wünschte.

»Hier mag man dich.«

Das hatte er gesagt. Die Worte kamen tröpfchenweise, heiser, ein wenig mechanisch, wie von einem alten Schallplattenspieler, der in einer Rille hängengeblieben war. Er hatte den Satz wiederholt. Hier mag man dich. Man. Hier.

Am Morgen hatte Anja einen Anruf aus dem Pflegeheim erhalten; ihr Mann musste an den Tropf gelegt werden. Immer dieselben Schwierigkeiten.

Da hatte es in Anjas Kopf zu klingen begonnen.

Als sie eintrat, wachte ihr Mann nicht auf. Sie berührte seine Hand, setzte sich neben ihn und wartete. Sie spürte in sich hinein. Nein, da kam keine Panik mehr.

Dich werde ich nie vergessen. Dich trage ich in meinen Gedanken bis in den Abend und die kommenden Morgen, in den Sommer und dann den Herbst und in die Jahre, die kommen. Dich werde ich nie vergessen.

Ihr Mann atmete abgehackt. Anja wartete zwanzig Minuten, dann wurde er wach und öffnete die Augen.

Sie ging zur Tür und schloss ab. Sie holte die Dose mit dem pulverisierten Schlafmittel aus ihrer Handtasche, stellte sie auf den Tisch.

»Liebster«, sagte sie. Ihre Stimme war ein Wispern.

Ihr Mann antwortete ihr mit einem Seufzen.

»Sollen wir dich mal hinsetzen?«, fragte Anja und richtete die Rückenlehne des Bettes auf. Sie legte ihm noch ein Kissen in den Rücken.

Er sah sie ohne ein Erkennen an.

»Ich habe dir Schokoladenpudding mitgebracht. Die Sorte, die du am liebsten magst.«

Er sah zu dem Puddingbecher auf dem Nachttisch.

Anja zog den Plastikdeckel ab und steckte einen Löffel in den Pudding. Sie nahm die Dose, machte sie auf und schüttete das Pulver dazu. Es zerschmolz zu einer hellen weißen Schicht und war wenig später nicht mehr zu sehen. Anja rührte noch mal um.

Ihr Mann sah den Pudding an und machte den Mund auf wie ein Vogeljunges.

Anja fütterte ihn mit einem randvollen Löffel.

Er kaute auf dem Pudding herum, als wäre es Brot, schluckte dann.

»Gut«, sagte er.

»Ja. Ich habe die Sorte gekauft, die du am liebsten magst.«

Anja fütterte ihn Löffel für Löffel, gab ihm den ganzen Pudding, kratzte auch die Ränder noch sauber.

Als der Pudding alle war, öffnete ihr Mann weiter den Mund. Anja lächelte und gab ihm einen Kuss.

Sie legte den Puddingbecher, den Löffel und die leere Medikamentendose in ihre Handtasche. Dann stand sie auf und öffnete das Fenster, damit die Geräusche des Maiabends, Amseln und Nachtigall, und der Duft vom ersten gemähten Rasen hereinkommen und der Wind die Gardinen bauschen konnte. Anja schloss die Zimmertür wieder auf; sie war nun nicht mehr abgeschlossen, nur zu. Sie setzte sich neben ihren Mann, legte ihre Hände um seinen Kopf, streichelte sein dünn gewordenes Haar, atmete gemeinsam mit ihm ein und aus und wartete.

Anja erwachte. Sie wusste nicht, wie viel Zeit vergangen war. Sie sah zu ihrem Mann und erkannte: genug Zeit. Einen Moment saß sie da, küsste ihn noch auf den Mund, die Nase, die Wangen, den Haaransatz, stand dann auf, verließ das Zimmer, ging den Flur entlang zur Rezeption, wo die Pfleger die Spätnachrichten sahen, und meldete es.

»Anton ist gestorben.«

Die Pfleger sahen sie an. Sie wiederholte es: »Mein Mann Anton. Er ist gestorben.«